KB053006

좋은 의사입니까?

좋은 의사입니까?

되고 싶은 의사, 만나고 싶은 의사

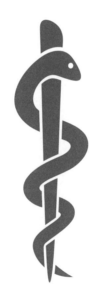

니시노 노리유키 **지음** | 김미림 **옮김**

일러두기

- 본문에 등장하는 환자 이름은 모두 가명이다.
- 본문은 지도의사인 저자가 수련의들을 지도하는 강의 형식의 문장이다.
- 본문 중 별색 처리된 존칭 대화체는 저자의 지도를 받는 수련의들의 말이다.
- 출처가 표시되지 않은 인용은 다음 책의 일본어 번역본이다.

A Little Book of Doctors' Rules by Clifton K. Meador(Hanley & Belfus, 1992)

'좋은 의사'의 모습에
혼란을 겪는 이들을 위하여

의사는 사실 매우 고단한 직업이다. 매일 환자를 상대해야 하고, 환자는 기다려주는 법이 없다. 야간이나 휴일에 불려 나가는 일이 다반사고 장시간 일에 매인다. 또한 막중한 책임은 다른 직업과는 비교할 수 없을 정도다. 그것이 의사라는 직업의 숙명이다.

지능이 우수하다거나 의지가 굳건하기만 해서는 좋은 의사가 될 수 없다. 의학은 날마다 진보한다. 학생 때 배웠던 지식은 순식간에 낡은 지식이 되어버린다. 늘 공부에 힘써야 할 뿐만 아니라, 고도의 의술을 갈고닦아야 한다. 이를 계속 유지해나가야만 비로소 좋은 의사가 될 수 있다.

의사는 진료할 때, 창조성과 상상력을 바탕으로 유연함과 관용의 정신을 가지고 환자를 대해야 한다. 그러면 환자가 좋아졌을 때, 혹은 환자의 웃는 얼굴을 봤을 때 분명 큰 기쁨을 얻을 수 있을 것이다. 혹여 환자에게 감사의 말을 듣지 못한다 하더라도 성공의 체험은 의사의 자신감을 북돋워 주는 성장의 싹이 된다.

따라서 의사는 늘 성실하게 환자의 마음을 헤아리고 공감하면서 진료해야 한다. 당연한 이야기지만, 실천은 생각만큼 쉽지 않다. 그러나 고난을 뛰어넘으면 자신에게 부족한 지식이나 기술, 추구해야 할 방향성이 보이기 시작한다.

의사는 바쁘다. 지칠 때도 많다. 그러나 아무리 괴로운 상황에서도 환자를 위해 얼마나 노력하느냐에 따라 의사로서 어디까지 성장할 수 있는지가 판가름 난다. 의사는 피곤한 기색 없이 환자를 진찰해야 한다. 그것이야말로 의사가 지녀야 할 전문가의 자세다.

나는 지금까지 '의사의 길醫道'이라는 블로그를 통해 수련의를 대상으로 의사로 사는 삶이 어떠해야 하는지를 이야기해왔다. 수련의를 위한 교육 커리큘럼에서 부족한 부분을 보충하려는 의도였다.

불안과 초조, 갈등이 뒤섞이는 의료라는 영역에 발을 들인 젊은 수련의들은 언젠가 반드시 '의사'로서의 바람직한 모습이 무엇인지 혼란스러워하며 고민하는 시기를 겪게 된다. 이는 쉽게 결론을 내릴 수 있는 문제가 아니다. 이 책이 그 문제를 풀 수 있는 힌트가 되어주기를 바란다.

'의사로서의 소양을 기른다.'

이 말은 의학 교육 이념에 반드시 등장하는 문구이므로 대학에서나 수련 지침서에서 한 번쯤은 들어본 적이 있을 것이다. 하지만 실제로 소양은 스스로 '기르는' 것도, 누군가에게 '길러지는' 것도 쉽지 않다. 구체적으로 제시된 방법이 없기 때문이다. 그래서 이 책을 통해 젊은 의사의 소양을 '기르기' 위한 구체적인 방법을 전하고 싶다.

내가 직접 수많은 환자와 선배를 통해 배우고 느끼고 이해한 '마음'을 나와 직접 관련된 수련의뿐만 아니라, 지금 헤매고 있을 다른 수많은 젊은 의사에게도 전하고 싶다. 그런 의미에서 내가 직접 겪은 체험담을 바탕으로 써내려간 책이 바로 지금 여러분이 보고 있는 『좋은 의사입니까?』이다.

나는 지도의사로서 부화한 지 얼마 안 된 '수련의'를 훌륭한 '임상의'로 길러내고자 하는 끓어오르는 마음을 열정으로 승화하여 지도하고 있다. 그 모습을 때로는 유머러스하게, 때로는 감동을 섞어가며 일인칭 시점으로 풀어놓았다.

물론 이 책은 표준 교과서가 아니다. 이 책을 반면교사로 삼아도 좋다. 사실 우리가 알아야 할 중요한 모든 것은 이미 일상의 '평범한' 업무 안에 있다고 생각한다. 모든 일을 얼렁뚱땅 넘기지 말고 잠시 멈춰 서서 환자와 마주하며 고민해보기를 바란다.

요즘 젊은이들은 세상살이에 통달한 사람처럼 최대한 풍파를 일으키지 않고 조화를 추구하려는 듯이 보인다. 하지만 나는 일부러 풍파를 일으켜 여러분과 진심을 다해 뜨겁게 이야기를 나누려고 한다. 환자를 위해, 그리고 여러분을 위해!

Contents

Contents

Contents

Contents

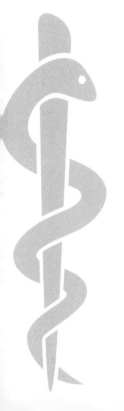

의료의 세계에 들어온 것을 환영한다!

수련의들이 지장 없이 일할 수 있는 것은 주변의 많은 스태프 덕분이라는 사실을 명심하라. 남에게 인정을 베풀면 반드시 내게 돌아오는 법이다.

안녕!

안녕하세요.

응? 안 들리는데? 한 번 더.

안녕하세요!

좋아. 아침부터 목소리에 힘이 없으면 오늘 하루 일이 잘 풀리지 않거든!

나는 지도의사 니시노라고 한다. 앞으로 잘해보자고.

환자들의 기운을 북돋워 주는 것도 우리 의사의 일이다. 의사는 당직을 서느라 밤을 새워도, 피곤해도, 잠을 못 자도 다음 날 아침엔 다시 정신을 바짝 차리고 일을 해야 한다. 물론 한 치의 실수도 용납되지 않는다.

8시간 동안 근무하고 아침까지 당직, 그러나 그다음 날에도 평소처럼 근무한다. 당직을 끼고 36시간 연속 근무하는 것은 의사로서 당연하게 느껴진다. 마치 의사에게는 노동 기준법이 적용되지 않기라도 하는 것처럼.

당직 업무는 어느 정도 휴식을 보장해야 한다는 조건이 있기 때문에 잠을 아예 자지 못하고 당직을 선 경우에는 다음 날 반드시 쉬어야 한다. 따라서 당국에 이의를 제기하면 일단 병원에 시정 명령이 내려오기는 하지만, 실제로 이의를 제기하는 의사는 거의 없다. 정말 다음 날 쉬어버리면 다른 의사에게 부담이 가기 때문이다. 그리고 돌고 돌아서 결국에는 자신도 그 부담을 떠안게 된다. 그만큼 의사가 부족하다는 이야기다. 어떤 병원이든 마찬가지다.

반대로 환자들의 입장을 생각해보자. 잠이 부족한 듯 하품을 하며 피곤한 기색이 역력한 의사에게 누가 진찰을 받고 싶겠는가! 게다가 여러분은 어제 당직도 아니었지 않나? 그렇다면 아침 인사는 활기차게 해주길 바란다.

'의사에게 진찰받다'를 영어로 뭐라고 하는지 알고 있나?

…아니요.

I see a doctor(의사를 보다).

의사는 환자에게 '보이는' 존재다.

언제 어디에서 '보여도' 괜찮을 수 있도록 몸가짐을 단정히 하고, 행동거지에 신경을 쓰도록!

우리 병원에서는 신입 의사에게 다음과 같은 선서를 시킨다.

좋은 의사입니까?

병원에 재직하는 의사의 마음가짐

하나. 우리 의사는 고매한 사명감과 봉사 정신을 가지고 직원의 모범으로서 존경과 신뢰를 받을 수 있도록 노력한다.

하나. 우리 의사는 환자 및 의사 면허가 없는 사람들에게 오만불손하지 않고 성실한 태도로 임한다.

하나. 우리 의사는 리더십을 발휘함과 동시에 스태프와 협조하여 팀 의료를 추진한다.

하나. 우리 의사는 지식과 기능 습득을 게을리하지 않고 학회 발표와 논문 투고를 적극적으로 이행하여 전문가 집단이 이를 인지할 수 있도록 노력한다.

하나. 우리 의사는 '보고 · 연락 · 상담 · 확인 · 신속 · 실행'을 엄수하고 의료 사고 방지를 위해 힘쓴다.

하나. 우리 의사는 환자 및 그 가족에게 병세와 치료법, 검사 내용을 정확하게 설명하여 이해와 동의를 얻을 수 있도록 노력한다.

이상, 병원에 재직하는 의사로서의 마음가짐을 지키겠다고 맹세하겠습니다.

지금부터 초기 수련 2년 동안 여러분을 교육하고 지도하면서 기회가 있을 때마다 의사로서의 마음가짐도 전수하겠다. 설교 같은 이야기를 한꺼번에 들으면 채 5분도 안 돼서 졸릴 게 분명하니까 조금씩 풀어가도록 하겠다.

초기 수련 2년 동안 여러분에게 가르칠 내용은 임상수련 교육의 초석이 될 것이다. 후기 수련 3년 동안에는 배운 바를 어떻게 충분히 무르익게 할 것인지에 대해 강의한다. 혹시 3년째 되는 해에 소화기내과를 선택한다면 그때는 더욱 전문적인 지도를 할 테니 기대하기를 바란다.

'수련의'를 새에 비유해서 말하자면, 알에서 갓 부화한 아기 새라고 할 수 있다. 어미 새가 먹이를 가져다주고, 바깥의 적으로부터 지켜주는 존재. 일정 시기까지는 '지도의사'가 지식이나 기술을 전수하여 실수나 문제를 피할 수 있도록 도와주어야 할 것이다.

따라서 처음 배울 것은 '하지 않으면 안 되는 것must'과 '절대 하면 안 되는 것never'이다. '하는 게 좋은 것should'이나 '해도 좋은 것may'은 나중에 배울 것이다. 언젠가 여러분이 둥지를 떠날 때까지, 때로는 가까이에서 때로는 먼발치에서 지켜볼 작정이다.

병원에서 수련의를 제외한 의사들은 대부분 '지도의사'이지만, 지도를 하지 않는 의사도 적지 않다. 우리는 '지도의사'라는 직함을 달고 있어도 사실은 그저 '임상의'일 뿐이고, 급여에 지도의사 수당이 붙는 것도 아니다. 고생하고 싶지 않으면 지도의사를 선택하지 않을 수도 있다.

하지만 나는 참견을 좋아하는 사람이라서, 어미 새 같은 심경으로 수련의들을 만나고 있다. 어쩌면 나를 어려워하는 수련의가 있을지도 모르겠지만, 괜히 마음에 안 든다고 싫어하지 말고 잘 지내보자고!

지금부터 나는 여러분을 지도할 것이다. 그렇다고 해서 하나하나 가르쳐줄 생각은 없다. 수련의 스스로 공부하게 하고, 부족한 부분이 무엇인지 깨닫도록 도움을 주는 것이야말로 지도의사 본연의 역할이기 때문이다.

계몽사상가 루소는 이렇게 말했다.

> 어떤 진실을 가르치는 것보다 어떻게 해야 진실을
> 발견할 수 있는지를 가르치는 것이 중요하다.

수련의들은 의사로서뿐만 아니라, 사회인으로서도 아직은 부족하다. 따라서 이제 막 학생 신분에서 벗어난 수련의들을 사회에서 인정받을 수 있도록 키우는 것이 내 사명이라고 할 수 있다. 나는 수련의들을 인간미 넘치는 의사로 키우고 싶다. 고도의 의료 기술과 인간성, 이 둘을 동시에 키워나가야 한다.

나 또한 인간으로서는 아직 미숙하기 때문에 수련의들의 모범이 되고 싶은 생각은 결코 없다. 다만 내가 어떻게 살아가는지 수련의들에게 보여주고 싶을 뿐이다. 내 모습을 따라 해도 좋고, 반면교사로 삼아도 좋다.

한 가지 더, 사회인으로서 중요한 소양이 있다. '감사하는 마음' 을 갖는 것이다. 환자에게 감사해야 한다는 말이 아니다. 주변에 있 는 병원 직원에게 감사하는 마음을 말한다.

의사는 아무리 신입이어도 자기보다 나이 많은 사람에게조차 '선생님'이라고 불린다. 그런 환경은 의사들의 엘리트 의식을 키우 고, 어느새 다른 사람 위에 서는 일에 익숙해지도록 만든다. 의사가 하는 일은 전문성이 높고 늘 시간에 구속당한다. 그러므로 더욱 의 사 혼자서는 병원 내의 모든 업무를 수행할 수 없다는 사실을 알아 야 한다.

의사의 오른팔이 되어 함께 진찰을 이끌어가는 간호사, 혈액검사 를 담당하는 의료 기사, 흉부·복부 단순 X선 사진 등을 촬영하는 방사선 기사, 정산과 보험 청구 업무를 담당하는 사무직원, 이 밖에 도 수많은 스태프가 마치 작은 톱니바퀴처럼 맞물려 '의료'라는 거 대한 장치가 제대로 움직일 수 있도록 애쓰고 있다.

수련의들이 지장 없이 일할 수 있는 것은 주변의 많은 스태프 덕 분이라는 사실을 명심했으면 한다. 그런 마음으로 일하면 분명 맡 은 일을 더욱 수월하게 해나갈 수 있을 것이다. 남에게 인정을 베풀 면 반드시 내게 돌아오는 법이다.

사실 수련의들을 지도하면서 나 역시 많은 것을 배우고 있다. 이 를 라이트(LITE: learning in teaching)라고 한다. 가르치는 것이 곧 배우는 것이다.

일상적으로 진료할 때, 그동안 알고 있다고 생각했던 것들도 실은 모호한 지식일 경우가 있다. 지식이 얕으면 수련의가 하는 질문에도 말문이 막혀버린다. 그래서 우리 지도의사도 계속 공부해야 한다. 즉, 지도하는 것이 우리의 공부가 된다는 말이다. '수련의를 가르치면 그것이 내 공부로 돌아온다'고나 할까. 임상수련제도*는 본래 수련의를 대상으로 하지만, 지도의사의 실력 향상에도 도움이 된다.

현재 수련제도, 특히 초기 단계에서 우리 지도의사는 수련의들에게 무엇을 가르쳐야 할까? 지도의사는 지식이나 경험에만 치우치지 말고, 수련의가 의사로서 뜻을 세우고 환자를 소중히 여기는 마음을 지닐 수 있도록 교육해야 한다. 물론 임상수련의 커리큘럼을 수련의 스스로 성실히 이행해야 한다는 전제 조건이 붙겠지만.

수련의 여러분! 지금부터 의료의 세계에 발을 푹 담그고, 바람직한 의료와 좋은 의사의 모습을 숨김없이, 솔직하게 이야기해보지 않겠는가? 그리고 평생을 의사와 의료라는 직무에 바치는 삶을 누려보지 않겠는가?

언젠가 어엿한 의사로 성장하여 멀리 날아가기를 바란다!

---

* 일본에서 환자를 진료하기 위해서는 의사 자격 취득 후, 2년 이상의 임상수련 과정을 필수적으로 거쳐야 한다. -역주

Chapter_1

의사 업무를 시작하기 전
기억해야 할 것

의학은 교과서를 읽고 환자를 진찰하는 것만이 전부가 아니다.
환자와의 매끄러운 의사소통을 꾀하는 것도 의학의 중요한 부분이다.

의학과는 떼려야 뗄 수 없는 '뱀 지팡이'

아스클레피오스의 '뱀 지팡이'는 의학 그 자체의 상징이다.

아스클레피오스는 그리스 신화에 등장하는 의료·의학의 신으로 뱀 한 마리가 휘감겨 있는 지팡이를 들고 있는데, 이 지팡이는 건강·불로·장수·불사 등을 상징한다. 여러 의과대학의 휘장에, 그리고 세계보건기구WHO 마크에도 사용되고 있으니 본 적이 있을 것이다.

의학은 교과서를 읽고 환자를 진찰하는 것만이 전부가 아니다. 환자와 매끄러운 의사소통을 꾀하는 것도 의학의 중요한 부분이다. 환자와 소통하기 위해 의사는 환자와 진지하게 마주하고 진심으로 공감하며, 신중하게 단어를 골라 말할 줄 알아야 한다.

의사는 또한 의학 지식을 습득하고, 다양한 의료 기기를 능숙하게 다루며, 필요한 조처를 하고, 다른 의료 종사자들과 연대할 필요도 있다. 그래야 비로소 환자의 건강 회복과 행복을 보장할 수 있다. 환자의 기쁨이야말로 의사로서 일하는 동기이자 원동력이다.

'뱀 지팡이'를 능숙하게 다룰 수 있으려면 10년은 족히 걸릴 것이다. 물론 거기까지 가는 길이 결코 평탄하지만은 않다. 때로는 막다른 길에 다다르거나 계곡을 넘어야 할지도 모른다. 기본적으로 오르막길을 각오해야 한다. 의학의 정상을 향해 우리 함께 올라보지 않겠는가? 이상적인 의료를 꿈꾸며 말이다.

자, 이제 의사로서 업무를 시작한다!

초심을 잃지 말 것

내가 대학에 입학하고 얼마 지나지 않아, 신입생 오리엔테이션에 참가했을 때의 일이다. 선배 의사에게 다음과 같은 응원의 메시지를 받았다.

"여러분은 힘든 입시 공부를 이겨내고, 정식으로 의과 대학생이 되었고 지금은 '다른 사람을 돕고 싶다, 병을 앓는 환자를 구하고 싶다'라는 마음을 품고 있을 것이다. 그 순수한 마음을 언제까지나 유지해나가길 바란다."

"이런 말을 하는 이유는, 의사로서 5년에서 10년쯤 바쁜 나날을 보내다 보면 피곤이 쌓이고 체력도 바닥나기 때문이다. 다른 사람들처럼 '밤중에 불려 나갈 걱정 없이 편안하게 쉬고 싶다'거나 '주말 정도는 가족과 함께 여유롭게 지내고 싶다'는 생각이 들 법도 하다."

"하지만 당직도, 응급 환자 진찰도 모두 의사의 중요한 업무다. 어느 것도 소홀히 해서는 안 된다. 쓰러질 것 같을 때는 지금의 마음을 떠올리며 힘을 내길 바란다."

초심을 잃지 말라고? 그야 당연한 이야기 아닌가? 선배의 이야기를 듣고 당시 나는 마음속으로 맹세했다. '10년 뒤에도 환자를 위해서라면 밤중이든 휴일이든 언제든 진료할 거야'라고 말이다.

대학 1학년 때부터 햇수로 15년. 햇병아리 의사였을 때 선배가 해주었던 말은 지금도 선명하게 가슴에 남는다. 초심을 잃은 것은 아니지만, 그것은 이상에 가깝고 현실에서는 쉽지 않다는 사실을 충분히 이해하는 나이가 되었다. 그렇기에 더욱, 초심을 지키려는 의지가 중요하다. 가치관은 시기와 상황, 그리고 경험에 따라 달라지는 법!

아마도 지금 여러분도 당시의 나와 같은 심경이 아닐까 싶다.

맞습니다. 쉬는 날 같은 건 없어도 좋아요!

그렇지? 지금의 말을 평생 잊지 말도록!

'초심을 잃지 말 것'

이 말은 원래 노能* 배우이자 작가인 제아미**가 지은 『화경』에 나온다. 알고 있었나?

---

* 　노가쿠(能樂)라고도 한다. 일본의 전통 예술인 일종의 가면 악극. -역주

** 　무로마치 시대 노가쿠의 배우이자 작가(1363~1443). -역주

아니요, 그렇습니까?

『화경』에서는 처음에 품었던 목표나 꿈을 잊어서는 안 되며, 동시에 자기의 미숙함을 자각해야 한다고 이야기한다. 600여 년 전에 살았던 사람의 말이 지금까지 전해져 내려온다는 건 참 굉장한 일이지? 그 말이 품고 있는 진리가 얼마나 큰지를 증명하고 있다는 생각이 든다.

'초지일관'은 이상적인 말이지만, 실제로는 좀처럼 실천하기 쉽지 않은 말이기도 하다. 대학 졸업 후 24세부터 65세 정년까지 약 40년이라는 시간이 있다. '의사'라는 40년 동안의 마라톤을 같은 페이스로 완주하기란 무척 어려운 일이다. 혹시라도 체력이 좋아져서 도중에 페이스가 빨라질지도 모르지만 말이다. 가끔은 속도를 조금 늦추게 되더라도 포기하지 않고 계속 달리는 것이 중요하다.

곁에서 도와주겠다. 함께 달리자.

출발!

히포크라테스 선서

'히포크라테스 선서'는 의사의 직업윤리에 대한 선언문이다. 그 내용은 지금 봐도 결코 낡지 않았다. 그 본질만큼은 계속 전수되어야 한다고 생각한다. 의학 교육의 헌법이라고 할 수 있는 존재일지도 모르겠다. (이하 인용)

의술의 신 아폴론, 아스클레피오스, 히기에이아, 파나케이아, 그리고 모든 신이여. 내 능력과 판단에 따라 이 서약을 지킬 것을 맹세한다.

- 의술을 가르쳐준 스승을 친부모처럼 존경하고, 그들에게 내 재산을 나누어주며, 필요할 때는 돕는다.
- 스승의 자손을 내 형제처럼 여기고, 그들이 배우고 싶어 할 때는 보수 없이 기술을 가르친다.
- 스승의 아들이나 내 아들, 혹은 의술의 규칙에 따라 서약으로 맺어진 제자들에게 의술 지식을 저작이나 강의 등 다양한 방법으로 전하고, 그 외의 누구에게도 전하지 않는다.
- 내 능력과 판단에 따라 환자에게 이익이 된다고 생각하는 치료법을 선택하고 해가 되는 치료법을 결코 선택하지 않는다.
- 누가 요청하더라도 사람을 죽이는 약을 주지 않는다.
- 어떤 여성에게든 낙태하는 도구를 주지 않는다.
- 생애를 순수하고 신성하게 보내며 의술을 펼친다.

- 어떤 집을 방문하든 자유인과 노예를 불문하고 부정 없이 의술을 행한다.
- 의술과 관련된 것이든 아니든 타인의 생활에 대해 비밀을 엄수한다.

이 맹세를 지키는 한, 나는 인생과 의술을 향유하며 모든 사람에게 존경받을 것이다! 그러나 만약 이 맹세를 어길 시, 나는 반대의 운명을 받아들여야 할 것이다.

병이 아닌 환자라는 사람을 보라

의료란 원래 무엇일까? 자네는 혹시 답을 알고 있나?

아, 너무 갑작스러운 질문이라….

그렇지. 의사라면 당연히 쉽게 답할 수 있는 질문인 것 같은데 정작 생각해보면, 우리조차 이런 질문에 바로 답하지 못한다. 하지만 지금이야말로 의료의 참 의미를 알아야 할 때다. 의료에 대해 생각하게 만드는 글이 있다. '카니患醫넷'이라는 웹사이트를 운영하는 스즈키 노부유키라는 사람이 쓴 글이다. (이하 인용)*

---

* 스즈키 노부유키, 「환자가 의료 종사자에게 기대하는 것을 생각하다」(카니넷 「제9회 의료를 말하다」 개요 리포트) http://www.kan-i.net/iryou9.html

환자는 의사가 자신을 단지 '병'으로만 보는 게
아니라, 병을 회복하려는 한 '사람'으로
취급해주기를 바라는 것이 아닐까? 환자의 바람은
'나라는 사람을 보아주었으면 좋겠다'일 수 있다.
의사는 단순히 병만 보지 말고 환자가 중요하다고
생각하는 것을 바탕으로 고민하기를 바란다.
환자가 병이 나으면 거기서 끝이 아니라,
나은 후의 일상생활이 더 중요하기 때문이다.

애초에 환자와 의사가 생각하는 방향은 조금 어긋나
있다. 의사가 하는 검사의 목적은 '비정상적인 것을
발견하기 위해서'이지만, 환자 쪽에서는 '문제가
없다는 것을 확인하기 위해서'인 경우가 많다.
따라서 환자는 검사 결과가 나쁘리라고는 전혀
예상하지 못하고, 당연히 의료적인 설명을 들을
준비도 되어있지 않다.
환자는 그 정도로 무방비하게 의사의 고지를 받게
된다는 사실을 잊지 말았으면 한다.

의사가 아무리 병에 관해 이론적으로 설명해도
환자는 충격을 받고 최악의 경우를 상상할 수밖에

없다. 병에 걸려도 얼마든지 행복하게 생활하는 사람이 있다는 생각을 전혀 하지 못한 채, 환자는 이후의 치료 방침을 듣는다. 이러한 간극을 의사 쪽에서 알았으면 좋겠다.

어떤가? 의료를 이해하는 데 의사가 아닌 환자나 일반인에게 이야기를 듣는 편이 쉽다는 생각이 들지 않는가? 의료란 환자가 원하는 일, 즉 '병' 혹은 '병적인 상태'를 치유하는 일이다. 이를 위해서는 의료를 학문으로서만이 아니라, 환자를 본다는 측면에서 인간학으로 생각하고 의사소통을 더욱 깊게 발전시켜 나갈 필요가 있다. 의료인의 윤리관을 가져야 한다는 것은 두말하면 잔소리다.

근대 의학의 기초는 17세기 영국의 의사 시드넘Thomas Sydenham 으로부터 시작되었다고 알려진다. 혹시 들은 적 있나?

아니요.

시드넘은 임상에서 환자의 이야기를 경청하고 관찰하는 지금의 질병 관찰의 유형론을 확립했다. 즉 환자가 이야기하는 방식과 톤, 그리고 표정까지 자세히 관찰하여 환자의 상태 파악에 힘썼다는 이야기다.

환자를 위해서 필요한 것이 무엇이고, 무엇을 해야 하는가? 그 답을 끌어내는 것이 임상의의 의무라고 할 수 있다. 그렇게 하지 못한다면, 치료는 물론 진단조차 쉽지 않다. 자신을 '보는 입장'에서 '보이는 입장'으로 바꿔보면, 무엇을 해야 할지 쉽게 이해할 수 있을 것이다.

의료는 찰나의 행위가 아니다. 의료 행위로 환자의 병세뿐만 아니라, 마음까지도 바꿔버릴 수 있다. 어쩌면 환자의 생활이나 인생 자체를 바꿔버릴 수도 있다.

무슨 말인지 알겠나?

아뇨, 전혀.

이를테면 배가 아파서 내원한 환자가 있다고 치자. 촉진으로 복부에 압통을 발견하고 위약을 처방해서 돌려보냈다. 그런데 그 환자가 반년 후에 식욕이 없다며 다시 진료실을 찾았다.

"약을 먹고 아픈 건 가라앉았는데, 식사를 할 수가 없어요. 체중도 줄었고요."

혈액검사를 했더니 빈혈이었다. 복부는 딱딱하다! 초음파 검사에서는 다발성 간 전이로 나왔다. 앞으로 6개월도 남지 않았을 것이다. 처음에 왔을 때 위내시경까지 했더라면…. 어쩌면 그때 이미 암이 진행되고 있었을지도 모른다. 하지만 진단을 빨리 내렸다면, 필요한 치료를 할 수 있지 않았을까?

당연하죠. 그런데 보통은 내시경 검사까지 하지 않습니까?

그렇다면 좋겠지. 그러나 만약 자네가 응급실 외래 당직이고, 새벽 4시경에 이 환자를 진찰했다고 하자. 자네는 밤중에 자다가 일어나서 환자에게 내시경 검사에 관해 설명할 수 있을까?

지금은 어렵지만, 그렇게 되고 싶습니다!

그 말을 잊어서는 안 돼! 나중에 매너리즘에 빠져서 위염이나 위궤양이겠거니 추측하고 환자의 병을 얕보지 말 것!

의료 행위는 의사와 환자의 일대일 진검승부다. 잠깐이라도 마음을 놓아서는 안 된다. 게다가 그 싸움을 평생 지속해야 한다. 의료계에 발을 담갔다면, 그만큼 긴장감과 책임감이 뒤따른다는 말이다. 명심해주기를 바란다.

네.

하지만 그런 노력을 통해 의사로서의 보람이나 기쁨을 얻을 수 있는 것도 사실이다. 자기가 진단하고 치료한 환자가 병이 나았을 때, 환자가 환한 미소를 지으며 "고마워요"라고 감사의 마음을 전한다. 할아버지, 할머니 같은 분이 손자뻘인 젊은이에게 감사 인사를 한다.

이처럼 누군가를 위해 일하고 감사받을 수 있는 일이 그리 흔치는 않을 것이다. 지식을 습득하고 실력을 연마하면 진단하고 치료할 수 있는 환자가 늘어난다. 이것이 의사로서의 기쁨이지 않을까?

의사의 업무는 가혹할 정도로 고되다. 하루 노동 시간은 길고 중간에 쉬기도 힘들다. 귀중한 휴일에도 불려 나가는 경우가 있으니 솔직히 말해 많이 힘들다. 일이 힘든 것에 비해 수고를 온전히 보상받는 것도 아니다.

'평생 교육'이라는 말처럼 의사는 진보하는 의학을 따라잡기 위해 평생 공부해야 한다. 그것이 의무라서가 아니다. 의사는 끊임없이 향상심을 끌어내야 하는 직업이기 때문이다.

환자를 보면 볼수록 자기 지식이나 기술의 부족함을 통감할 때

좋은 의사입니까?

가 많고, 더 많이 공부해야겠다는 생각이 자연스럽게 든다. 바꿔 말하면, 그만큼 의학은 깊고 넓은 학문이고 환자를 통해서만 맞서 나갈 수 있는 분야다. 그런 책임을 확실히 인식하지 않으면 안 된다.

선생님, 그렇게까지 의식하지 않으면 안 되는 겁니까?

적어도 마음 한구석에는 그와 같은 각오가 있어야 한다고 생각한다.

의사란 참 힘든 직업이군요.

자네 자신의 이야기야!

아직 실감이 나질 않아서….

한 번은 인터넷에서 '이상적인 의료란 무엇인가?'에 대한 이야기가 있었다. 누군가 답하기를 "블랙잭* 같은 기량, 마더 테레사 같은 애정, 별 세 개짜리 레스토랑 같은 접대, 붉은 수염** 같은 헌신, 편의점 같은 24시간 영업"이라고 했다.

이렇게까지 높은 이상을 추구하지 않아도 좋다. 자기 나름대로 의사로서의 올바른 상像을 만들면 된다. 환자가 말하지 못하는 속내에 마음을 쓰고 귀를 기울인다. 중요한 것은 임상에서 이를 실천하는 것이다.

서두를 필요는 없다. 생애에 걸쳐 실천해나가면 된다. 언젠가 의사로서 일한 것을 자랑스럽게 여길 수 있도록 깊이 연구할 것!

---

* 만화 주인공으로 천재 외과 의사이다. -역주
** 1965년 일본에서 개봉한 구로사와 아키라 감독의 영화 제목이자 캐릭터 이름. -역주

의료의 윤리강령*

의학 및 의료는 아픈 사람의 치료는 물론, 아프지 않은 사람들의 건강 유지와 건강 증진을 꾀해야 하며, 의사는 막중한 책임감을 느끼고 인류애를 바탕으로 모든 사람에게 봉사해야 한다.

1. 의사는 평생 학습의 정신을 잊지 말고, 늘 의학 지식과 기술 습득에 힘써야 하며 의학의 진보와 발전을 위해 노력한다.
2. 의사는 이 직업의 존엄성과 책임감을 자각하고 교양을 쌓고 인격을 함양할 수 있도록 늘 주의한다.
3. 의사는 진료받는 사람들의 인격을 존중하고 상냥한 마음으로 대하는 것은 물론, 의료 내용에 대해 친절히 설명하고 신뢰를 얻을 수 있도록 노력한다.
4. 의사는 서로 존경하고 의료 관계자와 협력하여 의료에 힘쓴다.
5. 의사는 의료의 공공성을 존중하고, 의료를 통해 사회 발전에 힘쓰며 또한 법규범의 준수 및 법질서 형성을 위해 노력한다.
6. 의사는 의업을 영리 목적으로 하지 않는다.

---

* 출처: 일본 의사회. 일본 의사회 홈페이지 참조.
http://www.med.or.jp/doctor/member/000967.html

좋은 의사입니까?

내가 여러분에게 의사로서의 마음가짐에 대해 이렇게까지 강조하는 이유가 뭐라고 생각하나? 여러분에게는 지나친 간섭으로 비칠지도 모르겠지만, 여러분이 좋은 의사가 되길 바라는 마음 때문이다. 3년 후, 5년 후에는 같은 말을 해도 귀 기울여주지 않을 것이다. 아마도 시끄럽고 지겹다고 생각하는 게 고작이겠지.

'철은 뜨거울 때 두드려라.'

사람도 열정이 타오를 때 가소성이 있다. 젊은이에게는 무한한 가능성이 있다. 나는 여러분에게 선택 가능한 방향을 되도록 많이 보여주고 싶다.

아기 새는 알에서 부화했을 때 처음 본 대상을 부모라고 생각한다. 이것을 각인imprinting이라고 하는데 알고 있나?

그렇습니까?

내가 의사로서 성장해온 길을 돌아보면, 역시 1년 차 때 겪었던 경험이나 지도받은 내용이 인격 형성에 큰 영향을 주었다는 생각이 든다.

나는 수련의 1년 차 때 대학병원에 있었는데, 병원에 있는 모든 선배에게 노이헤렌(neu herrn: 독일어로 새로 온 사람. 신입이라는 의미)이라고 불리며 아무것도 모르는 어린아이 취급을 당했다. 수습 직원이나 마찬가지였다고 해도 좋을 것이다.

대학병원에서는 간호사가 채혈도 하지 않고 수액 주사도 놓지 않기 때문에, 그 일들은 모두 수련의의 첫 아침 임무로 떨어졌다. 내시경 준비와 세척도 전부 1년 차 수련의가 했다. 환자를 안내하는 일 역시 우리 몫이었다. 주말에는 입원 환자의 일주일간 경과와 검사치를 요약, 정리했다. 증례에서 중요 사진key film은 표시하고 슬라이드를 만들어 기록했다. 수술 증례를 수집할 경우는 반드시 수술실까지 동행해 외과에서 절제 표본을 받아 촬영했다.

졸업한 지 얼마 되지 않은 수련의 시절을 사람의 성장에 빗대어 보면, 결국 '세 살 버릇 여든까지 간다'라고 할 수 있을 것이다. 수련의 시절은 의대생일 때와는 처지가 다르며 자아(의사로서의 입장과 책임)에 눈을 뜨기 시작하는 시기이므로 사람의 성장으로 치면 세 살에 해당한다고 볼 수 있지 않을까?

1년 차 때 경험하고 생각한 것은 좋든 나쁘든 의사의 일생을 좌우한다. 더욱이 자기 인생을 멀리 내다볼 때, 수련의 1년 차는 단지 의사 경력의 출발점이라는 의미만이 아니고, 의사로서 인생을 설계하는 출발점이기도 하다는 점을 명심해야 할 것이다.

환자가 최고의 교과서라는 말의 의미

아기 새의 '각인' 현상과 비슷하게 의사에게 첫 환자는 의사가 나아갈 길에 큰 영향을 미친다. 한 사람, 한 사람 환자와의 만남을 소중하게 생각한다면 환자 각각이 교과서가 되어 우리를 좋은 의사로 성장하도록 이끌어줄 것이다. '환자가 최고의 교과서'라는 말을 들어본 적이 있을 것이다.

나와 동기 의사는 1년 차 때 인상 깊은 증례를 경험하고는 해당 환자와 관련 있는 분야를 전공으로 선택했다. 나는 담도 및 췌장 질환 영역이었고, 동기는 대장 질환과 심신증* 영역이었다. 이처럼 환자와의 만남은 의사가 앞으로 선택할 전문 분야에 커다란 영향을 끼친다. 이는 환자의 분신이 우리 마음속에 살고 있기 때문이라고 생각한다. 우리의 마음속에는 환자로 가득 차있다!

　어떤 의사가 되고 싶은지는 몇 년쯤 지나면 알게 된다. 처음에는 막연하지만, 경험이 쌓이면서 추구하고자 하는 목표가 구체적으로 바뀐다. 이는 우연이 아니라 필연이다. 환자와의 만남도 포함해서 말이다. 그러므로 2년 동안의 초기 수련을 어떻게든 넘기기만 하면 좋은 의사가 될 것이라는 생각은 하지 말아주었으면 좋겠다.

　수련 과정의 커리큘럼은 최소한의 이수 목표에 불과하며, 그 이상 지식이나 기술 습득이 얼마만큼 가능할지는 수련의 각자가 하기 나름이다. 따라서 헝그리 정신을 가지고 적극적으로 수련에 임하기를 바란다.

　2년은 눈 깜짝할 새 지나간다. 시작할 때부터 앞으로 2년밖에 없다는 사실을 염두에 두고 궁둥이 붙일 새 없이, 자기가 원하는 의사의 모습을 찾아 나서라. 그렇게만 한다면, 학습 곡선은 현격히 상승할 것이다.

---

* 심리적인 원인으로 신체에 일어나는 병적인 증상. -역주

극단적인 이야기지만, 의사로서 일할 수 있는 시기는 앞으로 40년밖에 남지 않았다고 생각하면 일하는 시간의 소중함을 실감할 수 있지 않을까? 처음의 학습 곡선을 유지하면 분명 '좋은 의사'가 될 수 있다! 일생을 걸고 논문이나 연구에서 무언가 업적을 남기고자 하는 목표 의식을 가져라.

열심히 노력하면 자연스레 자신의 과제가 무엇인지 보인다. 조금 어려운 말로는 '선택적 강화(특별히 바라는 행동을 강화하는 것)'라고도 한다.

자기가 좋아하는 분야가 아니라, 자기가 잘하는 분야를 살려 한쪽으로 치우치지 않고 폭넓게 공부하는 것이 중요하다. 수저로 떠먹여 주며 가르쳐주기를 기대하는 수련의에게는 아무리 기다려도 자신의 과제가 무엇인지 보이지 않을 것이다.

육감을 곤두세우고 환자를 관찰하라

환자를 진찰하는 방법부터 소개하겠다.

첫 진찰은 긴장된다. 뭘 하면 좋을지 모르기 때문이다. 그렇다면 첫 진찰 때 무엇을 해야 하는지 생각해보자. 환자에 대한 '정보'를 철저히 파악하고 올바른 '진단'을 내리는 것이 중요하다. 그러기 위해 알아두어야 할 사항이 많다.

건강한지 아픈지는 상대방의 이야기를 듣고 주의
깊게 관찰하며 적절한 질문을 하고 이치에 맞는
임상적 결정을 내려보아야 알 수 있다.
환자의 얼굴을 관찰하라.
얼굴 피부색을 관찰하라.

오감을 곤두세우고 진찰에 임할 것! 보고, 듣고, 만지고, 냄새 맡고, 맛을 본다. 물론 후각과 미각을 진료에 사용하는 일은 드물다. 그러나 숙취의 원인이 되는 알데하이드 냄새를 찾는 등, 가끔은 후각을 사용해야 할 때도 있다. 의식을 집중하고 진료한다는 의미에서는 역시 오감이라고 하는 게 이해하기 쉬울지도 모르겠다.

한 가지 더. 여섯 번째 감각도 중요하다는 점을 알았으면 한다. 언뜻 건강해 보이지만, 아무래도 어딘가 이상해 보이는 환자를 가끔 만난다. 그 자리에서 바로 진단을 내릴 수는 없으나, 시간이 지나면서 상태가 변하는 경우도 있기 때문에 그런 걱정이 드는 환자는 되도록 입원시켜서 하룻밤 경과를 지켜보는 편이 좋다. '이상하다'는 신호를 감지하는 것이 여섯 번째 감각이다.

육감을 키워나갈 것!

환자가 당신에게 말하지 않은 것에 귀를 기울여라.
시간은 가장 위대한 의사이니 잘 이용하도록!

이제 진찰이다. 진료실에 들어올 때 환자의 분위기를 살피는 일부터 시작한다. 괴로운 표정인지 아닌지 본다. 만약 괴로운 표정이라면, 그것이 통증 때문인지 아니면 걱정 때문인지를 판단한다. 그리고 이번에는 더 자세히 환자의 얼굴을 본다. 얼굴색과 표정을 살핀다. 너무 드러내놓고 바라보면 안 된다. 어디까지나 조심스러워야 한다.

여성 중에는 피부가 원래 하얀 사람도 있지만, 그것과는 별개로 안색이 나쁘다면 빈혈을 의심하고 검결막(눈꺼풀 쪽에 있는 결막)을 살펴본다. 호흡이 가파르고 어깨로 숨을 쉬는 사람은 목덜미를 본다. 목 정맥이 부풀어 올랐다면 심부전일 가능성이 있다. 폐렴이 의심되면 산소포화도 측정을 고려할 수도 있다. 고령자인 경우에는 폐렴이라도 열이 오르지 않을 수 있기 때문이다.

고령자에게는 천천히 알아듣기 쉽게 말한다. 몸집이 작은 할머니에게는 허리를 구부려 눈높이를 맞추어 말하는 것이 중요하다. '위에서 내려다보는 듯한' 태도는 금물이다.

배가 아파서 제대로 걷지 못하는 사람은 '급성복증'*일 가능성이 크다. 그런 경우는 의자에 앉힌 뒤 바로 진찰대에 눕히고 문진도 누운 상태에서 진행한다. 문진이나 진찰이 진단의 단서가 되므로 정보 수집을 철저하게 해야 한다. 신장과 체중도 반드시 확인한다. 얼마간 체중을 재지 않은 경우라면 새로 측정한다. 본인은 자각하지

---

* 갑자기 복통을 호소하며, 신속히 수술해야 하는 복부 질환의 총칭. -역주

좋은 의사입니까?

못하지만 체중이 꽤 변화했을 수 있다. 성인의 경우 체중이 늘거나 줄어든 경우 모두 좋지 않다.

흡연이나 음주량도 처음에 반드시 확인하여 진료기록 카드에 기재한다. 양쪽 모두 암을 비롯하여 건강에 매우 나쁜 영향을 미치기 때문이다. 열이 있는 경우에는 반드시 혀를 볼 것! 탈수 상태인지 아닌지는 혀를 보면 대번에 알 수 있다. 수액을 투여하는 시간과 입원 여부를 판단하는 데도 혀 상태는 참고가 된다.

흉부 청진은 좌우 균등하게 들숨과 날숨을 같이 들어야 한다. 환자가 누운 상태에서 복부를 진찰할 때는 우선 타진打診부터 한다. 촉진觸診할 때는 부드럽게 천천히 만진다. 그러면 복부가 딱딱한지 아닌지 알 수 있다.

환자가 '아프다'고 말한 곳은 마지막에 만진다. 처음부터 세게 만지면, 환자의 몸에 힘이 들어가서 올바른 진찰을 할 수 없다. 타진도 반드시 실행한다. 가스가 찬 상태를 통해 장폐색의 유무와 정도를 평가한다. 아픈 부위를 강하게 눌러 디펜스(defense: 근성방어)나 반동통이 없는지 확인한다.

급성충수염(맹장염) 등은 교과서를 읽는 것보다 한번 진찰해보는 것이 훨씬 이해하기 쉽다. 말 그대로 '백문이 불여일견'이다.

프라이머리 케어(초기 진료)에서는 검사 전, 진찰이 차지하는 비중이 매우 높다. 진찰이나 문진이 충분히 이루어지지 않고 바로 검사를 의뢰하는 의사는 제대로 된 진단을 내리지 못한다고 하겠다. 바꾸어 말하면, 문진만으로도 감별 진단을 꽤 좁힐 수 있다는 말이다. 거기에 덧붙여 꼼꼼하게 진찰하면 어떤 질환인지 꽤 정확하게 알아낼 수 있다.

여러분은 환자가 급성복증이 아니라면, 시간을 들여도 좋으니 신중하게 문진과 진찰 소견을 내놓도록 한다. 구체적인 것은 앞으로 하나하나 증례를 경험하면서 조금씩 토론해나갈 것이다.

> 내적 감정 상태는 대부분 얼굴이나 몸, 목소리로
> 표출되므로 외부에서 알 수 있다. 눈이 밝은 의사는
> 이를 보고 들을 수 있다.

진찰의 시작은 문진부터이지만, 촉진도 진찰의 중요한 요소다. 진찰 행위에는 촉진뿐만 아니라, 어깨에 손을 얹거나 악수를 하는 등 말 그대로 손을 대는 행위로 신뢰를 구축하는 방법이 있다. 이런 '스킨십'을 중요하게 생각해야 한다. 굳이 스킨십을 하지 않더라도 그런 마음으로 접하는 것이 중요하다. 의사가 내미는 손은 환자의 마음에 닿는 것으로 생각하고 진찰한다.

> 아픈 부위를 진찰할 것. 그 부위에 손을 대라.
> 악수만 하거나 맥을 짚기만 해도 좋으니 환자와
> 접촉할 것. 고령자의 경우 특히 그렇지만,
> 편집증 환자는 예외로 한다.

만약 응급 외래로 배가 아픈 환자가 왔다고 하자. 진료받을 사람은 넘치고 진찰할 시간은 없다. 이 경우, 간호사와 방사선사에게 일단 복부 CT를 찍도록 의뢰하는 의사가 있다. 그러나 우선 환자와 제대로 대면해 진찰할 필요가 있다. 촉진도 필요하다. 물론 진찰하면서 상황을 묻는 문진, 그리고 타진과 청진으로 이어져야 한다.

그 후 어떤 검사가 필요한지 판단한다. '응급 반송 → 복통 → 복부 CT 검사'처럼 컨베이어벨트 같은 단편적인 사고 흐름에 환자를 안일하게 올려놓아서는 안 된다. 진찰 방법은 의사 마음대로 결정하는 것이 아니다. 진찰은 환자의 상태를 파악하는 것에서부터 시작된다.

진찰은 문진과 촉진을 중요하게!

고령 환자가 청진을 요구할 때도 있다. 위궤양으로 계속 약을 먹는 할머니인데 청진기로 진료를 봐달라고 한다. 할머니가 앓고 있는 병은 위궤양이라서 굳이 심장 소리를 듣지 않아도 된다고 말해도, 그분 입장에서는 청진을 받는 편이 안심되는 듯하다. 그럴 때는 역시 원하는 대로 해주는 것이 좋다. 이 또한 환자에게 손을 내미는 행위다.

다만 '스킨십'이라는 단어는 영어권 사용자에게는 성적인 의미로 들릴 수 있으므로 유의하도록!

감별 진단이란 이런 것! – 상상력을 발휘하라

이제, 환자의 진료기록 카드를 보자. 문진에서 환자는 "위가 아프다"고 말했다. 환자가 진찰실에 들어오기 전에 병에 관해 한번 논의해볼까? 우선 원인 질환으로 생각할 수 있는 감별 진단을 10개 정도 이야기해보라.

네. 위궤양, 위염, 십이지장궤양….

다음은?

….

환자가 늘 자기 증세를 올바르게 전한다고 생각하나? 이를테면 심근경색인 경우에도 하벽 심근경색이라면 위 주변이 아프다고 느낄 수도 있겠지?

아! 맞습니다.

환자의 말을 의사의 언어로 번역해 이해하는 것이 중요하다. 따라서 이 환자의 증세는 '심와부통(상복부통)'으로 들으면 된다.

그렇군요. 잘 알겠습니다.

하지만 실수라도 환자에게 '심와부통' 같은 전문 용어로 증상을 확인해서는 안 된다. 그랬다가는 고압적이라는 오해를 사서 그 이상 정보를 끌어내지 못할 수도 있다. '심와부통'이라고 해석하는 것은 어디까지나 의사 자신의 머릿속에서만 해둘 것!

알겠습니다.

그럼 나머지를 들어볼까?

네?

아직 세 개밖에 말하지 않았지?

아, 네. 심근경색, 역류성 식도염?

음, 그것도 생각해볼 수 있지. 다음은? 심와부에는 어떤 장기들이 있지?

위, 간장, 쓸개, 췌장….

그렇다면?

담석, 급성담낭염! 급성췌장염, 급성간염!

좋아, 마지막 하나가 더 있지.

음….

한계인가?

오늘은 첫 외래니까 이 정도도 나쁘지 않다.

그 밖에는 급성충수염의 초기 증상. 통증은 심와부에서 서서히 밑으로 이동한다고 하지? 장폐색의 경우에도 복부가 팽만하여 아픈 증상을 두고 환자는 "위가 아프다"고 말할 때가 있다. 요로결석은 배부통背部痛 증상을 보인다고 단순하게 생각하는 것도 옳지 않다. 환자에 따라서는 복통이나 위통을 호소하는 일도 있기 때문이다.

진료할 때 '모든 가능성을 배제하지 않는 것'이 가장 중요하다.

알겠습니다.

환자의 이야기를 들었다면, 우선 감별 진단을 10개 나열한다. 명심해둘 것! 이번은 처음이니까 이 이상 바라지 않겠지만, 익숙해지면 감별 진단은 가능성 큰 질환부터 나열하도록.

네.

다음은 다른 질문. 왜 감별 진단이 중요할까?

진단을 내릴 수 없으면 치료할 수 없어서?

그 전에 할 일이 있을 텐데. 필요한 검사가 뭔지 확인해야지.

위궤양이면 위내시경 검사. 담석이라면 초음파 검사. 급성췌장염이면 조영 CT 검사. 감별 진단으로 무엇을 생각하느냐에 따라 필요한 검사가 달라지겠지? 그러니까 위궤양, 십이지장염, 위암, 역류성 식도염 모두 감별 진단의 중요성으로 보면 동등하다고 할 수 있다. 위내시경 검사를 한다는 점에서 말이다.

채혈, 위내시경 검사, 초음파 검사, CT 검사를 하면 대부분 알 수 있군요.

소화기내과에서는 거기에 더해 복부 단순 X선 사진을 기본적으로 참고하고 있지. CT 촬영 여부는 마지막에 판단한다.

감별 진단의 중요함에 대해 실제 사례를 소개하겠다.

어느 날, 수련의와 당직을 서고 있었다. 환자는 80대 남성. 열이 40도까지 올라서 구급차로 수송되었고, 말을 거의 하지 못하는 상태로 누워있었다. 수련의에게 감별 진단을 하도록 했다.

"감기, 급성편도선염, 기관지염, 폐렴…."

"그 밖에는?"

"…."

그렇다면 진찰해보라고 했더니 그 수련의는 흉부에 청진기를 대고 이렇게 말했다.

"이상 없습니다."

"그게 다인가?"

"…네."

"그게 다…. 이상 없음."

기가 막혀서 턱이 빠질 것 같았다.

인간은 자기중심적인 존재다. 자기가 알고 있는 범위 안에서만 논리를 이끌어나간다. 착각이 자신의 사고를 왜곡한다는 사실을 깨닫지 못한다.

한번 사고의 미로 안에 갇혀버리면, 다른 것은 생각하지 못한다. 발열은 곧 흉부질환을 의미한다는 발상에서 생각을 넓혀가지 못한다. 오히려 내가 초조해져서 다음 질문을 할 수 없었다.

시험 삼아 흉부 이외의 감별 진단을 이야기해보자.

뇌척수막염, 담석·담낭염, 급성충수염, 패혈증….

음, 잘 대답했다. 그럼 다음은 뭘 해야 할까? 아니, 사실은 감별 진단 전에 생각해야 할 문제가 있다. 탈수에 대한 대처다. 고령자가 탈수로 이송되었다면 가장 먼저 혀를 볼 것! 탈수의 정도를 확인하고 얼른 수액을 처방한다. 감별 진단은 그다음이다.

감별 진단을 한 후 필요한 진찰로, 예를 들어 항부 경직을 확인하겠지? 배를 만져보겠지? 감별 진단에 무엇이 오르느냐에 따라 무엇을 해야 하는지가 달라진다. 감별 진단이 4개. 그중에 정답이 없다고 생각하면 무섭지 않나?

무섭습니다.

그렇다면 감별 진단을 열거하는 의의가 이해되겠지? 10개가 아니라 5개도 괜찮다. 그중에 확실한 정답이 있으면 말이다. 하지만 지금 여러분은 정답률이 낮으니까 10개를 열거하는 습관을 들이는 편이 좋다. 또한 '배부통', '하복부통', '구토', '설사', '변비'의 감별 진단도 생각해두도록.

리포트를 써야 합니까?

자네 하기에 달렸지.

앞서 이야기한 환자는 결국 급성담낭염이었다. 그 뒤 채혈, 초음파 검사에 이어 단순 CT 검사로 진단했다. 탈수 시에 조영 CT 검사를 하면 쇼크를 일으킬 수 있으므로 주의하도록 한다. 진단 후 외과와 연계하여 긴급수술을 진행했다.

이것만은 기억해두라. 우리 지도의사들은 기본적으로 수련의들에게 답을 가르쳐줄 생각이 없다. 다만 우리의 사고 패턴을 따라오면서 결국에는 여러분 스스로 해답을 끌어낼 수 있도록 다양한 방식으로 질문할 뿐이다. 이런 과정을 '코칭'이라고 하는데 알고 있나?

아니요.

원래 코치는 마차를 뜻한다. 마차가 사람을 목적지까지 데리고 가는 것에 빗대어, 클라이언트를 목표 달성 지점까지 끌어간다는 의미로 코칭이라는 말을 사용하고 있다. 덧붙여 답을 가르치는 교육을 '티칭'이라고 한다.

그렇습니까?

비즈니스 세계에서는 상식이라고 할 수 있지.

내가 자네의 코치를 맡아 자네의 잠재 능력을 끌어내겠다! 언젠가는 자네 스스로 환자에게 올바른 진단을 내릴 수 있게 되기를 바란다.

네! 잘 부탁드립니다!

오진은 이럴 때 발생한다

모든 가능성을 배제하지 않는다는 말이 무슨 의미인지 알겠나?

아니요, 그게….

만약 환자가 위가 아프다며 진료실을 찾아왔다고 하자. 감별 진단을 생각해봐야겠지? 자, 10개 말해보라.

위궤양, 십이지장염, 위암, 역류성 식도염, 담낭염, 총담관결석, 급성췌장염, 췌장암, 신장결석, 장폐색, 급성충수염의 초기 증상, 심근경색의 하벽 심근경색, 그리고….

이미 10개는 말했으니 이제 됐다. 주저 없이 열거했군. 꽤 성장했어! 그럼 환자의 병은 그 안에 있나?

네? 아뇨, 아직 보지 못한 상태라서….

가정이라도 좋다. 애초에 감별 진단을 하는 목적은 단순히 병명을 10개 나열하려는 게 아니다. 진단을 확정하기 위한 논리적 방법론으로 가능성 있는 병을 좁혀나가기 위함이지. 반대로 만약 감별 진단 목록에 맞는 병명이 없다고 생각하면 무섭지 않나?

네, 무섭습니다.

완전히 엉뚱한 진단을 해서 잘못된 치료를 하게 되니 당연히 무서운 일이다. 그런 걸 오진이라고 하지. 그러니까 의사로서 올바른 이론을 세우지 않으면 안 된다.

음, 뭔가 어려워 보이네요.

요컨대 평소 감별 진단에 거론되지 않는 희귀 질환일 가능성도 있다는 사실을 명심해둘 것! 좀처럼 만나기 힘든 희귀 질환도 가끔은 나타난다는 점을 염두에 두는 게 좋다. 이를테면 복통을 호소하는 환자를 생각해보자.

염증성 위 질환인 크론병 환자라면 장관 천공을, 기초 질환으로 심방세동이 있는 환자라면 상장간동맥SMA 혈전증을, 변비나 마비성 장폐색 환자라면 S상 결장의 장축염전증이나 암을 의심해볼 수 있고, 젊은 여성이라면 자궁 외 임신일 수 있다. 이것들은 모두 좀처럼 보기 힘든 질환이다.

하지만 흔치 않은 질환이라도 몇 년에 한 번씩은 반드시 만나게 된다. 이런 증례들은 꼭 잊어버릴 만하면 찾아온다. '머피의 법칙'이랄까?

이런 질환은 일반적인 감별 진단 목록에는 들어가지 않는다. 감별 진단 첫 단계에서 생각할 만한 질환은 당연히 아니라고, 지도의사도 그렇게 생각할 수 있다. 하지만 어딘가 신경 쓰이는 환자라는 느낌이 들 때, 우리 머릿속 한구석에 기억해둔 이런 질환은 반드시 감별 진단 상위 목록에 떠오른다. 수련의와 지도의사는 그런 점에서 차이가 생긴다.

인간은 아무래도 편한 쪽으로 가려는 경향이 있다. 좀처럼 만나기 힘든 질환에 대해서는 확률적으로도 '아마 아니겠지'라는 안일한 생각을 품게 된다. 하지만 그렇게 해서는 안 된다. 혹시 이 질환이? 설마 그 질환이? 이런 생각을 늘 범위 안에 상정해두고 검토할 수 있어야 한다.

감별 진단을 100개 나열할 필요는 없다. 그러나 10개 나열하고 끝인 것도 아니다. 11위 이하를 고려해야 하는 증례가, 적지만 존재한다는 사실을 잊지 않는 게 중요하다.

재해는 잊을 만하면 찾아온다. 재해는 드물게 찾아오지만, 마음의 준비와 비상시를 대비한 휴대 비품 등의 준비를 게을리해서는 안 된다. 어려운 질환은 마음의 긴장이 풀릴 때를 노려 찾아오는 법이다.

의학에서는 일어날 법한 모든 일이 실제로 일어난다.

'모든 가능성을 배제하지 않는다.'

최대한 생각의 그물을 넓게 펼쳐도, 그 그물에 걸리지 않거나 걸리기 어려운 질환이 있다는 사실을 절대 잊지 말고 명심하기를 바란다. 의료는 그만큼 깊은 세계다. 여기까지 공부하면 괜찮다는 건 없다. 따라서 평생 계속 공부해야만 한다.

진단의 성공은 다양한 가능성을 고려한, 포용력 있는 감별이 가능한가에 달렸다. '최종 진단'과 내원 시에 환자가 '주로 호소했던 증상'이 동떨어진 경우가 드물지 않다. 우리가 봐도 믿기 어려운 질환 환자를 매년 몇 명씩은 만난다. 그렇기에 더욱 증례 보고 논문을 읽거나, 연구회에 참여해 공부해야 한다.

하지만 논문을 백 편 읽어도, 환자를 직접 진찰하고 진단과 치료를 통해 이해하느니만 못하다. '백문이 불여일견!' 많은 환자를 보아야 임상의로서 실력과 자신감을 기를 수 있다.

환자를 올바른 진단으로 이끌어간다는 것은 진단의 가능성을 좁혀간다는 의미다. 다양한 가능성을 배제하지 않도록! 즉, 병의 범위를 얼마나 넓게 상정하느냐가 중요하다.

문제는 '상정하는 병의 범위'가 의사에 따라, 경력에 따라 달라진다는 점이다. 어떤 의미에서 의사로서의 위기관리 의식은 지식과 경험에 의존하는 것일지도 모른다.

처음 만난 병이나 증세에 관해서는 기본 교과서를 읽어라. 평생 그것을 지속하라.

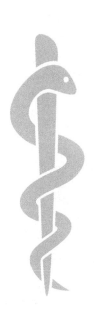

Chapter_2

의료도 교육도
본질은 같다

부모 사자는 새끼 사자에게 직접 먹이를 주지 않고, 먹이를 얻는 방법을
가르친다. 스스로 먹이를 얻을 수 있어야 비로소 정글의 주인으로
인정받을 수 있다.

대학 공부는 당연히 중요하지만, 대체로 수동적인 교육이 중심이 된다. 그러나 앞으로는 여러분 스스로 공부해야 한다. 또한, 지도의사에게 '지도'와 '교육'을 받아 쌍방향으로 학습하면서 현장 연수도 받아야 한다.

의학은 계속 진보한다. 의학 지식은 끊임없이 갱신되고 쉽게 진부해진다. 현재 습득한 의학 지식은 10년이 지나면 절반으로 줄어든다. 따라서 의사는 최신 의료를 실천하기 위해 졸업 후에도 평생 공부해야 한다.

경험으로만, 혹은 공부로만 성장할 수는 없다. 의사는 경험과 공부 모두를 충분히 채우면서 평생 학습을 실천해나가야 한다.

티칭보다는 코칭으로

티칭과 코칭의 차이는 무엇일까?

대충은 알겠지만, 설명하기는 어렵네요.

그럼 질문을 바꿔보지. 야생의 사자는 새끼에게 어떤 식으로 사냥 방법을 교육하는지 알고 있나?

직접 사냥하는 모습을 보여주지 않나요?

그게 티칭.

하지만 보여주는 것만으로 새끼가 사냥할 수 있게 만들지는 못한다. 부모 사자는 새끼에게 실제로 사냥을 시켜본다. 난도를 낮춰서 말이지.

부모 사자는 얼룩말의 뒷다리를 물어뜯어서 달리지 못하게 하고 새끼 사자에게 얼룩말의 숨통을 끊게 한다. 영화 〈쥬라기 공원 2-잃어버린 세계〉의 마지막에도 같은 장면이 나왔는데 보았나?

아, 그거! 기억납니다.

그게 코칭.

부모 사자가 새끼에게 고기를 주면 새끼는 잠깐은 연명할 수 있을 테지만, 자립하지는 못한다. 혹시라도 부모가 사냥꾼의 총에 맞아 죽어버린다면, 새끼는 스스로 먹이를 구하지 못한 채 굶을 수밖에 없을 것이다. 그러니까 부모 사자는 새끼 사자에게 직접 먹이를 주지 않고, 먹이를 얻는 방법을 가르친다. 스스로 먹이를 얻을 수 있어야 비로소 정글의 주인으로 인정받을 수 있다.

하지만 실제로 야생 사자가 매일 고기를 먹는 것은 아니다. 매일 사냥하면 먹이가 없어질뿐더러, 사냥을 당하는 쪽도 도망 다니는 데 선수가 된다. 이 또한 정글의 이치. 약육강식이라지만, 균형이 제대로 잡혀있다. 신은 이 세상을 이치에 맞게 만들어놓은 것이다.

사자는 자세히 보면 꽤 말랐다. 비만한 사자를 본 적 있나? 동물 중에 배부르게 먹어서 비만이 되는 종류는 인간밖에 없다.

돼지라든가, 푸아그라 재료인 거위는 어떤가요?

글쎄, 그걸 인간과 비교할 수 있을까? 억지로 찌우는 거랑 자기 스스로 찌는 건 다르지 않나?

아, 네….

지도의사의 역할은 수련의가 알지 못하는 것을 자각하도록 일깨워주는 것이지, 모르는 것을 가르치는 게 아니다. 그 뒤에 배우는 것은 수련의 스스로 하는 수밖에 없으며, 이를 학습이라고 한다.

다른 사람에게서 얻은 지식은 빨리 잃는다. '쉽게 얻은 것은 쉽게 잃는다'라고 하지 않나! 스스로 노력하여 얻은 지식이 아니면, 결국은 몸에 배지 않는 법이다. 그래서 나 역시 질문을 바꿔가며 여러분이 가진 지식과 잠재 능력을 끌어내려고 하고 있다.

감사합니다.

자세가 되었군. 하지만 학습의 기본은 여러분 자신의 노력이다. 매일 삼십 분이라도 좋으니, 그날의 의문은 반드시 그날 해소하기 위해 교과서를 읽는 게 좋다.

더욱이 신문을 읽는 습관도 들일 것! 공부도 중요하지만, 일반상식을 갖추지 못하면 '일밖에 모르는 의사'라는 말을 듣게 된다. 이런 말은 자조적으로 할 수는 있어도, 다른 사람에게 들어서는 절대 안 된다!

네!

최근에는 인터넷에서 질병을 조사하는 환자가 많아졌다. 그중에는 자신의 질환을 특정 병으로 단정하여 가이드라인까지 알아보고 오는 환자가 있다. 지금은 정보가 폭넓게 공개되는 만큼, 몬스터 페이션트(monster patient: 의사에게 부조리한 것을 요구하는 자기중심적인 환자)가 아니어도 독학으로 공부하는 환자가 느는 추세다.

그러다 보니 의사가 쩔쩔매는 경우가 종종 있다. 지도의사도 그럴 정도이니, 수련의 여러분이 공부가 부족하면 환자에게 신뢰를 얻지 못할 수 있으니까 주의하도록.

자신은 없지만….

코칭은 단순히 지도의사가 수련의를 교육하는 데 머무르지 않는다. 실제로 임상에서 환자를 진료할 때도 코칭 기법을 사용한다.

이를테면, 당뇨병 환자인데 체중이 줄지 않는다고 치자. 그럼 나는 환자에게 "살을 빼지 않으면 안 됩니다"라고 말하지 않는다. 대신 "왜 살이 빠지지 않을까요? 지금 이대로라면, 조만간 인슐린 치료를 해야 할지도 모릅니다. 그렇게 되면 간장도 약해지고 투석을 할 수도 있어요. 하지만 체중을 줄이면 지금 먹는 약만으로 아직 치료할 수 있습니다"라고 말하고 "그럼, 어떻게 하면 좋을까요?"라고 묻는다. 환자는 대부분 '알면서도' 과식하는 경우가 많다.

"건강을 위해 스스로 할 수 있는 일을 생각해보세요."라고 나는 덧붙인다. 환자에게 구체적인 목표를 설정해주고 치료에 주체적인 자세로 임하게 한다. 그것이 코칭이다. 지금은 코치를 받는 입장이지만, 그것을 여러분 자신이 잘 활용하기를 바란다.

다음 날.
오늘은 날씨가 좋군. 안녕! 아침은 먹었나?
안녕하세요. 일어나자마자 바로 출근했습니다.
어제는 집에 가서 교과서는 읽었나? 신문은 읽었어?
…내일부터 열심히 하겠습니다.
어이쿠!
죄송합니다.

환자의 수준에 맞는 열린 질문으로

나는 수련의에게 자주 질문을 던진다. 어떻게 병을 이해하고 감별 진단을 하는지, 그 사고 과정을 확인하기 위해서다. 처음에는 되도록 막연하게 질문한다. "어떻게 생각하나?"라고 말이다. 대답은 무엇이든 상관없다. 정답을 기대하는 건 아니기 때문이다.

하지만 처음 반응에서 그 사람이 얼마나 사려 깊은지는 어느 정도 판단이 가능하다. 꽤 사려 깊은 수련의가 있는가 하면, 대체 뭘 생각하는지 알 수 없는 수련의도 있다.

그렇다면, 저희를 시험하는 건가요?

그런 셈이라고 할 수 있다. 입 밖으로 꺼내지는 않지만, 각자의 수준에 맞춰 조금씩 질문을 바꾼다. 우수한 수련의에게는 수준에 맞는 교육을, 부족한 수련의에게는 기본적인 내용을 가르치는 등 개별적으로 지도한다. 그런 지도가 불가능하다면 지도의사로서 최선을 다했다고 할 수 없다.

전에도 말했지만, 부족한 수련의에게는 역시 코칭 기법을 사용한다. 다양한 방식으로 질문을 반복하면서 수련의의 입에서 저절로 답이 나오도록 하는 것이다. 사고에 도움을 주는 이런 방식을 어세스먼트^assessment라고 하는데, 이것이 내가 추구하는 수련의 교육이다. 부족한 사람에게는 티칭으로 성과를 낼 수 없다.

우수한 수련의는 티칭만으로도 충분하다. 하지만 지도의사로서 어떤 의미에서는 손이 덜 가는 만큼 정도 덜 간다. 손이 많이 가는 학생에게 좀 더 정이 많이 가는 게 인지상정이랄까.

선생님, 저는 어느 쪽인가요?

어느 쪽이라고 생각하나? 자기 자신이 가장 잘 알지 않겠나?

좀 부족한 수련의라도 질문을 바꿔서 던지면, 최종적으로는 자기 입으로 답을 말하게 되어있다. 그러니까 처음부터 답을 알고 있다는 말이다. '지식의 서랍'에는 제대로 답이 들어있지만 그 '서랍'이 어디에 있는지를 잊어버릴 뿐이다.

다양한 방식의 질문은 정답과 관련된 근처 '서랍'을 열게 하고,

그 장소의 위치를 기억나게 하고 떠오르게 한다. 그 '서랍'이 녹슬어 열기 어렵다면, 더욱이 질문을 바꿔 그 '서랍'을 자기 손으로 열게 한다. 자기 입으로 직접 답을 뽑아내는 것이 가장 중요하다.

자기 혼자서는 늪에 잠겨있는 기억을 불러낼 수 없다. 누군가가 늪을 헤집어서 고인 진흙을 휘저어 막힌 데를 뚫고 찾기 쉽도록 해주어야 한다. 지식을 끄집어내는 걸 도와주는 일이 우리 지도의사의 역할! 지도의사는 퀴즈 방송의 사회자와도 같다.

실질적인 도움을 주려고 하면, 당연히 수고와 시간이 든다. 따라서 지도의사는 대부분 코칭 대신 티칭으로 끝내버리고 만다. 하지만 그렇게 얻은 지식은 며칠 가지 않아 수련의의 머리에서 지워진다. 수련의의 학습 능력을 높이려면 코칭이 필요하다. 물론 코칭과 열린 질문은 환자에게 접근하는 좋은 기법이기도 하다.

먼저 본을 보이고 설득하고 칭찬하라

거듭 말하지만, 지도의사의 역할은 가르치는 것이 아니다. 수련의인 여러분에게 직접 답을 끌어내는 것이 지도의사의 임무다.

물론 성취 과정에서 시간은 걸린다. 바로 나오지 않는 답을 기다리는 시간, 질문을 바꾸어 다시 답을 기다리는 시간. 그러므로 성격이 급한 지도의사는 이런 과정이 귀찮아서 그냥 대충 답을 알려주려고 하고, 그러다 보니 결국 티칭에 머무른다.

답에 이르기까지의 질의응답과 논의는 의사다운 참모습을 갖추어가는 과정이라고 할 수 있다. 나는 여러분이 의사다운 참모습을 갖추도록 이끈 다음 의사의 뒷모습도 보여줄 생각이다. 더불어, 의사가 환자를 대하는 방식을 보여주면서 환자와 어떻게 소통하는지 그 방법을 가르쳐주겠다.

오해하지 말았으면 한다. 공부의 주체는 여러분 자신이다. 우선 여러분 스스로 공부하고, 나머지 부족한 부분을 채워주는 게 우리 지도의사의 역할이다.

3년 후, 5년 후를 생각해보라. 언젠가 여러분 자신이 지도의사가 되어 여러분처럼 젊고 미숙한 수련의를 가르쳐야 할 것이다.

야마모토 이소로쿠를 알고 있나?

아니요.

그럴 만도 하다. 전후 태생이니까. 야마모토 이소로쿠는 제2차 세계대전 때 해군 대장이었는데, 명언을 남겼다.

> 자기가 먼저 행동한 뒤 설득하고 시키고 칭찬해야만 사람은 비로소 움직인다.

이 말은 에도시대 중반 우에스기 요잔에게서 나왔다고 한다. 우에스기 요잔은 사람을 움직이게 하는 방법에 대해 "먼저 행동한 뒤 설득하고 시키라"라고 했고, 야마모토 이소로쿠는 여기에 '칭찬'을 추가했다. 그리고 이렇게 덧붙였다.

함께 이야기하고 귀를 기울이고 알아주고, 믿고
맡기지 않으면 인간은 성장하지 않는다. 상대가
행동하는 모습을 감사하는 마음으로 지켜보고
신뢰해야만 열매를 맺는다.

무슨 말이 하고 싶은지 알겠나?

외래 진료나 검사를 여러분에게 맡기는 것보다 내가 직접 하는
편이 더 빠르고 정확할 때가 있다. 하지만 젊은 인재를 육성하려면,
여러분을 믿고 맡겨보는 수밖에 없다. 그리고 칭찬할 기회를 찾고
있지만…, 아직은 없군.

이렇게 지켜보는 것을 다른 말로 '애정' 혹은 '자애'라고 할 수도
있겠지. 의료도 교육도 기본은 같다. 이러한 인지, 긍정, 칭찬의 소
통을 '포지티브 스트로크positive stroke'라고 하는 모양이다. 한편 의학
에서 스트로크라고 하면 뇌졸중을 뜻한다.

학습자가 자기 행동의 결과에 스스로 만족하면 비슷한 상황에
놓였을 때, 자연스레 같은 행동을 하게 되는 현상을 손다이크는 '효
과의 법칙low of effect'이라고 불렀다. 성공 체험이 사람을 성장시킨다
는 의미일 것이다.

때때로 우리는 여러분에게 업무적으로 일정한 의무를 맡기게 되
겠지만, 그 의무를 수행하면서 여러분 스스로 만족할 수 있도록 수
련 내용을 제공하도록 하겠다. 그러니까 열심히 해주기를 바란다.

네.

의사는 좋은 직업이다. 평생 열심히 공부해서 실력을 갈고닦아 병을 치료하면 상대방이 기뻐해 주기에 그렇다. 그 기쁨은 더욱 좋은 의사가 될 수 있는 동기가 되기도 하지만, 한편으로는 무거운 사회적 책임을 지고 일하게 만드는 채찍질이 되기도 한다.

최근의 임상수련 커리큘럼은 경험을 중시하는 풍조가 있다. 하지만 지금 여러분에게 경험을 쌓는 것만큼이나 중요한 것은 '의사로서의 마음가짐', '윤리관', '의사로서의 목표', '환자를 대하는 방법이나 공감 능력' 등을 배우는 것이 아닐까 생각한다.

여러분과의 인연을 일기일회一期一會*라고 생각하고, 나 또한 지도를 게을리하지 않겠다. 물론 틀린 게 있다면 수정할 필요가 있을 것이다. 때로는 여러분에게 훈계를 늘어놓을지도 모르겠다. 나를 본받아도 좋고, 어깨너머로 배워도 좋고, 반면교사로 삼아도 좋다.

자기가 생각하는 이상적인 의사의 이미지를 확실히 그려보고 깊이 연구도 했으니 걱정 없겠지!

환자에게도 후배에게도 좋은 멘토가 되어라

좋은 의사 뒤에는 좋은 멘토가 있다.

그렇다면, 선생님은 좋은 의사입니까?

---

* 평생에 단 한 번의 만남이라는 뜻. -역주

예리한 질문이군. 긍정은 못 하겠지만, 적어도 그렇게 되고 싶다고는 생각한다.

내가 가장 첫 번째로 꼽는 멘토는 에베쓰 시립병원의 부원장 아베 마사히코 선생님이다. 아베 선생님은 40여 년 전, 내 대학 선배로 당시엔 리시리 섬 국보 중앙병원의 원장이었다.

사실 말이 원장이지 내가 그 병원에 있을 때 의사는 겨우 세 명뿐이었다. 내 말투의 일정 부분은 아베 선생님에게 물려받은 것이다. 알기 쉬운 예를 들어 상대를 타이르는 방식이 그렇다. 무척 훌륭한 스승이고 인간적으로도 매력적인 분이었다. 지식이나 인격이나 감히 내 상대가 되지 않았다. 지금도 마음속으로는 스승이라고 내 마음대로 생각하고 있다.

그 밖에도 내게는 수많은 멘토가 있다. 그분들 덕분에 지금의 내가 있다고 생각한다.

2년 후, 내가 리시리 섬 국보 중앙병원의 원장으로 부임하게 되었을 때 마음속에 그린 목표는 '아베 선생님 같은 원장이 되고 싶다'였다. 하지만 그 마음은 채 일주일도 지나지 않아 꺾이고 말았다. 내가 잡은 목표가 대단히 무거운 부담으로 느껴졌다. 아베 선생님과는 차이가 너무 많이 났다.

갓 서른을 넘긴 젊은 의사가 원장이 되었으니, 거의 모든 병원 직원이 나보다 나이가 많았다. 원장은 어때야 한다는 교육을 받은 적도 없었다. 그렇다고 병원이 어떻게든 굴러간다는 건 말이 안 되는 이야기다. 애초에 의사라는 직업에 이제야 막 익숙해진 시기에 원장이라는 짐은 무거울 수밖에 없었다.

그때부터 한동안 고민했다. '어떻게 하면 좋을까?'

결국, 아베 선생님을 흉내 낼 게 아니라, 내 방식으로 해야 한다고 결론을 내렸다. 아베 선생님을 이기지는 못하지만, 나 나름대로 창조적으로 일하기로 목표를 정했다.

그렇게 결심하고 나니 마음이 무척 편해졌다. 억지로 애쓰지 않고 주어진 대로 살아갈 수 있으니까 말이다. 자기에게 틀을 씌워버리면, 제대로 일을 할 수 없다.

나는 스스로 성장하면서 목표한 바를 이루기로 했다. 내 긍정적인 모습을 직원들에게 보여주면, 다들 따라와 주리라고 생각했다.

'조기 노출early exposure'이라고 하지 않나! 이른 시기에 책임이 막중한 위치에 오르게 되는 건 중요한 일인지도 모른다.

왜 그렇습니까?

힘들지만 그만두지 않고 어떻게 할지 고민하면서 응용력을 기를 수 있기 때문이다. 게다가 다양한 것에 흥미를 갖게 된다. 더 정확히 말하자면, 다양한 과제를 떠안게 된다. 결과적으로는 사려 깊은 인격 형성에 도움이 된다. 이는 환자를 진료할 때도 큰 도움이 될 것이다. 물론 이게 맞지 않는 사람도 있을 테지만.

저는 좋습니다.

맞지 않는 사람에게는 필요하지 않을 수도 있지만, 이런 방식이 맞는 사람에게 '조기 노출'은 역시 유용하다.

신슈 대학교의 정신과 교수였던 요시마쓰 가즈야 선생님은 저서에서 '의사의 수련 과정에서 3년간 원장 (혹은 특정 진료 시설의 관리 책임자) 경험을 의무화하면 매우 뜻깊은 일이 되지 않을까'라고 말한다. 의사는 다양한 경험과 가치관을 가지고 있어야 한다는 뜻이라고 생각한다. 이는 의사의 경력에도 분명 플러스로 작용하리라고 본다.

늘 꿈을 잃지 않는 것도 중요하다. 꿈을 실현하기 위해 노력할 것! 마음속에 장대한 그림을 구상하라.

나는 리시리 섬의 의료 개선을 위해 세 가지 꿈을 품고 있었다. 실현하려면 10년이 걸릴지도 모르는 어려운 꿈이었다. 하지만 결국 2년 반 만에 모두 이루었다. 꿈과 노력에 대한 이야기는 언젠가 기회가 오면 다시 하겠다.

내가 아베 선생님을 동경했듯이, 나 또한 후배들의 롤모델이 되고 싶다는 생각을 한다. 언젠가 여러분이 누군가에게 좋은 멘토는 어떤 사람이냐는 질문을 받았을 때 '니시노 선생님'이라고 대답해 주었으면 하는 바람이 있다. 나도 그런 말을 들을 수 있도록 성심성의껏 여러분에게 지식과 기술을 가르치고, 더불어 '바람직한 의사의 모습'이 무엇인지 전수하겠다.

잘 부탁드립니다!

백배 결실로 드러나는 사랑의 법칙

여기 음식 맛있었지? 꽤 취하고 말았군. 자, 오늘은 이만 헤어지도
록 하지.

　잘 먹었습니다.

　선배가 후배에게 밥을 사는 건 당연한 일이다. 나도 예전에 선배
들에게 술을 얻어 마시고는, 언젠가 보답하겠다고 말한 적이 있다.
그렇게 말하면 선배들은 이렇게 나무라고는 했다.

　"고마우면, 내가 아니라 네 후배에게 술을 사도록 해. 나도 선배
들에게 많이 얻어먹었어. 선배와 후배 사이는 서로 호의를 이어가
는 사이인 거야."

　그러니까 나는 선배에게 받은 호의를 여러분에게 돌려주고 있을
뿐이다. 어떤 의미에서 나는 여러분에게 선행 투자를 하고 있는지
도 모르겠다. 그리고 그건 단순히 여러분에 대한 호의만은 아니다.
여러분이 후배에게 다시 호의를 베풀면 나는 만난 적도 없는 여러
분의 후배에게 밥을 사는 것이나 마찬가지가 된다.

　그러면 '선의'라고 해야 할까? '은혜'는 몇 배로 늘어난다. 후배가
한 사람은 아닐 테니 말이다. 내 선배가 베푼 호의가 지금 수백 명
넘는 사람들의 마음을 움직이고 있다고 생각하면, 마음이 무척 따
듯해지지 않나?

　어느 날, 출판사 직원과 술을 마시러 간 적이 있다. 같은 고향 사

람인데, 홋카이도 대학교의 반더포겔부部* 출신인 야마오라는 사람이었다. 나와는 직종이 다른 사람이었고, 접대하는 자리가 아니었기에 당연히 계산은 각자 할 것으로 생각했다.

그런데 그때 역시 야마오 씨는 내 선배와 같은 말을 하면서 본인이 밥을 샀다. 후배가 돈을 내게 할 수는 없다면서 말이다. 처음 만난 사이라도 한 살이라도 어리면 후배라며 그는 호쾌하게 말했다. 지금의 내가 존재할 수 있는 이유는 본 적도 없는 수많은 선배 덕분이다.

어떤 의미에서는 이런 선순환을 교육에도 적용할 수 있지 않을까 한다. 지도의사들은 여러분에게 '지도'와 '교육'이라는 대가 없는 봉사를 하고 있다. 그리고 언젠가는 여러분이 후배를 지도하게 될 날이 올 것이다. 이런 순환이 거듭 반복되면 수많은 후배에게 선인의 지혜와 기술, 그리고 정신을 계승할 수 있다.

어쩌면 내 지도가 언젠가 수십 명, 수백 명의 젊은 의사에게 전해질지도 모른다. 그렇게 생각하면, 더욱 긴장하고 여러분을 가르쳐야겠다는 다짐을 하게 된다.

---

* 반더포겔(wandervogel)이란 독일어로 철새라는 뜻. 반더포겔부(部)는 철새처럼 산과 들을 돌아다니며 심신을 다지는 활동을 하는 동아리다. -역주

Chapter_3

의사의 진짜 메스는
'말'과 '마음가짐'이다

생각을 조심하라. 생각은 언젠가 말이 되기 때문이다.

말을 조심하라. 말은 언젠가 행동이 되기 때문이다.

행동을 조심하라. 행동은 언젠가 습관이 되기 때문이다.

습관을 조심하라. 습관은 언젠가 성격이 되기 때문이다.

성격을 조심하라. 성격은 언젠가 운명이 되기 때문이다.*

* 출처: *Mother Teresa: My Life for Poor* by Balado, Jose Luis Gonzalez

사람의 마음은 말로 하지 않으면 전달될 수 없다. '이심전심'은 이상일 뿐 현실은 그렇지 않다.

말은 위안이 되기도 하지만, 그 반대일 때도 있다. 바늘이나 메스로 비유하면 말은 사람을 치료하기 위한 유용한 도구이면서, 동시에 사람을 해치는 흉기가 될 수도 있다. 말을 소홀히 다루면, 마음이 전달되지 않는 것은 당연하다.

언어에 마음을 담아 이야기해보자. 자기가 건네는 말이 자기중심적이지는 않은가? 환자를 위한 대화가 되고 있는가? 고민해보기를 바란다. 거기에서 설득력의 차이가 생긴다.

말에 영혼을 담으라는 이야기다. 영혼을 담은 말은 사람들에게 위안을 줄 것이다. 특히 처음 만난 환자에게는 말을 골라가며 응대하는 것이 중요하다.

마음의 온도를 올리는 우렁찬 아침인사

좋은 아침!

좋은 아침입니다.

목소리가 작군. 아침에는 큰 목소리로 인사하도록 한다. 아침에는 머리도 몸도 덜 깬 상태가 아닌가? 그러니 하루를 열심히 보내자는 마음으로 자신에게 힘을 불어넣기 위해서라도 일부러 더 큰 목소리로 인사해야 한다.

인사를 받는 상대는 의사가 될 수도 있고, 간호사, 사무직원, 처음 본 환자, 청소 직원이 될 수도 있다. 인사를 받아주지 않는다 해도 개의치 말도록! 자신의 기분을 끌어올리기 위한 인사이니까 말이다. 큰 목소리로 말해보자.

좋은 아침!

좋은 아침!

…입니다, 는 빠졌군.

아, 죄송합니다.

좋은 아침만으로도 괜찮다.

이름도 모르는 청소부나 아주머니에게 몇 번이고 인사하면, 다음에는 상대방이 먼저 내게 인사하는 경우가 있다. 나는 언제나 걸음이 빨라서 인사하는 동시에 지나가 버리므로 상대방이 내 인사를 알아챘을 때는 이미 내 뒷모습밖에 보이지 않는다. 하지만 상대가 먼저 인사할 때는 대체로 나를 보고 내가 다가오는 순간을 기다려서 고개를 숙여 인사한다.

단지 아침 인사일 뿐인데도 마음의 온도가 조금 올라가는 것을 느낄 수 있다. 남에게 인사하면 반드시 내게 돌아오는 법이다. 어딘가에서 들은 말이지 않나?

혹시, '남에게 인정을 베풀면 반드시 내게 돌아오는 법이다'라는 속담에 빗대신 건가요?

그래 맞다. 뜻은 조금 다르지만.

환자 입장에서는 조용조용 말하는 기운 없는 의사보다는 기운이 넘치는 의사에게 진료를 받고 싶겠지?

네!

그래! 대답이 활기차서 좋군. 오늘 하루도 힘내자!

정확한 언어 구사력, 환자를 위해서는 필수

다음 환자를 진찰해볼까.

간호사가 환자의 주요 증상을 미리 조사해두었다. 환자의 증상은 '복통'인 모양이다. 그럼 이 환자에게 어떤 식으로 정보를 끌어내야 할까?

어제 뭔가 안 좋은 걸 드셨습니까?

'뭔가 안 좋은 것'이라면 뭘 생각하고 있는 거지?

음? 글쎄요. 날것이라든가.

유통기한이 지난 음식? 아니면 식중독을 생각하고 있나?

아…, 음.

질문한 본인이 대답하지 못한다면, 환자도 대답하지 못할 것 같군. 생각해봐! 환자가 실제로 나처럼 질문할지도 모르지 않나? 그럴 때 의사가 제대로 대답하지 못한다면, 환자는 의사를 신뢰하지 않겠지? 처음부터 막연한 질문을 던져서는 안 되고, 구체적인 선택지를 준비하여 환자가 '예' 혹은 '아니요'로만 간단하게 대답할 수 있도록 해야 한다.

이를테면, "혹시 회를 드셨습니까?"라고 질문한다. 참치, 오징어, 꽁치, 고등어 등 횟감은 다양할 수 있으니 구체적인 어종도 물어야 하겠지. 고기라면 돼지인지, 소인지, 아니면 닭인지 등을 묻고 설익은 고기를 먹지는 않았는지 확인하도록 한다. 환자의 긴장이 풀렸다면, 그 밖의 증상도 물어본다.

'예', '아니요'로 대답할 수 있는 질문만 있는 것은 아니니까, 환자가 자유롭게 대답할 수 있도록 묻는 것이 좋다. 이를 '열린 질문'이라고 한다. 물론 유도 질문을 해서는 안 된다. 상대방의 생각을 잘 끌어내는 것이 중요하다. 하지만 질문이 너무 열려있으면, 대답하기 어려워지니까 대답하기 쉽도록 질문할 것!

> 식사에 대해 자세히 물어보는 것이 진단에 도움이 될 때가 있다. 지난 사흘간의 식사 내용을 구체적으로 물어볼 것.

좋은 의사입니까?

만약 처음 진료를 받으러 온 할머니에게 "오늘은 어떻게 오셨어요?"라고 묻는다고 치자. "아, 버스로 왔어요"라고 대답할지도 모른다. 우스갯소리가 아니라 실화다.

우리가 정말 필요한 정보를 확실히 손에 넣으려면 "오늘은 어디가 아파서 오셨습니까?"라든가 "몸 상태가 나쁘십니까?"라고 묻거나, "명치 언저리가 쓰리고 아픕니까?" 같은 구체적인 질문을 해야 한다.

참고로 영어로 어떻게 말해야 하는지 알고 있나?

I don't know.

Can I help you?

엉뚱한 대답을 할 일은 없겠군.

여러분뿐만이 아니라 요즘 젊은이들은 말을 제대로 하지 못하고 있다. 표현이 모호하다든가 어미를 얼버무린다든가. 이 '든가'라는 표현만 해도 그렇다. 여러 문장을 나열할 때 사용하는 표현인데, 한 문장만 말하는데도 '든가'를 사용하는 사람들이 있다.

문장 질서를 어지럽히는 어휘로 '일단'과 '같은' 등이 있다. 자신 없는 이야기를 할 때면 이런 '얼버무리는 표현'을 사용하는 것 같다.

환자 앞에서 위세를 떨라는 이야기는 아니지만, 상황을 모면하려고만 하지 말고 정면으로 마주한다면 더욱 정확한 언어로 말하게 되지 않을까? 그 정도 교양은 있을 테지?

환자를 부를 때 호칭도 주의해야 한다. 친근함을 표현한다고 '할머니'라고 불렀다가 "나는 그쪽 할머니가 아닙니다"라는 호통을 들게 될지도 모른다. 친해지고 나서는 그렇게 불러도 괜찮겠지만, 첫 진료에서는 제대로 이름을 부르는 게 좋다. 그 밖에도 나를 포함해 많은 의사가 자주 쓰는 말이 있다.

"문제없습니다."

이런 말을 하면 환자는 이렇게 되묻는다.

"무슨 문제 말씀이죠? 암을 의심했었나요?"

따라서 정확하게는 "이상 없습니다"라고 해야 옳다. 영어로 옮기면 이 표현이 상대적으로 얼마만큼 모호한지 단박에 알 수 있다. 앞의 말도 '문제없다$^{no\ problem}$'보다는 '정상^{normal}'이라고 설명하는 게 이해하기 쉽다.

우리는 말할 때 주어를 자주 빠트리는 습관이 있다. 물론 일상적인 대화에서는 주어가 빠져도 상관없지만 말이다. 특히나, 마지막에 가서야 부정문인지 긍정문인지 알 수 있는 문장이 많다. 영어라면 "아무도 모른다$^{Nobody\ knows}$"라는 식으로 첫 단어에 부정형이 있어서 의미가 분명하다.

그러나 우리말은 끝까지 들어봐야만 문장의 의미를 제대로 판단할 수 있는 경우가 대부분이다. 그런 데다 여러 접속사가 이어져 문장이 늘어질 때도 잦다. 열심히 참으며 듣는데, 마지막에 '…가 아니다'라고 부정문으로 끝나면 허탈해진다.

환자와의 소통은 친구와 나누는 대화와는 엄연히 다르다. 모호하게 말하면 상대방은 내 말을 정확히 이해하려고 끝까지 긴장하며 들어야 할 것이다. 그러니 내 뜻을 명확히 전달할 수 있도록 말해야 한다. 간결하고 명료하게, 알기 쉽게 말해야 한다는 사실을 꼭 명심하도록! 환자와의 소통은 진료의 첫걸음이기 때문이다.

> 정확하고 간결한 표현을 사용할 것.
> 구두로 증례를 제시할 때는 5분 이내로 마칠 것.
> 그 이상 시간이 걸리면 증례에 대한 내용을 모른다는 의미다.

약이 되는 말, 독이 되는 말

이 CT 사진에 대한 소견은 대동맥 주변 임파절 종대로 만성담낭염이 아니라, 담낭암으로 보는 것이 옳다. 덧붙여 췌담관 합류 이상의 합병증도 고려해보아야 한다.

헉, 거짓말!

지도의사가 왜 수련의에게 거짓말을 하겠나? 배우는 입장에서 감사하지는 못할망정, 그런 말투는 아니지 않나?

아, 그게, 죄송합니다. 저도 모르게 습관처럼…. 정말 죄송해요.

화내는 게 아니다. 자네 말버릇인 건 알고 있어. 수련의 중에는 "정말입니까?"라고 되묻는 사람도 있는데, 그것도 말버릇이지. 내가 말꼬리를 잡는 것 같겠지만, 잘 생각해보기를 바란다. 대단히 무례한 말투이지 않나?

아마도 말하는 사람은 "몰랐습니다"의 완곡한 표현이라고 생각하겠지만, 듣는 사람은 불쾌하다. 실제로 사회 경험이 풍부한 환자가 자네 같은 젊은이에게 그런 말을 들으면 기분이 어떻겠나?

그렇군요.

아무래도 자네가 학생이라는 신분에서 아직 벗어나지 못한 것 같다는 생각이 든다. 수련의도 어엿한 사회인이라는 자각이 부족하고, '의사'로서의 프로 의식이 아직 생기지 않은 것이다.

의료에서 '말'은 무척 중요하다. '말'은 약이나 치유제가 될 수도 있지만, 때론 독이 되기도 한다. 의사의 말 한마디가 환자의 희망을 빼앗아버릴 수도 있다. 딱히 표면화하지 않더라도 모르는 사이에 의사의 권위로 환자를 위협하는 꼴이 될지도 모른다. 내가 손윗사람이라고 잘난 척하려는 게 아니라, 여러분이 사회인으로서 최소한의 상식을 가졌으면 하는 마음에서 하는 당부다.

한 번은 주의를 시키는 것으로 끝내겠지만, 같은 일이 다시는 없기를 바란다. 사회인이라면, 고쳐야 할 점은 바로 고치는 것이 좋다.

조심성 없고 별것 아닌 한마디가 만든 오해 때문에 환자는 깊은 상처를 받게 될 수도 있다. 그런 걸 보면서도 지적하지 않는 지도 의사가 있을 테지. 그러나 의사의 말에 상처를 받아도, 환자는 아무 말도 하지 않을지 모른다. 실제로는 입을 다무는 환자가 많지 않을까?

환자가 말하지 않는다고 해서 무엇이 잘못됐는지 모르면 안 된다. '침묵하는 대중(silent majority: 말이 없는 다수. 그것을 긍정의 의미로 해석해서는 안 된다)'의 존재를 자각할 줄 알아야 한다.

> 만약 의도하지는 않았지만, 당신이 누군가의 감정을
> 상하게 했다면 자신의 무례를 사과할 것. 그리고
> 이 말을 명심할 것. 누구나 언젠가는 모든 것을
> 극복한다는 것을.

말은 사람의 생각을 나타낸다. 표현이 부적절하다는 것은 말하는 사람의 사고방식이 치졸하다는 의미다. 그럴 의도는 아니었다며 오해하지 말라고 나중에 변명한들 이미 늦은 것이다. 오해받을 만큼 배려가 부족했다는 의미일 뿐이기 때문이다.

따라서 의학 공부도 중요하지만, 책과 신문을 읽고 글을 쓰거나 사회적인 상식을 제대로 익힐 필요가 있다. 의사는 이공계가 대부분이지만, 실제로 일하다 보면 인문계 관련 업무를 해야 할 때도 있다. 그 점은 실감하고 있나?

네.

그래서 더욱 자신을 갈고닦으며 노력을 아끼지 말아야 한다.

여기서만 하는 이야기지만, 의사 중에는 약간 특이한 사람이 많다. 일반사회에서도 '약간 별난 사람'이 5% 정도는 있는 것 같은데, 의사 중에는 20에서 30% 정도가 별난 사람인 것 같다. 이건 나만의 생각이 아니다.

나는 늘 MR(medical representative: 제약회사의 전문가)한테도 같

은 질문을 하는데, 대부분은 펄쩍 뛰면서 "그런 걸 제 입으로 말할
수는 없습니다"라고 한다. 그건 긍정의 대답이나 마찬가지지. 여러
분은 그 20에서 30% 안에 들어가지 않기를 바란다. 내가 가르친 수
련의가 주변에서 그런 평가를 받는 건 용납할 수 없으니까.

네.

> 까다로운 환자가 있다면 까다로운 의사도 있다. 믿든
> 안 믿든 우리는 같은 종에 속하는 동물(사람)이다.

말하는 방식에 따라서 듣는 방식이 달라지기도 한다.

어차피 이야기를 나눌 것이라면, 상대방이 내 이야기를 잘 들어
주는 편이 좋지 않을까? 마음을 울리도록 말하라. 마음을 울리는 말
은 귀에도 부드러운 법이다.

마음을 울리는 말은 머리에서 나온다고 생각한다. 무슨 말을 해
야 할지 다시 한 번 곱씹고, 듣는 사람의 입장이 되어 울림이 좋은
말로 소피스티케이트sophisticate하라는 말이다.

질문 있습니다! 소피스티케이트가 무슨 말인가요?

'세련되게 만들다'라는 의미다. 기억해두어서 나쁠 일은 없을 것
이다. 원래는 '순진함을 잃다'라는 의미도 있다. 그런 의미에서 생각
하면, 여러분을 세련되게 만들면 안 될지도 모르겠다. 조금 고민이
되지만, 상관없겠지.

참고로 질문은 언제든 받는다. 모르는 걸 그냥 넘기는 건 죄니까.

좋은 의사입니까?

부끄러워할 필요 없이 질문하도록 한다. 수련 중에 자신의 무지를 들키는 것에 주저하지 말 것!

이를테면 '…지 않습니까?' 같은 단정적인 말투를 '…라고 생각합니다만, 어떻습니까?'라는 완곡한 표현으로 바꾸면 상대방도 듣기 좋다. 또한, 자신의 실수를 지적받은 후에는, 이제껏 "죄송합니다"라고 했다면, 앞으로는 "고맙습니다"라고 해본다. 이는 영어에서도 자주 사용하는 이른바 '돌려 말하기'다.

외국 영화를 보다 보면, 우리라면 사과할 장면에서 서양인들은 곧잘 "고마워"라고 말한다. '틀린 걸 지적해주어서, 앞으로 개선할 기회를 마련해주어서 고맙다'는 의미다. 생각을 조금만 바꾸고, 말 사이에 마음을 담으면 현명하게 대화를 이어나갈 수 있다.

"알고 있나?"라고 물었을 때, "모릅니다"라고만 대답하는 게 아니라, "앞으로 배우고 싶습니다"라고 대답하는 수련의를 보면 꽤 진취적이라는 느낌이 들면서 앞날이 기대된다. 자신의 얕은 지식을 반성하면서 향학심에 불타오르는 진심이 상대방에게도 전해지는 것이다. 이는 중요한 소양이다. 하지만 의식하지 않으면 좀처럼 그런 소양을 갖추기 어렵다. 자기 가치를 높이려는 마음을 잊지 않는 것이 중요하다.

네, 노력하겠습니다.

(엄지를 치켜들며 "좋아!")

말은 의사에게 필요한 가장 중요한 수단이다.
그 중요성을 인식하고 현명하게 사용해야 한다.

의료는 서비스업일까?

질문. 의료는 서비스업일까?

Yes or No?

잘 모르겠습니다만, 아닌 것 같다는 생각이 듭니다.

그렇지. 의료는 결코 서비스업이 아니다.

나는 수련의에게 반드시 이 질문을 하는데, '아니'라고 말하는 사람은 극히 드물다. 의사는 환자를 위해서 헌신적으로 일해야 한다는 이미지가 있어서, '아니'라고 대답하면 안 된다고 생각하는 것이겠지. 그렇게 생각하지 않은 자네는 꽤 기개가 있어 보이는군!

물론 다른 사람 앞에서는 겸손의 의미로 그렇게 이야기해도 상관없다. 하지만 의료가 서비스업이라는 생각은 꿈에도 해서는 안 된다.

의료는 사람의 생명을 살리는 전문성 높고 고결한 직업으로 아무나 할 수 있는 일이 아니다. 직업에 귀천이 있다는 이야기가 아니다. 다만, 의사의 일을 연봉 3천만 엔이 넘는, 카리스마 넘치는 미용사나 연간 몇억의 매상을 자랑하는 IT기업 사장의 '서비스직'과 같은 위치에 놓고 이야기하는 건 참을 수 없다.

우리 의사는 그들이 받는 보수의 몇 분의 일밖에 받지 못한다. 특히 월급의사의 하루 근무 시간은 대부분 열두 시간을 가볍게 넘긴다. 잔업 수당은 아예 생각할 수도 없다. 개업의와 비교해도 업무량이 극단적일 정도로 많은데 수입은 아주 적다. 당직도 있고 야간에 불려 나가기도 한다. 학회 내용을 정리하고 강연도 해야 한다. 평균 주 90시간에서 100시간 정도는 일하고 있다는 말이다.

시간이 지날수록 익숙해지기 마련이지만, 의사들은 대부분 무상으로 자기 시간을 희생하고 있는 것이나 마찬가지다. 하지만 우리는 의사라는 직책을 벗어던지거나 불만을 토로하지 않는다. 이유가 뭐라고 생각하나?

책임감 때문입니까?

그래, 맞아. 사명감이라고 해도 좋다. 의사는 아무나 할 수 있는 일이 아니다. 우리만 할 수 있다. 우리는 환자가 기댈 수 있는 언덕이 되어주어야 한다. 그런 책임감이야말로 우리를 움직이는 원동력일 것이다.

노동에 비해 적은 급료나 장시간 근무가 불만인 사람, 무거운 책임감에 짓눌릴 것 같아 걱정인 사람은 직종을 바꾸면 된다. 같은 의사라도 여러 직종이 있으니까 말이다.

한 조사 기관에 의하면 월급의사와 일반 회사원의 급여를 비교했을 때, 대학을 졸업하여 갓 일을 시작한 시점에서는 의사 급여가 높지만, 의사는 급여 인상이 거의 없어서 사십 대부터는 일반 회사 관리직이 높은 급여를 받게 된다고 한다. 관리직은 시간 외 일이 비교적 적고 여름휴가나 연말연시에는 열흘 정도 쉬기도 한다.

그러나 의사는 마흔을 넘겨도 쉬는 날이 거의 없으며, 시간 외 업무 수당은 받지 못하는 게 당연시된다. 한 달에도 몇 번씩 당직을 서는 것은 물론이고, 야간에도 응급실 호출을 받는다. 이렇게 보면, 시급으로 따져도 회사원 쪽이 단연 보수가 많다.

세상 사람들이 생각하는 것만큼 의사는 좋은 대우를 받지 못하고 있다. 그러므로 더욱 이 일을 지속할 동기가 필요하다.

그런 데도 의료를 서비스업이라고 말하는 사람이 있을지 모르겠다. 그런 속 편한 소리를 하는 사람은 아마도 기업 경영인이나 논객, 혹은 편한 직장에 다니는 사람일 것이다.

응급 현장에 파견되거나 야간 근무를 하는 간호사에게 같은 질문을 해보라. 아무도 의료가 서비스업이라고 하지 않을 것이다.

의료는 서비스업이 아니라, 서비스(봉사) 정신을 가져야 하는 직업이다.

그렇다고 의료 행위를 어렵게 생각할 필요는 없다. 상대방 입장이 되어 '내게 해주었으면' 하고 생각하는 걸 해주면 된다. 자기 부모나 친척이 아플 때, 어떤 진단과 치료를 해주고 싶은지 생각하고 그 생각 그대로 환자에게 실천하기만 하면 된다. 이를 서비스 정신이라고 바꿔 말할 수 있을 것이다.

거기에 더해, 기도하는 마음도 조금은 갖고 있어야 한다. 의사라고 모든 질병을 치료하거나 관리할 수는 없기 때문이다. 비과학적인 이야기일지 모르겠으나, 겸허한 마음은 매우 중요하다고 생각한다. 따라서 성직자까지는 바라지 않더라도, 환자를 위해 병이 좋아지기를 기도하는 마음을 가졌으면 한다.

아래는 가이바라 에키켄의 『양생훈養生訓』에서 발췌한 내용이다.

의사는 무엇보다 중요한 직분이다. 다른 직종은
기술이 조금 떨어진다 해도 사람의 생명에 큰 해를
끼치지 않는다. 그러나 의술의 질은 사람의 생명을
좌우하는 것. 사람을 살리는 기술을 가지고 사람의
생명을 빼앗는다면 아무런 소용이 없다.

『예기禮記』에 의사는 3대로 이어지는 것이 좋다는
내용이 나온다. 의사의 자손 중에 의술의 재능을
타고난 자가 있다면 대대로 가업을 잇는 것이 좋다.

3대라는 것은 아버지, 아들, 손자만을 의미하는 것이
아니다. 스승과 제자 사이라도 3대째 이어진다면
위대한 발전이 있을 것이다.

환자 만족, 환자 충성심 그 상관관계

우리 병원에는 CS 부라는 곳이 있지. 뭐하는 부서인지 알고 있나?

…위성 방송은 아니겠죠.

당연하지!

'커스터머 새티스팩션customer satisfaction' 번역하면 고객 만족이다.

고객 만족이라 하면, 도쿄 디즈니랜드를 빼고 이야기할 수 없다. 디즈니랜드는 늘 가상세계에 빠져 있는 듯한 즐거움을 제공한다. 방문자(손님)는 시간도 나이도 잊고 한껏 즐길 수 있다. 비즈니스 세계에서는 고객 만족이 서비스 정신의 기본인 것이다.

그런데 고객 만족을 뛰어넘는 개념이 있다. 그것은 '커스터머 로열티(CL: customer royalty)' 번역하면 고객 충성심이다. '놀러 간다면 꼭 디즈니랜드를 가야'라거나 '다음에도, 그다음에도 역시 디즈니랜드야'라고 생각하게끔 하는 게 CL이다. 이런 개념을 의료 현장에 적용해보면, '환자 만족patient satisfaction', '환자 충성심patient royalty'이라고 할 수 있으려나?

환자가 내 진찰이나 치료에 만족한다. 나한테 진찰받으려고 2시간, 3시간이라도 기다린다. 내가 쉬는 날에는 환자가 다음에 오겠다며 돌아간다. 그렇다면 기분 좋은 일이겠지? 그런 말을 듣고 싶지 않나?

듣고 싶습니다.

그러면 환자의 신뢰에 보답하기 위해서 우리도 성의를 다해 환자를 보살피게 된다. 사람과 사람 간의 소통은 성의를 주고받는 캐치볼이라는 생각이 든다. 상대방이 내 성의를 이해하고 공감하면서 내게 신뢰^{royalty}를 표한다.

물론 이런 것으로 우쭐해서 배부른 장사꾼이 되어서는 안 된다. 그럴 때 환자는 언제라도 우리를 떠날 권리가 있다. 하지만 서로를 독려하며 신뢰를 이어나간다면 더할 나위 없이 좋을 것이다.

나는 내시경 검사에서도 CL을 실천한다. 내시경 전문 의사라면, 환자가 고통을 느끼지 않도록 검사를 진행할 것! 그리고 내시경 검사를 받을 때 찾게 되는 의사가 될 것!

여러분은 평소에 봐서 알겠지만, 내가 하는 내시경 검사는 깨어 있는 상태에서 받아도 전혀 아프지 않다. 나는 경비 내시경을 사용하여 경구로 검사를 진행하고 있다. 그런데 내가 검사를 진행하는 중에 환자는 한 번도 트림을 한 적이 없다. 전에 다른 곳에서 검사를 받아본 적 있는 환자는 "지금까지 받아본 검사 중에 가장 편했습니다"라고 하지 않던가?

분명 그랬죠.

검사를 처음 받은 환자도 '아프다'고 한 적은 없었고?

네.

그건 환자에게 검사하기 전 미리 주의 사항을 알려주고, 검사 중에도 상황을 설명하면서 진행하기 때문이다. 더 자세한 내용은 다음 기회에 이야기하겠지만, 소화기내과 의사에게 내시경 검사는 '검사'가 아니라 '진찰'의 연장이다. 물론, 환자에게 매년 정기적으로 제공해야 하는 것이지. 따라서 환자에게 내시경 검사로 인한 정신적 스트레스를 주지 않는 것은 소화기내과의의 필수 자질이다.

환자에게 내시경 검사는 아무리 여러 번 경험한다고 하더라도 늘 '무서운' 일이고 받고 싶지 않은 검사라고 할 수 있다. 그런 사실을 얼마나 많은 의사가 이해하고 진지하게 받아들일까?

나는 수련의 시절, 아사히카와 의과대학 제3내과에서 고(故) 나미키 마사요시 교수에게 지도를 받았다. 나미키 교수의 이름을 자네는 알고 있었나?

아니요.

그럴 만도 하지. 벌써 2세대 정도는 벌어져 있으니까. 나미키 교수는 내시경 검사의 선지자적인 인물 중 하나로 심신증에도 조예가 깊고 사람들의 존경을 한몸에 받았던 분이다.

"내시경을 쥔 자는 환자의 마음을 볼 줄 아는 의사여야 한다."

이렇게 말씀하시면서 우리를 엄하게 가르치셨지.

최근 경비 내시경은 고통이 없다는 이유로, 많은 의사와 환자의 선택을 받게 되었다. 하지만 내시경의 고통을 완화하기 위해서는 경비 내시경의 미세함과 적은 자극성만 가지고는 충분하지 않다고 나는 생각한다. 실제 경비 내시경을 사용해도 아픔을 호소하는 환자가 적지 않다.

내시경 검사가 고통스러운 가장 큰 이유는 '환자의 불안과 공포심'이라고 생각한다. 그렇다면 어째서 내가 하는 방식으로 사전 설명을 한 후에 내시경 검사를 진행하면 환자들이 고통을 느끼지 않는 걸까? 그건 환자의 불안과 공포를 없애고 나서 검사를 시작하기 때문이다.

맞아요, 선생님 검사를 받으면 다들 놀라죠.

그래서 검사 후에 "내년에도 검사받으러 오세요"라고 하면, 바로 "네"라고 대답하지? 그리고 그 뒤에는 꼭 "선생님이 해주시는 내시경 검사라면"이라는 말을 덧붙이고. 이것이 바로 '고객 충성심'이다. 변치 않는 충성심에 필요한 조건은?

성의 있게 환자를 대하는 겁니다.

조금 똑똑해졌네?

네.

환자에게 의사는 언제나 유일무이한 존재

'유일무이One and only'

환자에게 의사는 유일한 존재다. 이걸 명심하도록!

아침은 먹고 나왔나?

아니요.

의사는 응급 환자에 대응해야 하고 그 외에도 바쁜 일이 많아서 언제 밥을 먹을 수 있을지 모른다. 그러니까, 아침 식사는 꼭 하는 것이 좋다. 실수 없이 척척 하루 일을 처리해야 하는데, 배가 고프면 일하기 힘들어지겠지?

배가 고프면 짜증이 난다. 그래서 의료의 질이 떨어져서는 안 될 일! 자기 건강을 지키고, 몸 상태나 마음의 변화를 환자 앞에서 드러내지 말 것! 무슨 말인지 알겠나?

네.

요컨대 환자와 의사의 만남은 일기일회, 즉 평생에 단 한 번의 만남이다. 일기일회란 원래 차를 마시며 이야기하는 다화회茶話會의 마음가짐을 가리킨다. "다화회에 임할 때는 그 기회를 평생에 한 번 있는 기회로 생각하고 주객 모두 서로 성의를 다하라"라는 의미에서 일기일회를 말한다.

환자를 보는 진료도 마찬가지라고 할 수 있다. 게다가 진료는 다화회보다 중요한 일일 테니까. 그렇지?

그건 그렇지만···.

어렵나? 구체적으로 이야기하지.

예를 들어, 외래에서 아침 첫 환자를 진찰할 때와 오후 마지막 환자를 진찰할 때를 비교해보자. 오후의 끝자락 피곤함에 지쳐있을 때, 배가 고픈 상태로 아침 첫 환자를 대할 때처럼 진찰할 수 있을까?

"의사 입장에서는 눈앞의 환자가 그날 만난 백 명 중 한 사람일지도 모른다. 하지만 환자 입장에서 의사는 늘 일대일이다. 따라서 환자 입장에 서서 언제나 진검승부를 하듯 진료에 임하면 좋겠다."

이것은 내가 막 의사가 되고 나서, 고향에 돌아가 홋카이도 직원으로 채용되었을 때 도청 직원이 해준 말이다. 생각해보면 맞는 말이다. 우리는 백 명의 환자를 보지만, 환자는 한 명의 의사한테만 진찰받을 수 있다. 진찰하는 의사 때문에 마음이 상해서 그냥 돌아가 버리는 경우가 있을지 모르겠으나, 환자는 보통 의사를 바꾸지는 않는다.

만약 여러분이 환자고 진찰 시간을 고를 수 있다면, 아침 첫 진찰과 오후 마지막 진찰 중 어느 쪽을 고르겠나?

역시 아침 첫 진찰이 좋습니다.

그렇지? 하지만 마지막까지 긴장의 끈을 놓지 말고, 최후의 한 사람까지 아침 첫 진찰과 마찬가지로 진찰한다. 그것이 의사로서의 프로 의식이다.

무사는 먹지 못해도 능청스럽게 이를 쑤신다. 공복이라도 그런 사실을 들키면 안 된다는 말이다. 외래 진료는 정신적 긴장감이 요구되는 무척 피곤한 일이다. 게다가 내가 맡는 외래환자는 하루 육십 명에서 팔십 명 정도. 화장실에 갈 틈조차 없이 오전 9시부터 오후 2~3시까지 일하다 보면 기진맥진해진다. 하지만 환자가 끝까지 기다려주고 있으니, 거기에 보답하는 것이다.

앞에서 좋은 말씀을 해준 도청 직원은 계장쯤 되는 분인데 당시 그의 말투에는 뼈가 있었다. 이제 막 의사가 된 애송이의 마음을 푹 찌르는 말이었다. 하지만 나는 중요한 이야기라는 사실을 나름대로 이해했던 것 같다. 지금도 잊지 않고 그 이야기대로 실천하고 있으니 말이다.

'초심을 잃지 말 것.'

내가 해야 할 일이 무엇인지, 환자를 위해 무엇을 해야 할지 고민할 때는 늘 상대방 입장이 되어 생각하면 좋다. 답은 거기에 있다.

> 의료 과실의 최고 예방법은 환자와 좋은 관계(라뽀)를
> 형성하는 것과 그 무엇도 감추려 하지 않는
> 정직함이다.

'문트 테라피'라는 말이 있다. 본래 의미를 알고 있나?

병세를 설명하는 것을 뜻하죠.

맞아, 그렇게 생각하는 의사가 꽤 많지. 의료계에서는 간호사도 아무렇지 않게 사용하고 있을 만큼 어엿한 시민권을 가진 단어다.

하지만 문트 테라피mund therapie는 원래 독일어로 입을 통한 치료라는 의미다. 설명함으로써 환자의 마음을 치유하는 것이지. 치료의 방법론이 약이 아니라, 설명이라는 이야기다.

그런데 그건 거짓말이다. 독일에는 '문트 테라피'라는 말이 없다고 한다. 즉, 문트 테라피는 일본에서 만든 독일어인 셈이지. 따라서 앞으로는 '인폼드 콘센트informed consent'*라고 말하는 게 좋을지도 모르겠다.

자, 내가 방금 환자에게 병세를 설명한 건 어땠나?

무척 알기 쉬웠습니다.

그렇지?

---

* 사전 동의: 의사의 설명에 동의하여 자기 의지로 치료를 선택하는 것

좋은 의사입니까?

나는 의학 전문 용어를 거의 사용하지 않는다. 표현을 바꿔가며 두 번 정도 설명하다 보니 길어지기는 하지만 말이다. 환자는 알았다면서 고개를 끄덕여도 뜻밖에 이해하지 못하는 경우가 많다. 그러니까 두 번 이야기하면 반 정도는 알아주지 않을까, 하는 마음으로 설명한다.

사람은 듣는 것만으로 정보의 10% 정도, 읽으면서는 20% 정도, 보면서 들으면 50% 정도를 기억한다는 연구 결과가 있다. 정성을 다해 천천히 이야기해도 상대방에게 100% 전부 전달되리라는 기대는 하지 말아야 한다.

제가 알 정도면 아마도 환자랑 그 가족도 전부 알 것으로 생각했습니다.

여러분은 의사다. 여러분의 이해력이 환자와 같은 수준이라고 생각하면 안 되지! 의료는 높은 전문 지식이 요구되기 때문에 일반인이 이해하기는 어렵다. 어떤 의미에서 일반인에게 의료는 우리가 프랑스어나 러시아어를 듣는 것이나 마찬가지일지 모른다.

따라서 의료에 대해 전혀 모르는 환자가 들어도 제대로 이해할 수 있도록 알기 쉽게 설명하는 것이 의사의 역할이기도 한 것이다. 다음에 내가 '문트 테라피'를 할 때는, 자신이라면 어떻게 설명할지 생각하면서 들으면 좋다.

의사가 사용하는 전문용어가 환자의 이해와 판단에 방해되지 않도록, 일본 국립국어연구소 '병원 언어' 위원회에서는 「병원 언어를 쉽게 이해하기 위한 안내」를 보고한 바 있다. 인터넷에 공개되었

으니 시간이 있을 때 검색해보기 바란다. 이를테면 이런 예가 있다. (이하 발췌)*

가. 일반적으로 알려지지 않았기 때문에 일상어를 사용하여 알기 쉽게 바꿔 말할 필요가 있는 예: 일레우스**, 관해***, 오연성 폐렴, 위독, 침윤, 생검, 예후, ADL

나. 인지도는 높지만, 이해가 불확실하므로 명확한 설명을 해야 할 필요가 있는 예:

• 그 의미를 정확하게 이해시킬 것: 인슐린, 바이러스, 염증

• 대체로 의미는 알려졌지만, 더 자세히 설명할 것: 악성 종양, 울혈, 화학요법, 기왕력, 치험治驗****, 뇌사, 부작용

• 일상적으로 쓰는 의미와 다르므로 혼동을 피해야 할 것: 합병증, 쇼크, 빈혈

• 중요하고 새로운 개념을 보급하기 위해, 대체 용어나 간결한 설명을 덧붙여야 할 것: 인폼드 콘센트, 가이드라인, 클리니컬 패스웨이, QOL, 완화 케어, 프라이머리 케어, MRI, PET

환자나 그 가족에게 사전 동의를 구할 때, 의료 현장에서는 당연시되는 단어를 환자가 이해하지 못할 수도 있다는 사실을 의식하며 전달해보기 바란다. 실제로 실천하려고 보면 쉽지 않을 것이다.

---

* http://www.ninjal.ac.jp/byoin/ 일본 국립국어연구소에서 발표한 내용이지만, 우리나라 의학계에서도 같은 용어가 자주 사용되므로 소개한다. -역주
** 장폐색과 같은 말. -역주
*** 완화의 전 단계를 가리키는 용어. -역주
**** 치료에 효력이 있음. -역주

일본의 '서로 돕는 의료 인권 센터 COML'은 환자가 의사를 찾아갈 때의 마음가짐을 '진료를 받을 때 알아두어야 할 10가지 - 당신이 생명의 주인공·몸의 책임자'라는 제목으로 소개하고 있다. 이 내용은 의사도 당연히 알아두어야 할 것이다. (이하 인용)*

1. 말하고 싶은 내용은 메모해서 준비하자.
2. 대화를 시작하기 전에 인사부터 하자.
3. 더욱 돈독한 관계를 만들기 위해 노력하자.
4. 자각 증세와 병력은 당신에 대한 중요한 정보다.
5. 향후 전망을 듣자.
6. 이후의 변화도 전하려고 노력하자.
7. 중요한 사항은 메모하여 확인하자.
8. 이해가 안 된다면 몇 번이라도 질문하자.
9. 의료에도 불확실한 요소와 한계가 있다는 것을 잊지 말자.
10. 치료 방법을 정하는 사람은 당신이다.

요컨대 의료는 소통이 중요하다는 말이다. 의사가 환자를 배려하는 건 당연한 일이지만, 환자도 마음을 열고 의사와 마주해야 한다. 이러한 환자의 마음에 보답하기 위해 마음의 준비를 하도록!

당시 COML의 대표였던 쓰지모토 요시코 씨와는 리시리 섬에서

---

* 출처: http://www.coml.gr.jp/shoseki-hanbai/10kajo.html

근무하던 시절에 개인적으로 몇 번인가 연락을 주고받은 적이 있다. 그때 그녀는 "언젠가 리시리 섬에 가서 만나 뵙고 싶습니다"라고 했다. "저는 하겠다고 생각한 건 꼭 실천합니다"라는 말도 덧붙였다.

하지만 나는 2년 반 만에 리시리 섬을 떠나게 되었고 결국 그녀의 약속은 실현되지 못했다. 그러나 어느새 내 마음 한구석에는 쓰지모토 씨와 만나고 싶다는 생각과 쓰지모토 씨의 예언을 실현할 기회를 만들어야겠다는 사명감이 싹트기 시작했다.

이 병원에서는 한 달에 몇 번씩 콘퍼런스를 개최한다. 나는 콘퍼런스 강사로 쓰지모토 씨를 초대할 계획을 세웠다. 쓰지모토 씨는 바쁜 사람이었지만, 초대에 응하여 병원으로 와주었다. 처음 만난 쓰지모토 씨에게 내가 감사 인사를 전하자 그녀는 스스럼없이 이렇게 말했다.

"역시 제가 말한 대로 이루어졌죠?"

그리고 우리는 오랜만에 만난 잘 아는 친구처럼 허물없이 이야기를 나누었다.

만남이라는 건, 어떤 식으로 발전될지 아무도 모르는 일이다. 그러니까 '일기일회', 만남 하나하나를 소중하게 여길 것. 물론 환자에게도.

'정보 제공 이후의 설득'과 '정보 제공 이후의
동의'가 어떤 차이를 만드는지 이해할 것.

좋은 의사입니까?

쓰지모토 요시코 씨는 안타깝게도 2011년 6월 18일 62세의 나이로 세상을 떠났다. 그녀는 언제나 환자들을 생각하고 행동했던 분이다. 그건 그녀 자신도 환자였기 때문일지 모른다. 진심으로 삼가 고인의 명복을 빈다.

용서할 수 없는 거짓말, 방편이 되는 거짓말

선생님, 방금 환자에게 사전 동의를 받을 때 줄곧 '암'이라는 단어를 쓰지 않으셨는데요. 그 때문에 빙빙 돌려 설명하느라, 다들 오히려 알아듣기 어려워한 것 같은데 왜 굳이 '암'이라는 단어를 사용하지 않으려고 하시나요?

자네가 말한 대로일지도 모르겠지만, 그런 데는 의도가 있었어. 마지막에 '치료는 항암제를 사용해서…'라고 설명했을 때, 처음으로 암이라는 단어를 언급했지. 하지만 그 전에 '현재의 병세로는 무척 치료가 어렵다', '가능하다면 수술을 해야겠지만, 그것도 불가능한 상황이다', '이미 폐와 간장에 전이되었다'라고 설명했기 때문에, 다들 '암'을 의미한다는 건 알고 있었을 것이다.

시간을 들여서 천천히 씹어 으깨듯이 '이 병은 그만큼 심각한 상태다', 즉 진행 암이며 말기에 가깝다는 사실을 직접적인 단어가 아닌, 맥락 안에서 이해할 수 있도록 설명했다.

어째서 그런 번거로운 일을 하시는 겁니까?

의미만 전달되면 구체적인 단어를 사용하지 않아도 충분히 병명을 알렸다고 할 수 있겠지? 게다가 우리가 생각하는 것 이상으로 환자나 가족은 '암'이라는 단어에 민감하다. 치료가 가능한 환자에게 설명할 때도 '암'이라는 단어를 사용한 순간 갑자기 환자의 머릿속이 하얘져서 아무것도 듣지 못할 때가 있다.

상황이 이렇다 보니, 치료가 불가능한 진행 암 환자에게 설명할 때는 더욱 배려심이 필요하다. 그리고 이번에는 시간을 들인 보람이 있었다. 다들 마지막까지 차분히 듣고 설명을 이해한 것 같지?

네. 선생님, 확인 차 물어보는 겁니다만 혹시 수술이나 항암제로 치료가 가능한 환자에게도 병명을 알립니까?

물론이다. 병명을 들으면 얼마간 충격을 받을 테지만, 치료가 가능하기에 더욱 알려야 한다. 포기할 상황이 아니니까 말이다. "우리도 열심히 도울 테니 힘내서 함께 치료합시다"라고 말하면서 악수를 한다. 그렇게 하면 치료에 대한 기대를 품을 수 있겠지?

여러분이 꼭 알아야 할 것은 사람의 속내와 미묘한 사정을 이해하는 법이다. 그런 방법은 교과서로는 배울 수 없다. 그것이 곧 의사소통의 과정이다. 내가 환자와 나누는 대화나 사전 동의 과정을 듣는 것도 중요한 수련이라고 생각한다.

알겠습니다. 감사합니다.

거짓말은 기본적으로 탄로 나게 된다는 사실을 알아야 한다. 그 자리를 모면하기 위한 거짓말이나 변명은 나중에 환자가 반드시 알아채기 마련이다. 되도록 거짓말은 하지 않는 게 좋다.

하지만 그중에는 용납되는 거짓말이 있다. 들켰을 때, 상대방의 마음이 따뜻해지는 거짓말, 상대방을 배려하는 마음에서 할 수밖에 없는 거짓말, 상대방에게 상처를 주지 않는 거짓말 등이 그렇다.

한편 용납할 수 없는 거짓말도 있다. 들켰을 때 상대방에게 상처를 주는 거짓말, 신뢰를 잃게 하는 거짓말이 그렇다. 그런 거짓말은 들키지 않기 위해 더 많이 하게 된다. 그것은 자신을 위한 변명일 뿐이며 해서는 안 되는 일이다.

제일 나쁜 거짓말은 자신의 무지를 숨기려고 하는 거짓말이다. 그런 거짓말은 절대 해서는 안 된다. 만약 모르는 것이 있다면, 환자에게 모른다고 솔직히 고백하고, 다음 시간까지 철저히 조사하여 결과를 알려주면 된다.

거짓말로 숨긴 무지가 드러나면, 의사는 환자의 신뢰를 완전히 잃는다. 한번 잃은 신뢰를 되돌리기는 쉽지 않다. 그것은 환자를 위해서도 여러분을 위해서도 옳지 못한 일이다.

나는 내시경 검사에서는 조금 거짓말을 한다. 알고 있나?

아니요.

"공기가 들어갑니다"라고 말하지만, 사실은 공기를 빼고 있다. 환자가 착각하여 안심할 수 있도록 하는 나만의 방편이다. 이건 어떤 의미에서는 '사기'이고 '거짓말'이지만, 그로 인해 환자가 조금이라도 편해진다면, 들켜도 상대방이 상처 입거나 손해 볼 일은 없다.

어떻게든 되겠지, 하는 마음으로 거짓말을 해서는 안 된다. 들킬 각오로, 해도 좋은 거짓말인지를 고민한 후에 실행에 옮겨야 한다.

'거짓말도 하나의 방편'이라는 말이 있다.

얼마 전 진료실에서 있었던 일을 소개하겠다. 환자는 미수米壽를 넘긴 할머니. 간문부 담관암으로 심장박동조율기를 이식받았고, 나이를 고려하여 최선의 지지 치료(BSC, best supportive care: 적극적인 치료를 하지 않는 대신, 통증 완화와 정신적인 도움을 우선하는 치료) 방식을 선택했다. 하지만 겉으로 보기에는 무척 건강했다. 치매 증세도 없고, 진료실에 올 때도 직접 걸어서 왔다. 게다가 원래 나이보다 젊어 보였다. 할머니는 진찰실에 들어오자마자 갑자기 이렇게 말했다.

"나는 틀린 것 같아."

"왜 그러세요?"

"매달 2킬로그램이나 체중이 빠지거든. 이것 봐, 주름이 자글자글해. 원래 70킬로그램은 나갔었는데."

그랬다. 첫 입원 후에 어느새 5개월이 넘었는데, 원래는 풍채가 꽤 좋았던 할머니가 점점 살이 빠지더니, 지금은 체중이 60킬로그램까지 줄었다.

"괜찮아요. 할머님은 지금까지 체중이 너무 많이 나갔던 겁니다. 고령인 분은 심장에 부담이 가는 것도 그렇고, 다리나 허리에 부담을 생각하면 몸이 가벼운 편이 좋아요. 걱정하지 마세요."

같이 온 딸은 뒤에 서 있었다. 나는 딸과 눈인사를 나누고, 그날의 진료를 끝낸 후 진찰실을 나갈 때 배웅했다.

"열이 나면 바로 오셔야 합니다! 아플지도 모르겠지만, 내시경으로 관도 교체할 겁니다."

"그 내시경은 싫어."

"그래도 교체해야 합니다. 담관은 좁아서, 그냥 두면 황달이 생겨요. 싫다고 하지 마세요! 건강하게 사시려면 '교체'는 필수입니다."

"알았어."

"몸조심하세요."

서로 알아도 모르는 척, 괜찮은 척 넘겨야 하는 진찰도 있다. 이건 거짓말이라기보다는 얼버무림에 가까울지도 모르겠다. 고령자는 암이 곧 죽음이라고 생각하는 경우가 많기 때문에, 절망감을 주지 않으려고 일부러 더 얼버무린다. 암이 아닌 척, 아직 더 오래 살 수 있다, 희망을 품을 수 있다고 말이다. 그런 거짓말이라면 괜찮지 않을까?

네. 하지만 거짓말을 하려면 용기가 필요하지 않을까요?

음! 자네도 옳은 말을 할 때가 있군. 그래, 이런 거짓말을 하려면 상대방에 대해 책임감도 있어야겠지. 그냥 나오는 대로 아무렇게나 지어내면 안 돼.

Chapter_4

환자와의 관계,
그 지향점을 찾다

의료 행위를 하는 중에는 '자기만의 기준'으로 환자를 대하거나
판단해서는 안 된다. 판단 기준은 개인한테 있지 않다. '어떻게 하면
환자가 좋아할까?' 이렇게 누구라도 수긍할 만한 기준을 가지고 상대방을
소중히 여기는 마음이 중요하다.

의사와 환자의 관계는 어때야 할까?

이런 건 교과서에 나오지 않는다. 비즈니스 분야에 '방법론^{How to}' 부류의 책이 많이 출간되었지만, 의학 분야에는 거의 전문 서적뿐이다. 의사와 환자의 올바른 관계를 다룬 책은 별로 없다.

하지만 의사와 환자의 관계를 규정하는 것은 의학의 근본에 관련된 중요한 문제다. 시간이 지나면 자연스레 알게 될 것으로 단정하면 안 된다. 처음부터 장대한 그림을 구상해놓고, 그걸 의식하면서 구체적으로 실천해나가는 것이 중요하다.

환자의 권리에 관한 리스본 선언*

의사와 환자 관계를 포함한 넓은 의미의 사회관계는 최근 현저하게 변해왔다. 의사는 항상 자기 양심에 따라, 늘 환자의 이익을 최우선으로 생각하고 행동하며 동시에 환자의 자율성과 정의를 보장하기 위해 노력해야 한다.

의사 및 의료 종사자, 혹은 의료 조직은 아래와 같은 권리를 확인하고 옹호하면서 공동의 책임을 진다. 법률, 정부의 조치, 혹은 다른 여러 행정기관의 조치나 관례라 할지라도 환자의 권리를 부정할 경우, 의사는 그 권리를 보장 또는 회복할 적절한 수단을 마련한다.

1. 양질의 의료 혜택을 받을 권리
2. 선택의 자유를 행사할 권리
3. 자기 결정의 권리
4. 의식 없는 환자의 권리
5. 법적으로 무능력한 환자의 권리
6. 환자의 의사에 반하는 조치에 대한 권리
7. 정보에 대한 권리
8. 비밀 엄수 의무에 관한 권리
9. 건강 교육을 받을 권리
10. 존엄에 대한 권리
11. 종교적 지원에 대한 권리

---

* 출처: 세계의학협회(WMA). 1981년 채택, 2005년 수정.

좋은 의사입니까?

환자 자신을 주치의로 만들라

당뇨병으로 유명한 준텐도 대학교의 가와모리 류조 교수를 알고 있나?

아니요.

의료계에서는 매우 저명한 분이지만, 여러분은 아직 수련의라서 이름을 모를 것이다. 하지만 그분의 얼굴이나 논문은 어디선가 본 적이 있을지도 모르겠다.

나는 옛날 옛적에 선생님의 강연을 직접 들은 적이 있다. 옛날 옛적이라고 하니 내가 꽤 나이 든 사람처럼 느껴지는군. 어쨌든 그 강연에서 배운 것을 지금도 기억하고 있다.

"당뇨병 전문의의 첫째 목적은 환자를 치유하는 것이 아니다. 환자를 환자 자신의 주치의로 만드는 것이다."

무슨 뜻인지 알겠나?

예를 들면, 당뇨병 환자가 꼬박꼬박 약을 먹는다고 해도, 간식으로 케이크를 먹어버려서 혈당치가 올라간다면 치료한 보람이 없겠지? 따라서 의사는 환자 스스로 '먹으면 안 된다'는 의식을 갖도록 도와주어야 한다. 약이나 인슐린을 처방하는 것만으로는 치료할 수 없다.

환자는 동네 친구와 만두를 먹어도, 의사 앞에서는 "먹지 않았다"고 잡아뗀다. 나는 사실을 알고 있지만 "거짓말이죠!"라고 따지지 않는다. 하지만 혈액검사를 하면 빤히 드러난다. 체중도 늘고 상태가 결코 좋지 않다.

그렇다고 의사 앞에서 자진 신고하여 우등생인 척해봐야 아무 도움도 안 된다. 환자 스스로 건강관리를 하지 못한다면, 건강이 좋아질 리 없다. 환자가 의사를 만나는 5분에서 10분이라는 시간은 다음 진찰까지 확인할 수 없는 1~2개월 동안의 일상생활에 비하면 극히 일부분일 뿐이니까 말이다.

하루하루가 치료의 연속이다. 평소 규칙적인 생활을 하지 않으면 진정한 의미에서 치료라고 할 수 없지 않겠는가! 그렇다고 환자의 엉덩이를 때릴 수야 없겠지만, 환자 스스로 진심으로 낫고 싶다는 생각을 하도록 유도하는 것이 진정한 의미의 치료다.

의사가 생각하는 이상적인 치료와 현실은 다른 것일지도 모르겠습니다.

그래 맞다. 하지만 잘 생각해보기를 바란다. 비단 당뇨병 치료만의 이야기는 아니겠지? 고혈압이나 지방질 대사 이상의 경우도 마찬가지다.

고혈압 환자가 된장국이나 라면 국물을 다 마시거나, 지방질 대사 이상 환자가 스테이크나 튀김을 먹는다면 혈액검사에서 절대 좋은 수치가 나오지 않을 것이다. 물론 좋은 수치를 보자는 게 목표는 아니지만, 환자의 평소 생활습관을 수정해주려면 근본적인 치료가 필요하다.

환자와의 거리를 줄이는 법

나는 환자를 부를 때 'ㅇㅇ 씨'라고 하지, 결코 'ㅇㅇ 님'이라고 하지 않는다. 평소 사용하지 않는 말을 어째서 병원에서는 사용해야 하는 걸까? 그런 호칭은 오히려 관계를 더 서먹서먹하게 만든다.

나는 환자에게 누구보다 잘해주고 싶은 사람으로서 좋은 의료는 환자와의 거리를 줄이는 것부터 시작한다고 생각한다. 그래서 더욱 치료를 위한 주의사항을 지키지 않은 환자에게는 꾸짖기도 한다. 물론 얼굴은 웃고 있지.

만약 당뇨병이나 지질 대사 이상 환자가 체중이 늘었다면, 의사와 한 약속을 지킬 수 있도록 지도한다. 병원에서 의사가 병을 치료해주기를 바란다면 그건 대단한 착각이라고 말이다. 건강관리는 본인 책임이 아닌가! 그럴 때 환자는 어떻게 반응할 것 같나? 대체로는 자기가 잘못했다는 걸 인정하고 사과한다.

나는 환자에게 늘 이렇게 약속한다. 좋아질 수 있도록 협력을 아끼지 않겠다고 말이다. 하지만 좋아지게 하는 건 환자의 몫이고, 만약 노력해도 안 될 때는 약을 처방해주겠다고 한다. 의료 행위에 서면이 오고 가지는 않지만, 환자와 의사는 법률적으로 계약 관계로 본다. 보이지 않는 계약을 체결한 상태에서 의사가 환자에게 교육적 지도를 하는 셈이다.

하지만 이따금 체중이 늘어난 원인이 심부전이나 부종일 때가 있다. 그럴 때 '평소와 다르다'라고 느낄 수 있어야 한다. 경정맥이 긴장하고 있다든가, 산소 분압이 떨어지는 등의 소견이 보일 때는 확인해둘 것! 그럴 때는 많이 먹었다고 꾸짖는 건 오진이다. 그런 게 바로 전문가의 감각이라고 할 수 있다.

환자의 건강관리를 위해, 장기적으로 BMI(body mass index: 체중(kg) / 신장의 제곱(m^2) × 100)가 30이 넘는 사람은 매일 체중계로 몸무게를 재고 그래프를 그린다. 조금 노력하면 사람마다 차이는 있어도 한 달에 500그램 정도는 뺄 수 있다. 잠깐이라도 긴장을 풀면 하루 만에 예전 몸무게로 돌아오기도 하지만. 지속하는 것이야말로 진정한 힘이다.

최근 대사증후군에 관한 이야기가 자주 나오는데, 설명할 수 있겠나?

음, 허리둘레가 남성은 85센티미터 이상, 여성은 90센티미터 이상으로 살찐 사람…인가요?

땡!

정답은 고혈압, 고혈당, 지질 대사 이상 이 셋 중 두 가지 질병이 있으면서 허리둘레가 남성은 85센티미터 초과, 여성은 90센티미터를 초과하는 복부비만*의 경우에 해당하는 증후군이다.

하지만 이런 이야기를 환자에게 곧이곧대로 해서는 안 된다! 이렇게 말해도 확 와 닿지는 않을 테니까. 환자에게는 구체적인 목표를 갖도록 해야 한다.

---

* 세계보건기구(WHO)에서 규정한 복부비만 기준은 아시아인의 경우 허리둘레 남자 90센티미터, 여자 80센티미터 이상이지만, 나라마다 기준이 조금씩 차이가 있다. 한국인의 복부비만 기준은 대체로 허리둘레가 남자 90센티미터, 여자 85센티미터 이상으로 본다. 본문은 일본인 기준임. –역주

좋은 의사입니까?

내 설명은 이렇다.

50세인 당신은 지금의 혈압, 혈당 상태로 체중을 줄이지 않으면, 5년에서 10년 후에는 심근경색이나 뇌졸중으로 쓰러질지도 모릅니다. 목숨을 잃지 않는다 하더라도 일상생활에 지장이 생기거나 신체적인 자유를 잃을지도 몰라요.

상상해보세요. 70세가 된 당신이 침대에 누워서 손자를 눈으로 좇는 생활을요. 식사도 대소변도 남에게 맡겨야 합니다. 그런 노후를 머릿속에 그려보세요. 결코 원하는 모습은 아니겠죠? 하지만 지금이라면 예방할 수 있습니다. 거꾸로 말하면, 지금부터 노력하지 않으면 건강한 노후를 맞이할 수 없다는 말입니다.

맛있는 음식이 눈앞에 있으면, 자기도 모르게 손을 뻗는 게 사람의 마음. 음식의 유혹 앞에서 가족이 말려주나요? 그렇지 않죠. 그렇다고 그런 유혹에 넘어가서는 안 됩니다. 더는 먹으면 안 된다고 자기 마음에 제동을 걸지 않으면 결코 건강해지지 않습니다.

'조금 덜 먹으면 의사는 필요 없다.' '의식동원醫食同源'*

스스로 어느 정도 관리할 수만 있다면, 건강은 자기 손으로 지킬 수 있습니다. 식사만 잘 조절해도, 지금 복용하는 약을 줄일 수도 있어요.

대사증후군 치료는 단순히 살을 뺀다는 개념이 아닙니다. 10년, 20년 후에 심근경색이나 뇌졸중으로 쓰러지지 않고, 건강하고 자립 가능한 노후를 맞이하기 위해 예방책을 강구하고자 하는 치료지요.

---

* 의약과 음식은 근원이 같다는 뜻. -역주

No pain, no gain!

가치 있는 것을 얻으려면, 그에 상응한 노력이 필요한 법!

역시 능숙하시네요, 선생님. 하지만 방금 환자는 울면서 나가던데요.

응. 하지만 분명 한 달 후에는 1킬로그램을 줄여서 올 거야. 정말로 분개해서 울면서 나간 거라면 두 번 다시 진찰받으러 오지 않을지도 모르지.

하지만 생각해보기를 바란다. 내가 환자를 걱정하지 않았다면, 바쁜 외래 중에 그 환자만 삼십 분 동안 붙잡고 시간을 들여 설명하지는 않았겠지. 그리고 초면인 사람에게는 처음부터 그렇게까지 엄하게 말하지 않는다.

방금 환자는 이미 3년 넘게 내 진료를 받고 있다. 늘 열심히 하겠다고 말하면서도 전혀 개선되지 않았다. '좋아지고 싶다'는 자각이 부족한 것이다. 그래서 나는 환자 자신의 건강을 위해 진지하게 병에 맞서기를 바라는 마음에서 조금만 더 노력해달라고 타일렀다.

가족들이 할머니에게 "드시지 마세요"라고 말할 수는 없지 않겠나? 그 환자를 생각해서 이만큼 진지하게 타이를 수 있는 사람은 어쩌면 이 세상에 나밖에 없을지도 모른다. 환자가 울었던 이유는 꾸지람을 들어서가 아니라 자기 잘못을 깨달았기 때문이다.

그걸 어떻게 아세요?

진찰실에 들어올 때, 그 환자의 시선에서 눈치채지 못했나? 미안한 표정으로 들어오지 않던가?

그랬습니까? 잘 보지 못했어요.

의사는 환자의 일거수일투족에 주의를 기울여야 한다. 그래야 약속을 지켰는지 알아볼 수 있다. 사실 삼십 분 동안 설교하는 것보다, "같은 약을 드릴 테니, 다음번에는 식사에 더 유의해주세요"라고 하나 마나 한 당부를 하며 돌려보내는 게 나로서는 편하다. 하지만 내가 맡은 환자가 진심으로 '좋아지고 싶다'고 생각하기를 바라기 때문에 애정을 담아 말한 것이다.

하지만 다음번에도 좋아지지 않으면 어떻게 합니까?

약속을 지키지 않으면 "더는 진찰하지 않겠습니다"라고 선언한다. 의사법 제19조 제1항 응소^{應召}의 의무를 위반하는 것일지도 모르겠지만 말이다.

나와 환자는 "내게 진찰받기를 바란다면 나으려고 노력해주세요"라고 암묵적인 계약을 하는 것이다. 그래서 환자가 내 진찰실에서 나가기 전 나는 환자와 약속의 의미로 반드시 손가락을 건다. 환자가 정말로 화가 났다면, 손가락 걸기 따위는 하지 않을 테지?

"어른이 되어서 손가락 걸기라니, 정말 오랜만이네요"라는 말을 듣기도 하지만, 다음 진찰 때 환자들은 대부분 의기양양한 표정으로 진찰실에 들어온다. '이걸 봐주세요'라고 말하듯 체중 그래프를 자랑스럽게 보여주면서 말이다.

무엇이든 하면 안 되는 건 없다.

나는 많은 환자를 울렸지만, 그만큼 웃는 얼굴도 많이 보았다.

하지만 환자에게만 이렇게 말하고 내가 노력하지 않으면 설득력이 없다. 그래서 나는 1일 1식을 하고 있다. 바빠서 점심을 먹지 못하는 것도 있지만, 저녁 9시에서 10시 사이에 식사를 하면 아침에 일어나도 배가 고프지 않다. 결국 1일 1식이 되는 것이다.

내 생각에는 건강관리나 체중관리에는 이 방식이 괜찮은 것 같다. 결코 무리하지 않으면서, 점심을 먹지 않아도 긴장감을 유지할 수 있으니까. 물론 여러분에게 강요할 생각은 없으니 안심하고 점심은 먹으러 가도 좋다. 자기 건강은 스스로 지키기를!

네!

예부터 과식을 나무라는 여러 말이 전해져온다.

> 백 명의 의사를 부르는 것보다 야식을 끊는 것이 낫다.
> 부모가 주는 달콤한 차가 독이 된다.
> 병은 입으로 들어가고, 화는 입에서 나온다.
> 침은 만병의 약이다(잘 씹어 먹어야 한다).

환자의 의지, 의사의 동기부여에 달렸다

선생님이 방금 말씀하신, '조금 덜 먹으면 의사는 필요 없다', 'No pain, no gain!'이라는 말은 '킬러 워드killer word'였어요.

그거 혹시 '결정타'라는 말을 하고 싶었던 건가? 그거라면 '텔링 프레이즈telling phrase'가 맞을 것이다.

그런가요? 축구에서는 '킬러 패스killer pass'라고 해서 저도 모르게 그만….

환자에게 설명하거나 설득할 때 가이드라인이 어떻다든가, 혹은 "당신이 이 수치를 유지하면 5년 후에 합병증이 올 확률은 30%입니다"라고 말하기보다는 구체적으로 설명하는 게 훨씬 받아들이기 쉽고 이해력도 높일 수 있다.

방금 환자는 금연 외래에 다니면서 금연 치료를 받고 있지만, 좀처럼 담배를 끊지 못하고 있다. 끊고 싶은 마음은 있다. 담뱃값이 가계에 부담되기도 하니까 말이다. 아직 사십 대이고 젊으니까 끊어야 한다고도 생각한다. 그렇다면 앞으로 어떻게 하면 좋을까?

요컨대 본인에게 끊으려는 의지를 심어줄 방법을 생각해보라. 일상적인 외래 진료나 건강 검진 현장에서 단기적으로 가능한 금연 지도 절차로 '5A 접근법'이라는 것이 있다.

> 1단계_Ask: 진찰할 때마다 모든 흡연자를
>   계통적으로 파악한다.
> 2단계_Advise: 모든 흡연자에게 개별적으로
>   확실하고 강력하게 금연을 촉구한다.
> 3단계_Assess: 금연에 대한 관심도를 평가한다.
> 4단계_Assist: 관심도에 맞춰 환자의 금연을
>   지원한다.
> 5단계_Arrange: 추적 진료의 일정을 정한다.

그러나 동기부여만 제대로 된다면, 그리 어렵게 생각할 필요는 없다. 나라면 이렇게 설명하겠다.

환자분은 좋아서 담배를 피우고 있으니 괜찮죠. 하지만 환자분이 피우는 담배 연기를 아내가 들이마시고 있습니다. 간접흡연이라고도 하죠. 최근에는 남편이 내뿜는 부류연이 원인으로 보이는 배우자 쪽 폐암 사례가 늘어나고 있습니다. 작년 일본에서는 약 6,900명이 사망했다고 합니다. 알고 있나요?

아내를 사랑하시죠? 사랑하는 아내를 폐암으로 잃고 싶지는 않으실 겁니다. 그렇다면 금연 정도는 아무것도 아니겠죠? 절벽에서 뛰어내리라는 이야기가 아닙니다. '담배'와 '아내', 둘 중 하나를 고르는 선택의 문제입니다. 망설일 필요가 있나요? 아내를 한번 보세요. 고개를 끄덕이고 있지 않습니까!

"제가 아무리 말해도 듣지 않아요."

"알았어. 오늘부터 끊을게. 아내 건강이 나빠져서는 안 되니까. 끊는다!"

담배로 인한 희생자는 수련의 때도 경험했다.

19세 여성. 진행 식도암.

원래 식도암은 남성에게 많다. 여성이, 그것도 젊은 사람이 걸릴 만한 질환은 아니다. 환자의 부모는 둘 다 골초였다. 집안이 연기로 가득 차서, 형광등이 보이지 않을 정도로 생활하고 있었다고 한다. 물론 미성년자인 환자는 담배를 피우지 않는다. 부모는 건강했지만, 딸은 담배 연기가 원인일지도 모르는 식도암 진단을 받고 얼마

지나지 않아 목숨을 잃었다.

사람들은 소중한 것을 잃고 나서야 비로소 문제의 심각성을 깨닫는다. 그런 악순환으로는 의학이 발전할 수 없다. 과거의 실패로부터 배우는 게 없으면 진보도 없다.

눈앞에 건강이 나빠질 것 같은 사람이 보이면, 그렇게 되지 않도록 '보이지 않는 지팡이'를 건네는 것이 우리 의사의 의무. 따라서 우리는 새로운 희생자를 만들지 않기 위해 노력과 계몽을 실천해나가야 한다. 그러기 위한 첫 번째 방책은, 환자 본인이 의욕을 갖도록 하는 것!

후일담.

금연을 약속했던 그 환자가 오늘 외래에 왔다. 담배를 물고 들어오자마자 히죽히죽 웃으며 연기를 내뿜었다.

정말이지 못 말리겠다니까! 어이없다는 표정으로 한마디 하려고 하는데, 글쎄 달콤한 향기가 나는 게 아닌가!

모양도 크기도 색깔도 진짜 담배와 똑같고, 들이마시면 막대 끝에서 불빛이 반짝이기까지 하는 첨단기술의 전자담배라고 한다. 연기에서는 바닐라 향이 났다. 결국 금연에 성공한 모양이다. 그래서 그걸 자랑하고 싶었던 것이다.

장난감으로 대신하다니, 조금 어린아이 같은 면은 있지만, 핵심은 동기부여다. 중요한 것은 '이론'이 아니라 '이해'라고 생각한다. 환자가 수긍하고 이해할 수 있다면, 아무리 어려운 일이라도 해낼 수 있다. 말하자면, 우리가 그 동기를 제공해야 한다. 잘만 된다면 동기부여는 주사나 먹는 약에 지지 않을 특효약이 될 수 있다.

선생님의 설명 방식, 언젠가 따라서 해도 괜찮습니까?

언제든지!

특허권도 저작권도 없으니 안심하고 사용해도 좋다.

수련의 1년 차 때 이야기를 해보지. 소아과 회진을 할 때였다.

환자는 유치원에 다니고 있었으니, 여섯 살 정도 되었을까? 백혈병에 걸린 남자아이였다. '다이스케'라는 이름을 지금도 기억하고 있다. 부모는 둘 다 마흔을 넘겼고, 늦은 나이에 간신히 얻은 아이를 무척 애지중지하고 있었다.

혈액 질환의 경우는 몇 번이나 채혈해야 한다. 다이스케도 일주일에 세 번은 피를 뽑았다. 나는 원래 채혈을 잘해서, 간호사가 채혈하지 못할 때면 내게 부탁하곤 했다. 그래도 소아과 의사한테는 이길 수 없었지만 말이다.

다이스케는 피를 뽑으려고 하면 항상 몸부림을 쳤다. 간호사 두세 명이 붙잡고 있어야 겨우 할 수 있었다. 그러던 어느 날, 문득 다이스케가 말했다.

"카레 먹고 싶다."

"그래? 그럼 맛있다고 소문난 카레 집에서 맛있는 카레를 사다 줄게."

"정말요!?"

"당연하지. 그 대신 피 뽑을 때 울지 않고 얌전하게 있으면! 할 수 있어?"

"치사해요. 그래도 해볼게요."

다음 날 다이스케는 채혈할 때 이를 악물고 참았다. 훌륭하게도 첫날부터 목표 달성!

시내의 맛있는 카레 집에서 돈가스카레를 사 왔다. 오늘 점심은 특별식! 식사 제한은 없었기 때문에 주치의의 허락을 받아 간호사를 통해 전달했다.

사람은 목표가 있으면 그 목표를 이루기 위해 노력한다. 단순히 노력만 하는 게 아니라 동기를 부여함으로써 자기 스스로 어려움을 극복하게 된다. 여러분도 무너질 것 같을 때, 의사가 되기로 한 동기를 떠올려보면 좋겠다. 그러면 괴로움을 극복할 수 있을 것이다.

네, 그렇게 하겠습니다.

오늘은 왠지 잘 따라오는 것 같군!

아, 동기를 떠올려보겠다는 말이었어요.

…그래.

의료 행위에서 자신만의 가치 기준을 따라서는 안 된다. 상대방에게 맞춰서 판단하는 게 중요하다. 할아버지, 할머니에게 이론적인 이야기를 빠른 말투로 마구 쏟아내면 이해하기 어렵겠지? 그게 아무리 의사의 정론이라고 해도, 논리만으로 상대방을 몰아붙이면 신뢰를 얻지 못한다.

그렇다면 치매 환자는 어떨까? 환자에게 말을 걸었는데 대답이 없다. 그래도 어쩔 수 없는 일이다. 그러다 보니 어느덧 의사도 말없이 진찰만 하고 있다.

한 번은 대답할 리 없는 혼수상태 환자에게 말을 거는 간호사를 보았다. '대답도 하지 않는데 어째서?'라는 의문이 들었지만, 일반 환자들과 마찬가지라고 생각하면 당연한 일이었다. 이런 걸 코마 워크(coma work: 혼수상태의 환자를 대하는 방식)라고 한다.

의식이 없는 환자를 대할 때는 환자가 청력과
이해력이 있고 당신이 한 말을 기억하는 능력도
있다는 사실을 전제로 임하라.
경험 많은 간호사의 관찰력을 존중하라.

자네는 어떻게 생각하나?

그렇게 해봐야, 아무 소용도 없을 것 같은데요.

예를 들어, 아기를 대할 때는 어떨까? 엄마라면 아기한테 아무렇지 않게 말을 걸겠지. "배고프지 않니? 똥은 쌌어?"라고 말이다. 나는 그 간호사를 보고 이건 모성본능을 가진 여자이기 때문에 가능한 일이라고 생각했다.

어차피 말을 걸어도 대답하지 않으니까 요령 있게 처치하는 것과 아기를 어르는 듯한 목소리로 말을 걸면서 정성껏 대하는 것은 그 마음도 마음이지만, 치료의 질이 다르다. 그렇게 실천하기는 좀처럼 쉽지 않다.

의료 행위를 하는 중에는 '자기만의 기준'으로 환자를 대하거나 판단해서는 안 된다. 판단 기준은 개인한테 있지 않다. '어떻게 하면 환자가 좋아할까?' 이렇게 누구라도 수긍할 만한 기준을 가지고 상대방을 소중히 여기는 마음이 중요하다.

> 환자 중에는 머리 회전이 빠른 사람도 있고 그렇지 않은 사람도 있다. 의사가 환자의 페이스에 맞추도록 하라.

그러나 환자의 가치관에 휘둘리는 것도 옳지 않다. 이를테면, 초기 고혈압 증세로 치료가 필요한 환자에게 치료를 시작하겠다고 하면, '혈압약은 한 번 먹기 시작하면 평생 먹어야 한다고 들었다', '습관이 되므로 아직은 복용하고 싶지 않다'라고 말하는 경우가 적지 않다. 이런 환자에게는 논리적으로 확실히 설명해서 이해시켜야 한다. 연습 삼아 설명해보겠나?

네?

지금 여기에는 환자가 없으니까 긴장하지 말고 설명해보도록.

네, 그럼…. 50세가 넘은 경우에는 혈압 수축기가 140mmHg 이상, 확장기가 90mmHg 이상이면 고혈압입니다. 고혈압은 방치하면 동맥경화가 진행되어 심근경색이나 뇌경색이 한꺼번에 발병할 위험이 있습니다. 그러므로 조기 치료가 중요합니다. …이렇게 하면 될까요?

땡! 땡! 땡! 교과서를 그대로 읊고 있군. 게다가 그 기준은 나이에 따라서 다소 바뀔 수 있다. 그리고 그런 설명만으로 혈압강하제를 처방한다고 한들 환자가 약을 잘 챙겨 먹을까?

음, 글쎄요. 그건….

중요한 것은 환자가 혈압강하제를 먹도록 설득할 수 있느냐, 없느냐다. 나라면 이렇게 설명하겠다.

"지금 높은 혈압이 이미 환자분 몸의 '습성' 같은 것으로 자리 잡았습니다. 그 '습성'을 약으로 개선하려는 겁니다. 지금은 약을 먹을 정도로 심하지만, 만약 이후에 환자분이 염분 섭취를 줄이거나 체중을 줄이려고 노력한다면, 약을 줄일 수 있을지도 모릅니다. 백 보 양보해서 평생 약을 먹어야 한다고 해도, 뇌경색이나 심근경색으로 쓰러지는 것보다야 낫지 않을까요?"

이런 느낌이면 어떨까?

저라면 약을 먹겠습니다!

좋다.

수면제를 처음 처방할 때도 같은 반응을 보인다.

"한 번 수면제를 먹으면 습관이 되어서 그만둘 수 없어요. 그래서 먹고 싶지 않아요."

"하지만 환자분은 잠들지 못하는 게 이미 습관이 되어서, 그런 습관을 개선하려면 약을 먹는 편이 좋지 않을까요? 잠들지 못하면, 결국 다음 날까지 피곤이 풀리지 않겠죠? 그것도 참 괴로운 일이지 않나요? 그렇다면 약을 먹고 푹 쉬고, 다음 날 맑은 정신으로 일하는 게 좋지 않겠어요?"

이런 식으로 진료실에서 선문답하듯 몇 번이나 같은 얘기를 반복해야 할 때도 있다. 환자 앞에서는 입바른 소리로 제압하기보다는 하나하나 짚어가며 이해시키려는 노력을 계속해나가는 것이 중요하다.

때로는 이야기만으로 치료가 된다

인터넷에는 의료 정보가 범람하고 있다. 진단명만 알면 전문가가 아닌 사람도 다양한 치료법을 찾을 수 있다. 보험 적용이 안 되는 항암제나 부작용이 강한 약, 민간요법 등등.

문제는 환자나 가족이 질병의 전체 그림은 보지 못하고, 단지 지식만 늘어서 실속이 없다는 점이다. 지금 진찰하는 환자의 남편이 바로 그런 유형이다. 진료실에서 자기가 조사한 지식을 뽐내면서, 그렇게 치료해줄 수 없는지 묻는다.

"남편분께서는 이것저것 공부를 많이 하셨네요. 아내분을 위해서 그렇게 하신 거죠?"

처음에는 아내를 위해 그러는 것으로 생각해서 부부의 두터운 정을 느끼며 이렇게 물었다. 하지만 아무리 그렇다 하더라도, 남편은 지나치게 새로운 치료법만을 고집했다. 환자는 췌장암 4기 b로 치료가 무척 어려운 상황이었다. 치료를 중단할 수밖에 없는 상황에서 남편은 대체 치료를 모색한 것이다.

하지만 그는 어설프게 공부한 탓에 자기가 찾은 치료법을 서둘러 적용하기만을 바랄 뿐, 그 결과에 대해서는 생각이 없어 보였다. 무엇보다 치료를 받을 사람은 아내인데, 아내의 기분을 배려하는 것 같지도 않았다. 요컨대 '어설픈 의사'의 지식밖에 없고 환자를 책임지려는 생각은 보이지 않았다.

"남편분! 남편분 마음은 이해합니다만, 아내분의 현재 몸 상태를 우선 생각해주시길 바랍니다. 치료를 받을 사람은 아내분이에요. 너무 많은 걸 바라면, 오히려 아내분이 곤란해집니다. 괴롭히는 꼴이 될 수도 있어요. 꿈이나 이상을 좇을 게 아니라 현실적인 치료에 관해 이야기를 나눠보죠."

아내 앞이기는 했지만, 솔직하게 말해버리고 말았다. 그랬더니 생각지도 않았는데 아내 본인이 내 말을 받아 이렇게 말했다.

"당신이 밤새 컴퓨터 앞에서 치료법을 조사해주는 건 고맙지만, 치료받을 사람은 나예요. 치료는 결코 쉬운 일이 아니라고요."

입원 치료를 시작하고부터 환자는 남편 눈치를 보지 않고 남편과 거리를 두는 듯 대했다.

"결혼해서 30년 동안, 집에 일찍 들어온 적이 하루도 없던 사람이… 일 때문에 늦는 건 이해하지만. 어쨌든 인제 와서 왜…?"

"미안한 마음에 그러시는 건 아닐까요?"

"그럼 직접 말하면 되죠. '하루라도 더 오래 살았으면 좋겠다, 그러니까 이런 치료를 받으면 어떨까'라고요. 그런데 그런 말은 일절 없어요. 그 사람은 컴퓨터 앞에 앉아서 조사만 할 뿐이에요. 그것이

저를 위한 마음이라는 건 느껴지지 않아요. 앞으로 얼마나 살 수 있을지는 모르겠지만, 억지로 수명을 연장하며 살기는 싫거든요. 남은 날 동안만이라도 삶에 충실해지고 싶어요."

주치의로서 그 말을 듣는데 꼭 내 아내가 하는 말인 것 같아 아침부터 마음이 조금 무거웠다.

어쨌거나 환자의 진심을 끌어낼 수 없으면, 좋은 치료를 할 수 없다. 조만간 남편을 불러 화해 방안을 제안해야겠다고 생각했다.

화해 방안.

환자의 남편과 면담을 했다.

"앞으로 시간이 얼마나 남았다고 생각하세요? 현실은 남편분이 생각하고 있는 것보다 더 짧을 겁니다. 아내분에게 인생의 파트너로서 감사하고 있나요?"

"네, 물론입니다."

"그렇습니까? 하지만 아내께서는 '일밖에 모르는' 남편이 없을 때, 홀로 가정을 지키셨습니다. 아내께서는 결코 강한 분이 아니었을 겁니다. 그래서 열심히 노력하느라 무리했던 것 같습니다. 남편분은 아내분이 뭐든 해주는 걸 당연하다고 생각하지 않으셨나요? 아내분에게 너무 기대어 살지는 않으셨나요? 아내분이 없으면 통장이 어디 있는지도 모르시죠? 그런데 아내분에게 감사의 말을 한 적이 있나요?"

"아니요."

"아내분은 남편분의 '말'을 기다리고 있어요. '하루라도 건강하게 살았으면 좋겠다'라는 말을 해주면, 괴로운 항암 치료도 이겨낼 수 있다고 말씀하셨습니다. 남편분의 마음은 헛돌고 있는 건 아닌지요? 컴퓨터 앞에 앉아서 치료법을 찾아보는 건 남편분의 자기만족이지 않습니까? 아내를 위해서라고 말씀은 하시지만, 정말 아내를 위한 마음이 되고 있나요?"

"지금은 항암제를 사용할 시기가 지나버렸습니다. 그러니 항암제보다는 아내분 옆에서 따뜻한 말이라도 건네는 편이 아내분에게는 더 좋은 약이 될 겁니다. 부부끼리 아무리 서로 마음이 통한다고 생각해도 말로 하지 않으면 알 수 없는 법입니다. 남편분의 마음을 말로 전해주세요. '고마워'라고요. 아내분과 이야기를 나눌 수 있는 시간은 남편분이 생각하는 만큼 그리 길지 않습니다. 말을 걸어도 대답하지 못하는 상태가 되면, 분명 아내분에게 마음을 전하지 못했다는 자책으로 무거운 십자가를 짊어지고 사시게 될 겁니다. 아내분도 남편분의 그 말 한마디로 마음이 조금은 풀리지 않을까요?"

그 뒤로 편도만 한 시간 정도 걸리는 거리에서 이틀에 한 번씩 병문안을 오던 남편은 이제 매일 오게 되었다.

"남편분은 좀 변하셨나요?"

"아니요, 시시한 얘기나 하다가 돌아가요. 저는 매일 오지 않아도 된다고 하는데…. 집에 도착할 때까지 걱정만 되거든요. 하지만 매일 병문안을 오는 게 그이 나름대로 마음을 표현하는 거라고 생각해요."

"실은 엊그제 아내께는 비밀로 지난번 일에 대한 복잡한 사정을 남편분에게 이야기했어요. 남편분은 아내께서 조금이라도 건강하게 오래 살기를 바란다고 하셨습니다."

"그랬나요?"

"남편분께는 아내께 감사의 마음을 말로 직접 전하라고 했습니다. 남편분이 따로 말씀 없으셨나요?"

"아뇨, 아직은. 남편은 고집이 세서 자기 마음을 상대방한테 직접 말하지 못할 거예요. 뭐든 자기 생각대로만 살았던 사람이니까요. 아마 자기 마음을 다른 사람에게 내보인 건 선생님이 처음이었을 거예요. 고맙습니다."

"제가 쓸데없는 짓을 했는지도 모르겠습니다만, '의료가 아닌 부분'에 마음을 쓰는 것 역시 의료와 마찬가지로 중요하다고 생각해서 그리 말씀드렸습니다. 남편분은 고집이 세다기보다 그저 서투른 것일지도 모르겠습니다. 괜한 참견일 수도 있겠지만, 조금 다른 방법으로도 이야기를 나누고 싶었습니다."

의료와는 상관없지만, 생의 마지막을 맞이하는 두 사람에게 살아 있는 동안 서로를 이해하게 되었으면 좋겠다고 생각했다. 그게 주치의로서 내가 할 수 있는 유일한 배려였다.

나는 진료 시간에 환자와 가끔 인생에 대해 이야기를 나눈다.

오늘 환자는 알코올성 간 질환의 70세 남성. 채혈과 초음파 검사를 통해 알코올성 간 질환이라고 진단했다. 사실 개인병원에서 넘어온 환자라서 의사 소견서와 문진만으로 이미 진단할 수 있었기 때문에, 검사는 확인 차 했을 뿐이다.

나는 환자에게 이렇게 물었다.

"평균 수명을 70세라고 했을 때, 환자분은 몇 살까지 살고 싶으세요? 목표가 혹시 있으신가요?"

"손자 결혼식은 보고 싶죠."

"손자가 지금 몇 살인가요?"

"열 살이요."

"그렇다면, 앞으로 십몇 년은 별 탈 없이 살고 싶으시겠네요. 하지만 지금 간장이 꽤 나쁜 상태라서, 이대로는 조만간 간경변으로 발전해요. 그럼 간부전이나 간암, 혹은 소화관 출혈로 목숨을 잃을지도 모릅니다."

"환자분에게 술이 꼭 필요한 것일까요? 그저 술 없이는 살아갈 수 없게 된 것 아닌가요? 생각해보시기를 바랍니다. 만약 앞으로 10년밖에 살지 못한다면, 아니 더 짧을 수도 있습니다. 인생을 되돌릴 수는 없어요. 남은 10년 동안을 얼마나 충실하게 살 것인지 생각해보시기 바랍니다."

"만약 그래도 모르시겠다면, 3년 후가 될지, 5년 후가 될지 모르겠지만 자기 죽음을 상상해보세요. 목숨이 다하는 순간에 후회하지 않도록 인생을 되돌아보기를 바랍니다. 그럼 지금 본인이 무엇을 해야 하는지 분명히 보이지 않을까요?"

"지금 환자분은 인생의 마지막 기로에 서 있는 것일지도 모릅니다. 앞으로의 인생에서 술을 지울까요? 아니면 손자분의 장성한 모습을 지울까요? 양쪽 다 원하는 건 무리일지도 모르겠습니다. 그렇다면 어느 쪽을 선택하시겠습니까?"

"환자분이 장수하신다고 해서 제게 무슨 이익이 되는 것은 아닙니다. 환자분이 지금 인생을 끝내고 싶다고 해도 저는 아무런 손해가 없어요. 지금 환자분에게 간 보호제는 필요하지 않습니다. 저는 오늘 환자분에게 약을 드리지 않을 겁니다. 환자분에게 유일하게 필요한 것은 술을 끊는 일입니다. 만약 본인 의지로 도저히 끊을 수 없다면 금주 모임에 나가는 걸 고려해보는 것도 좋지만, 가장 효과가 좋은 건 손자분이 직접 환자분에게 술을 먹지 말라고 말하는 거겠죠. 노력하실 수 있으시겠어요?"

"네, 그럼요."

오늘은 할아버지의 아내도 함께 와서, 두 분과 인생에 관한 이야기를 나누었다. 할아버지와 굳은 악수를 한 후, 진찰실을 떠나는 두 분의 뒷모습을 보며 배웅했다.

이런 이야기 치료narrative medicine는 내게는 학문이 아니라 의사로서, 인간으로서 삶을 살아가는 하나의 방식이라고 생각한다.

Chapter_5

내 인생의 환자,
특별한 처치 이야기

우리가 늘 잊지 말아야 할 사실은 최소한의 의료 자원을 활용하여
최대한의 정보를 끌어내야 한다는 점이다. 그래야 환자가 불필요하게
방사선에 노출되는 것을 막을 수 있고, 의료비를 억제하여 조금이나마
의료 경제에 공헌할 수도 있다.

우리가 의료 현장에서 만나는 질환은 그 수가 정해져 있다. 그러나 질환이나 증세에 따라 선택해야 하는 행위와 처치는 매우 다양하다. 그 모든 것을 딱 잘라서 일목요연하게 설명할 수는 없다. 다양한 질환에 대한 다양한 처치는 이론적인 강의보다는 실제로 경험한 사례를 통해 설명하는 편이 좋겠다.

질식 환자 구조에 하임리히

하임리히Heimlich.

이 처치를 해본 적이 있나?

죄송합니다. 하임리히가 뭐였죠?

하임리히는 음식물이 기도에 걸려 질식 상태에 빠졌을 때, 환자를 뒤에서 껴안아 횡격막 부근에서 양팔을 두르고 순간적으로 힘을 주어 흉강 내압을 급격하게 상승시켜 혈관을 막고 있는 이물질을 토해내게 하는 처치다. 학생 때 배우지 않았나?

네, 대강.

그런 자세로는 눈앞에 질식 환자가 있어도 구할 수 없다!

하지만 이건 초급성기超急性期 치료라서 좀처럼 보기 힘든 사례니까 아직 경험하지 않은 건 당연하다. 다시 말해서, 알고 있고 실제로 사용할 수 있다면, 그 자리에서 환자를 구명할 수 있는 치료법이기도 하지. 흔치 않은 사례인 만큼 평소에 연습하는 것도 어렵다. 내 동기 중에도 한 번도 경험하지 못한 의사가 대부분이다.

그렇다면, 선생님은 경험해본 적이 있으신 거죠?

딱 한 번.

환자는 사랑하는 내 딸. 사탕을 먹다가 그만 목에 걸리고 말았다. 가족이 함께 은행에 갔을 때였다. 겨울이었고, 딸은 감기에 걸려 코가 막혀 입으로 숨을 쉬고 있어서 음식물을 잘못 삼키기 쉬운 상태였다.

숨을 삼킨 뒤 호흡이 멈췄다. 순간 재채기를 하려는 걸까, 하고 생각했는데 그다음 호흡을 하지 못했다. 점점 얼굴이 빨개지면서 괴로워하는 표정을 보고 사탕이 기도에 걸렸다는 사실을 알아챘다.

틀림없는 '질식' 상태.

'청색증(cyanosis: 혈중 산소가 부족하여 피부색이 검푸르게 변한 상태)'인지 아닌지 고민할 여유도 없었고, 알아챈 단계에서 이미 골든 타임이 시작된 절박한 상황이었다.

처음엔 목에 걸리기만 했을 뿐이라고 생각하여 목에 손가락을 집어넣어 인두 반사*를 시도했다. 하지만 반사만 있을 뿐, 전혀 호흡이 돌아오지 않았다.

12~13mm×7~8mm 크기의 사탕. 체중 10킬로그램 정도로 이제 막 두 살이 된 여자아이였기 때문에, 내가 인두에 손가락을 넣었다가는 자칫 사탕이 목 안으로 더 깊숙이 들어갈 위험이 있어서 하임리히 요법밖에 방법이 없다고 판단했다.

나 또한 이전까지 하임리히 요법을 사용해본 적이 없었다. 게다가 유아의 경우 어느 정도까지 힘을 주어야 하는지 짐작조차 가지 않았다. 어떻게 해야 하나 망설였지만, 여기서 주저했다가는 저산소혈증hypoxia에 빠질 것이 분명했기 때문에 지체할 수 없는 상황이었다.

하지만 아주 잠깐, 바보같이 겁에 질려서 구급차를 불러야겠다는 생각을 하고 말았다. 응급실이 있는 병원은 직선으로 500미터 정도의 거리. 구급차를 불러서 차가 도착하고 병원에 도착하기까지 적어도 이십 분은 걸린다. 아내가 운전해서 직접 병원에 데리고 간다고 해도 십 분은 걸릴 터였다. 그사이에 처치하지 못하면, 저산소혈증으로 인한 뇌 손상이 남는다.

초조한 마음이 드는 중에도 지금 당장 이 자리에서 처치하지 않

---

* 혀를 잡아당기면 토하고 싶어지는 현상. -역주

으면 안 된다는 정도의 논리적 판단은 할 수 있었다. 성공 여부는 다음 문제였다. 아무것도 하지 않는 것은 더 바보 같은 짓이었다.

팔을 뻗으며 도움을 갈구하는 아이의 눈동자를 바라보면서 이 아이를 구하지 못할지도 모른다는 불안감이 머릿속을 스쳐 지나갔다. 그러나 그런 걸 따질 때가 아니라고 나 자신을 다독였다. 아무것도 하지 못하고 딸을 잃는 것보다는 나았다.

혹여 딸의 갈비뼈가 부러지거나 간장이 파열된다고 해도 그건 나중에 치료할 수 있는 문제다. 하지만 지금 이 순간 질식을 해결하지 못하면 끝장이다.

후….

결심했다. 단번에 성공하지 못하면 딸을 잃을지도 모르는 '일생일대'의 처치였다. 도움을 갈구하는 딸을 안아주고 싶다는 생각이 들었지만, 마음을 굳게 먹고 갈비뼈가 부러지지 않을 정도로 뒤에서 순간적인 힘으로 눌러야 했다.

머릿속이 새하얘졌지만, 침착하게 마음을 가다듬었다. 그리고 되도록 횡격막 근처에서 압박해야 압력이 높아질 것으로 판단하여 신에게 기도하는 마음으로 순간적으로 힘을 주었다.

Overshoot!

힘을 주는 것과 동시에 작은 사탕이 딸의 조그만 입에서 튀어나와, 테이블 위에 놓인 재떨이 안으로 딸까닥 소리를 내며 떨어졌다.

Hole in one!

딸은 흐느껴 울기 시작했다. 그동안은 숨을 쉴 수 없어서 울 수도 없었던 것이다. 딸은 내 손을 뿌리치고 낮은 목소리로 '엄마' 하고 부르며 가서 아내에게 안기더니 한동안 흐느껴 울었다. 가끔 원망스럽다는 눈빛으로 나를 바라보고는 다시 아내의 품에 얼굴을 파묻었다.

그 표정은 하임리히 요법 때문에 순간적으로 자기를 아프게 한 나에 대한 원망의 표시인 것 같았다. 나는 그 비난하는 듯한 표정을 묵묵히 받아들이며 마음속으로 말했다. '너를 구하기 위해서는 그렇게 할 수밖에 없었어.' 나는 얼마간 넋을 놓고 있었다.

아주 잠깐이었을 것이다. 아마도 1~2분. 어쩌면 1분도 걸리지 않았을지 모른다. 하지만 그 순간이 너무나 길게 느껴졌다. 귀가 먹먹해지고 모든 소리가 차단된 듯한 느낌이 들었다. 모든 움직임도, 시간도 슬로모션으로 지나가는 것 같았다. 이런 걸 '타키사이키아 tachypsychia 현상'이라고 하던가?

딸각! 어떤 의미에서는 가속 장치가 움직였는지도 모른다. 평소라면 이리저리 시간을 들여 생각했겠지만, 마치 바둑 기사의 사고 회로처럼 짧은 시간 동안 다양한 가능성을 떠올렸다.

아무튼 엄청나게 긴장했던 것 같다. 동시에 머리에서 핏기가 가시는 것 같기도 했다. 평소 진료나 검사를 할 때 손을 떨어본 적이 없는데, 그때만큼은 손의 감각이 없어질 정도였다. 그 뒤로도 한동안 떨림이 멈추지 않았다.

휴, 구해내셨군요. 다행입니다. 듣는 동안 손이 땀에 흥건히 젖을 정도였어요.

지금도 생각하면 식은땀이 흐른다. 그리고 그 이후로는 하임리히 요법을 쓸 일이 없었다.

나는 학생 때, 소아과 강의에서 유아에게는 땅콩을 먹여서는 안 된다고 배웠다. 불룩한 사탕은 그야말로 형태도 크기도 딱 땅콩만 했다. 나중에 들은 이야기지만, 아내는 이런 일이 일어나지 않도록 아이에게 막대 달린 사탕만 준다고 했다.

어쩌다 은행에 놓인 사탕을 아이에게 준 내가 잘못이었다. 그 사탕 때문에 하마터면 소중한 딸의 목숨을 잃을 뻔했다. 바로 곁에서 모든 상황을 지켜본 아내는 괴로워하던 딸의 표정과 절박했던 내 모습을 뇌리에서 지울 수 없다고 한다.

내 딸은 무사히 목숨을 건졌지만, 언젠가 자네에게 아이가 생겼을 때, 이런 일이 일어나지 않도록, 특히 겨울에는 사탕이나 땅콩을 주지 않도록 조심해야 한다!

하임리히 요법을 연습해 놓겠습니다!

그게 아니라, 그런 일이 일어나지 않도록 주의하라는 말이다! 하지만 혹시라도 질식 환자를 만났을 때, 외면하지 말고 하임리히 요법으로 구조할 수 있도록!

후일담.

사탕으로 인한 '질식'은 나뿐만이 아니라 다른 사람도 경험한 적이 있었다. 이 이야기를 했더니 한 간호사가 자신도 그런 경험이 있다고 했다. 그녀는 아이를 자신의 대퇴부에 엎드린 자세로 뉘여 등을 두드려 빼냈다고 한다. 대퇴부로 누르고 등을 두들기면 그 압박

좋은 의사입니까?

으로 흉강 내압이 올라가서 하임리히 요법과 같은 효과가 있는 모양이다.

의료 관계자가 아니라서 하임리히 요법을 모른다면, 이 방법이 더 쉬울지도 모르겠다. '질식'은 그 즉시 제대로 조치한다면 충분히 치료할 수 있는 질환이다.

물에 빠진 사람의 심폐 소생

물에 빠져 빈사 상태에 있는 사람을 구하는 데 관여한 적이 있다.

왠지 선생님은 그런 일이 자주 있는 것 같네요.

내가 불러들이는 게 아니야. 어쩌다 우연히 그런 상황에 마주치는 것뿐이어서 어쩔 수 없다.

의사 1년 차 여름이었다. 주말에 동료 의사, 간호사와 함께 아사히카와 서쪽에 있는 루모이에 해수욕을 하러 갔다. 홋카이도의 7월은 해수욕에 적합한 기온이 아니었는지도 모르겠다. 수영이 서툰 나는 일광욕을 했다. 그러다 문득 정신을 차리고 보니, 파도치는 모양이 심상치 않았다.

설마 누가 빠졌나?

"영화도 아니고 그런 일이 일어날 리가 있겠어?"

그렇게 말하며 다들 가볍게 넘겼다. 그러나 사태는 생각보다 심각했다. 모래사장 위에서 누군가의 '심폐 소생'이 시작된 것이다. 분명 물에 빠진 사람이었다.

돕자! 나는 그렇게 말했다.

"잠깐, 의사 경력, 겨우 3개월짜리인 우리가 뭘 할 수 있겠어?"

하지만 이대로 두고 볼 수만은 없잖아? 나는 그렇게 말하며 이미 달려가고 있었다. 동료도 금세 내 뒤를 따라왔다. 학생 때부터, 앞으로 우리는 의사가 될 사람이니까 목숨을 구할 기회가 있으면 반드시 도움을 주어야 한다고 배웠다.

하지만 텔레비전이나 소설도 아니고, 이런 장면을 목격할 줄은 꿈에도 생각해본 적이 없었으니 정작 그런 상황이 닥치자 무릎이 떨렸다. 이제 겨우 수액 주사를 꽂을 수 있게 되었을 뿐인 새내기 의사에게 구조 경험 같은 게 당연히 있을 리 없었다. 하지만 실제 눈앞에서 죽어가는 사람이 있었다.

"갓쨩!"

친구가 불러도 물에 빠진 사람은 아무 반응이 없었다. 심폐 소생을 하는 사람이 완전 초보자라는 걸 한눈에 알아보았다.

물에 빠진 청년은 탈진 증세를 보이고 숨도 쉬지 않았다. 곧 죽을 것 같았다. 그렇게 생각할 수밖에 없는 상황이었다. 얼마 동안이나 물에 빠져있었는지도 알 수 없었다.

초급성기. 젊은 남성이었다. 심폐 소생을 포기할 이유는 없었다. 오히려 아무것도 하지 않고 그 자리를 벗어난다면, 내 마음속에 평생 후회가 남을 것 같았다. 심폐 소생을 한다 하더라도 살리지 못할지도 모른다. 하지만 아무것도 하지 않은 채 그냥 둘 수는 없었다.

좋은 의사입니까?

"얼마나 할 수 있을지는 모르겠지만 저희가 대신하겠습니다!"

우선 몸의 위치를 바꿔야 했다. 머리가 모래밭 위쪽에 있어서 사람들의 힘을 빌려 몸을 반대로 돌렸다. 뇌의 혈류를 확보하려면 머리를 경사가 낮은 해변 쪽으로 향하게 해야 했다.

이제 심장마사지. 손이 떨렸다. 마음을 굳게 먹고 가슴뼈를 압박하자, 입에서 바닷물이 흘러나왔다. 폐 안이 거의 바닷물로 가득 차 있었던 것이다. 심장마사지를 계속해도 이대로는 혈액을 산소화할 수 없다. 일단 폐 안의 바닷물을 빼는 것이 먼저다. 폐에 공기가 들어갈 수 있도록 폐를 눌러 바닷물을 뺐다. 누를 때마다 바닷물을 뱉어냈다. 나는 그 상황을 다른 사람들에게도 전달하면서 심폐 소생을 계속했다.

그 모습을 보고 주변에 있던 구경꾼들이 "그게 아니잖아", "누르는 방법이 틀렸어"라며 자기들 멋대로 웅성거렸다. 아무것도 모르면서 아무 말이나 하지 말았으면 좋겠다는 생각이 들었다. 그때 참다못한 간호사 한 명이 크게 소리치며 그들을 제압했다.

"이 사람들은 의사예요. 모르는 소리 하지 말아주세요!"

마음속으로 감탄했지만, 손은 쉴 수 없었다. 사람들 틈에서 누군가 "저도 간호사예요. 뭔가 도울 일 없을까요?"라고 물었다. 의사 넷, 간호사도 넷이나 있었으므로 괜찮다고 사양했지만, 그 뒤로도 간호사라는 사람은 바로 곁에서 자리를 지켜주었다.

비스듬하게 몸의 위치를 바꾸어가며, 양쪽 폐에 고인 바닷물을 뱉어내도록 했다. 심장마사지도 계속했다. 간호사에게 손발을 들게 하여, 목욕 타월로 손발의 관절 부분을 묶었다. 순환 혈류가 머리로 우선 흐르게 하려고 말초로 흐르는 피를 차단한 것이다.

학생 때 배운 적이 있다. '여차할 때' 손발을 묶는 것만으로 수액 한 병(500밀리리터) 정도의 효과가 있다고 말이다.

우리는 번갈아가며 묵묵히 심폐 소생을 계속했다. 그로부터 얼마 지나지 않아, 청년이 '후' 하고 숨을 내뱉었다.

"살릴 수 있을 것 같습니다!"

그때 처음 얼굴을 들었는데, 주변에 시커멓게 사람들이 몰려와 있었다.

"구급차를 불러주세요!"

그때까지 아무도 구급차를 부르지 않고 있었다. 당황한 탓인지 나는 "112에 전화해주세요"라고 말했다.

"119 말하는 거죠?"

"…부탁드립니다."

20년도 더 지난 이야기다. 휴대전화가 없던 시절이어서, 누군가 근처 민가까지 달려가 전화를 해준 모양이다. 돌이켜보면 처음부터 구급차를 불렀으면 좋았을 텐데, 처음부터 손발을 묶었으면 좋았을 텐데, 라는 생각이 들지만 그때는 머리가 새하얘져서 제정신이 아니었다.

얼마 지나지 않아 구급대가 달려왔다. 바로 조처해줄 것으로 생각했지만, 당시 구급대원들은 그리 실력이 좋지 못했다. 결국 우리가 그 청년을 들것에 옮겨 싣고 구급차에 태웠다. 그 바람에 나도 구급차에 동승하여 병원 응급실로 향했다.

병원에 도착했는데, 어쩐 일인지 응급실 당직 의사가 나오지 않았다. 우선은 간호사에게 수액 주사 준비를 부탁하고 나는 정맥을 확보했다. 그러자 시커멓고 찐득한 혈액이 빨려 나왔다. 그런데도 의사는 아직 오지 않아서, 기관 내 삽관까지 했다. 그러자 남은 바닷물이 꽤 배출되었고, 그즈음에는 자가 호흡이 가능해져서 환자 본인이 난리를 치며 관을 빼버리고 말았다. 그런 후에야 드디어 당직 의사가 어슬렁거리며 나타났다.

"여기서부터는 제가 맡겠습니다. 자가 호흡이 가능하니까 삽관은 하지 않아도 되겠네요."

'그쪽이 오기 전까지는….' 목구멍까지 올라온 말을 겨우 삼키고, 부탁한다는 말과 함께 병원을 나왔다. 응급실에서 나오자, 밖에는 경찰관이 기다리고 있었다. 순간 무서웠다.

"나쁜 짓 한 게 없는데요!"

"아마 그러시겠죠. 그쪽을 의심하는 게 아닙니다. 일단 상황 설명을 듣고 싶습니다."

사정을 설명하자, 경찰이 나를 경찰차로 사고 현장인 해수욕장까지 정중히 데려다주었다. 안 그래도 수영복 차림이라 병원에서 해수욕장까지 걸어서 가기에는 민망한 상황이었다. 만약 경찰이 인사만 하고 가버렸다면, 해수욕장까지 찾아가지도 못했을 것이다.

해수욕장에 도착하자 동료들이 기다리고 있었다. 다들 축 늘어져 있었다.

"휴우, 엄청난 해수욕이었네."

"자, 이제 돌아갈까."

"그래."

이제 막 점심을 넘긴 시간이었고 돌아가기에는 아직 일렀지만, 다들 이미 정신적으로 피곤한 상태였기 때문에 더는 해수욕장에 남을 이유가 없었다. 우리는 서둘러 집으로 향했다.

다시, 평소처럼 바쁜 수련의의 일상이 시작되었다. 가을이 되어 대학병원에 모르는 사람이 찾아왔다.

"그때는 감사했습니다."

이야기를 들어보니, 해수욕장에서 우리가 목숨을 살린 '갓짱'이었다. 그때는 구조하느라 바빠서 얼굴을 기억할 겨를이 없었다. 팔다리도 멀쩡하고, 보기에는 완전히 건강해진 것 같았다. 중증 폐렴이 생기는 바람에 치료는 힘들었던 모양이지만, 뇌 기능 장애의 후유증 없이 회복했다고 한다.

어떻게 우리가 여기 있다는 걸 알았는지 신기해서 물어보니 경찰에게서 들었다고 했다. 그러고 보니 주소와 이름을 적은 기억이 있다. 지금이라면 개인정보 보호 때문에 가르쳐주지 않겠지만.

어쨌든 우리의 첫 치료가 성공적이었다는 말이다. 만약 처음에 구조를 시도했던 일반인들이었다면, 목숨을 구하지 못했을지도 모른다. 만약 목숨을 구했어도, 뇌 기능 장애가 남았을지 모른다.

감사의 선물로 위스키를 받았다. 의사로서 당연한 일을 했을 뿐이라고 거절했지만, 일부러 선물을 주려고 여기까지 찾아온 사람의 성의를 완전히 거절할 수는 없었다.

"심폐 소생에 성공하지 못했다면, 이미 잃었을지도 모르는 목숨이니까 소중하게 생각해주기를 바랍니다."

그렇게 말하며 배웅했다. 옆에는 당시 (아마도) '갓짱!'이라고 외치던 여성도 함께였다. 그 뒤 함께 해수욕을 갔던 동료 의사, 간호사와 함께 그 위스키를 따르며 서로의 노고를 위로했다.

대학을 갓 졸업한 의사의 주요 업무는 고목의 매미처럼 지도의사 곁에 딱 붙어서 다양한 의료 현장을 돌며 견학하고 체험하고 진료기록 카드를 작성하는 일이다. 그런 생활 속에서 우리 손으로 한 청년의 목숨을 구한 것이다. 의사의 사명감을 실감한 최초의 사건이었다.

멋져요!

딱 지금 여러분 시기에 있었던 일이다. 같은 처치를 할 수 있겠나?

무리예요! 절대!!

그건 자랑할 만한 일이 아니야! 위급할 때는 무조건 해야 한다!

네….

복부 X선에 포함된 중요한 정보 읽기

요즘에는 의료 기기가 날로 진보하고 있다. CT$^{computed\ tomography}$는 해상도도 뛰어나고, 바로 촬영도 가능하다.

복부 단순 X선 사진(이하 복부 X선)은 과거의 유물이 되어버려서, 소화기내과 의사조차 복부 X선의 촬영을 의뢰하는 일이 많이 줄어들었다. 그러나 사실 복부 X선만으로도 많은 정보를 얻을 수 있다. 방금 내 강연회에서 슬라이드가 도움이 되었지?

네, 눈이 확 트였어요. 봐주세요, 이겁니다!

자네도 참 능변가가 다 됐군.

선생님 흉내를 내보았을 뿐이에요.

으흠. 그런데 이거 알고 있나? 뇌 안에서는 '보기'와 '판단하기'를 각기 다른 장소에서 처리한다고 한다. 사실 이 두 가지 행위를 연결하기란 꽤 어려운 모양이다. 회화나 음악 등 예술은 우뇌에서, 논리적인 사고나 계산은 좌뇌에서 처리한다고 하지?

아, 네.

처음 만난 사람을 인식할 때 영향을 미치는 정보로 '메라비언의 법칙'이라는 것이 있어서, 겉모습에 대한 시각 정보가 55%를 차지하고 목소리나 말투에 의한 청각 정보가 38%, 언어 정보는 단 7%에 그친다고 한다. 무언가를 인식할 때 시각 정보가 얼마나 중요한지 알겠지?

네.

병을 지식으로 이해한다고 해도, 그걸 그림(X선)으로 판단할 수 있느냐는 별개 문제다. 다시 말해, 그림(X선 사진)을 그림(병의 형상) 자체로 인식하는 것이 중요하다. 도중에 언어로 번역하여 해석할 필요는 없다.

예를 들어, 영어로 듣거나 말할 때 그걸 다시 모국어로 번역해서 이해하려고 하면 매끄러운 대화를 할 수 없지 않겠나? 그래서 영어로 생각하고 영어로 말하면서 '영어에 적합한 두뇌' 혹은 '영어에 적합한 귀'를 만들어가야 한다.

X선을 판독할 때도 마찬가지다. '니보(niveau: 가스와 장액에 의한 거울상)'나 '프리에어(free air: 유리된 공기 음영)'가 있으니까 장폐색이나 장관 천공이 있다고 판단하는 게 아니라, '니보'나 '프리에어'라는 단어를 떠올리지 않고도, 사진을 보고 즉시 심각한 질환이라고 이해할 수 있어야 한다.

복부 X선에 익숙하지 않은 의사는 사진 판독을 할 때 '니보'가 없는지, '프리에어'는 없는지 찾는다. 그러다 보면, 그 이상의 정보를 읽어내지 못하게 된다. 결장암으로 긴급수술을 필요로 하는 환자의 사진을 보고도, 소화기 전문의가 아니라면 진단하지 못할 수도 있다. 실제로 소화기내과 의사조차 최근에는 복부 X선 사진을 판독하지 못하는 경우가 늘고 있다.

물론 복부 X선을 촬영하지 않아도, 내시경이나 CT 검사를 하여 언제든 올바른 진단을 내리고 치료할 수 있다면 상관없다. 하지만 위독한 질환을 가진 환자가 반드시 위독한 상태라고 단정할 수는 없다.

방금 강연회에서 이야기했던, 결장암으로 긴급수술을 받은 환자도 응급차에 실려 온 것이 아니다. 진료실까지 걸어서 왔다. 중요한 것은 '복부 X선을 실시하여 그 뒤의 진찰로 매끄럽게 이어질 수 있느냐'다. 복부 X선은 방사선 노출도 적고 비용도 그렇게 부담스럽지 않아서 '복통' 진료의 기본이 되어야 할 뿐만 아니라, 진료의 기본적인 '알고리즘(절차)'에도 포함되어야 한다고 생각한다.

덧붙여 복부 X선의 유용성은 임상의가 제일 잘 알고 있어야 한다. 방사선 진단 의사는 X선 사진을 판독하는 건 가능하지만, 환자를 진찰할 수는 없다. 환자를 가장 먼저 보는 사람은 프라이머리 케어를 맡아 진료의 최전선에 있는 우리 임상의이다. 그런 임상의가 복부 X선을 촬영하고, 소견을 내고, 다음 검사를 진행하여 진단하고 치료한다.

따라서 복부 X선이 가장 필요한 사람은 환자를 보는 임상의이다. 그리고 복부 X선은 소화기내과뿐만 아니라, 환자를 진찰하는 모든 의사에게 유용하다. 물론 월급의사뿐만 아니라 개업의에게도 복부 X선은 진료의 '플랫폼(공통 기반)'이라고 해도 좋다. 어떤 의사도 복부 X선을 사용하지 않을 수 없을 것이다.

후일담.

오늘 복부 단순 X선 사진 판독에 대해 강의했는데, 강연이 끝나자 청강생 한 명이 일부러 인사를 하러 왔다. 작년에 내 강연을 듣고 같은 사례의 환자를 여섯이나 만나서, 진단은 물론 치료까지 수

월하게 마무리해 환자에게 감사 인사를 받았다고 했다. 더할 나위 없이 기쁜 일이다! 내 일인 것처럼 기뻤다.

내가 강연을 하는 이유는 내 진단 능력을 자랑하기 위해서가 아니다. 수많은 의사에게, 특히 소화기내과를 전문으로 하지 않는 수련의나 개업의에게 소화기 질환을 올바르게 진단할 수 있도록 하기 위해서다. 복부 X선에서 이런 소견이 보이면 바로 소화기내과로 보내달라고 말이다.

그 의사의 이야기는 내가 의도한 그대로였다. 그 의도가 통했다면 더 바랄 게 없다. 강연한 보람이 있다!

언젠가 저도 선생님을 기쁘게 해드리고 싶습니다!

열심히 해보도록! 기대하고 있을 테니!

가까운 시일 내에 방금 강연한 내용이 교과서로 출판된다. 지금 마지막 원고를 점검하고 있다. 출판되면 사서 공부하도록! 여러분에게는 특별히 내가 선물해도 좋지만, 선물 받은 책은 거의 읽지 않게 되는데, 어떻게 하겠나?

받겠습니다!

좋아, 그렇다면 제대로 읽도록! 그리고 일주일 이내에 리포트를 제출해야 한다.

…그냥 사겠습니다.

한번 뱉은 말은 주워담을 수 없지!

네…, 감사히 받겠습니다.

X선 사진 등 화상 진단 데이터는 반드시 직접 볼 것.
이상 소견이나 의문스러운 소견은 방사선과
의사에게 이야기하여 점검하는 습관을 들일 것.

고통 없는 위내시경 검사

위내시경 검사를 받은 건 처음이었지? 괜찮았나? 그렇게 아프지는
않았지?

　네, 전혀. 한 번 더 받아도 괜찮을 정도예요.

　그럼 한 번 더 할까?

　…저기, 그럼 다음 달에.

　받지 않아도 괜찮다! 오늘은 환자의 기분을 이해하기 위해서 내
시경을 받아본 것뿐이니까.

　내시경 검사는 소화기내과 의사에게 '검사'가 아니라 '진찰'이다.
순환기 전문 의사가 청진기로 진찰하듯이 우리는 내시경 검사로 식
도나 위를 '진찰'한다.

　피부과 의사는 피부 상태를 자세히 살피고 진단하여 그에 맞는
약을 처방한다. 습진을 봐달라는 환자의 말에 피부과 의사가 피부
를 보지도 않고 약을 처방하면 그야말로 '돌팔이 의사'가 되겠지?

　"위가 아프다"고 말하는 환자에게 배만 만져보고 약을 처방하는
의사가 있다면, 역시 '돌팔이 의사'라고 할 수 있다! 우리는 약장수

가 아니다. 우리 일은 약을 주는 게 아니라, 진단하고 치료하는 것이다. 그러니까 위가 아프다는 환자가 오면, 진단하기 위해서 내시경 검사를 한다. 게다가 아프지 않게 검사하는 것이 중요하다.

예를 들어, 어떤 의사가 환자에게 '아픈' 내시경 검사를 했다고 하자. 환자는 아파서 "다시는 죽어도 내시경 검사를 받고 싶지 않다"라고 하며 돌아가겠지. 그 환자가 몇 년이 지난 후에 살이 쭉 빠져서 식사도 하지 못한다며 병원을 찾는다. 그리고 환자의 병이 진행 위암이라면? 과연 잘못한 쪽은 병원에 오지 않은 환자인 걸까?

전에 했던 위내시경 검사가 트라우마가 된 게 아닐까요?

그렇겠지. 사실은 위내시경 검사로 환자에게 트라우마를 준 의사가 잘못이라고 생각하지 않나? 물론 그 의사가 환자나 환자 가족에게 고소를 당할 일은 없을 테지.

만약 초진 환자라 해도 위내시경 검사를 단발적인 검사라고 생각해서는 안 된다. 우리는 고통 없는 위내시경 검사를 제공하여 환자가 매년 부담 없이 검사받을 수 있도록 해야 한다. 그래야 진정한 의미의 내시경 전문가라고 할 수 있다.

우리에게 환자는 수십 명 중의 한 사람일지도 모르겠지만, 환자에게 의사는 단 한 사람! 내시경 전문의는 어쩌면 검사 때문에 환자에게 트라우마를 안겨줄지도 모른다는 점을 명심해야 한다.

지도의사는 종합적인 진료가 가능한 의사를 많이 길러내야 한다. 동시에 환자의 마음을 살필 줄 아는 의사를 길러내야 한다. 나는 내시경 검사를 통해, 수련의에게 환자의 마음을 헤아리는 법을 가르치고자 한다.

'고통 없는 내시경 검사Oriented endoscopy'

이건 학회에서 승인한 정식 명칭은 아니고, 내가 멋대로 붙인 이름이다.

고통 없는 내시경 검사를 하는 방법은 이렇다. 검사 전에 2~3분에 걸쳐 오리엔테이션(설명)을 하고 검사 중에는 내비게이션(길잡이)처럼 안내하면서 환자가 긴장하지 않고 검사받을 수 있도록 하는 것이다. 환자에게 설명하는 방법은 다음과 같다.

"내시경은 삼킬 때 요령이 있습니다. 이것만 지키면 수면이 아니어도 절대 아프지 않아요. 어렵지도 않습니다. 제가 내시경 검사를 받을 때 어떻게 하면 제일 편한지 경험한 내용을 그대로 전수하고 있기 때문에 확신할 수 있습니다. 비법은 마음의 안정과 무심. 도겐 대선사가 좌선할 때처럼 지관타좌(只管打坐: 아무 생각도 하지 않고 마음을 무의 상태로 만들어 오로지 좌선에 집중하는 것)의 심정이 되어…, 아 그건 조금 어려울까요?"

"하지만 마음을 안정하고 다음 사항을 잘 지키면 수면제를 사용하지 않아도 절대 아프지 않습니다. 싫다는 생각도, 위에 카메라를 넣는다는 의식도 하지 말고 본인 의지로 건강을 지키기 위해 받는 검사라는 점을 분명히 인식하기를 바랍니다. 자 이렇게 해보세요."

1. 자세를 조금 구부정하게 합니다.

좋은 의사입니까?

2. 눈을 뜬 채로 시선은 약간 아래쪽을 향해 약 1미터 앞을 멍하니 바라봅니다.
3. 침은 삼키지 않습니다. 내시경이 목 안에 있으므로 삼키면 침이 가슴(기관)에 들어가서 숨이 막혀버립니다. 침을 삼키는 동작 그 자체도 목을 아프게 합니다.
4. 제일 중요한 것은 호흡. 복식호흡으로 천천히 길게 숨을 내쉽니다. 가능하면 5초 동안 '후' 하고 내쉽니다.
5. 목에 내시경이 있다는 것을 의식하지 않습니다.

"어차피 검사해야 한다면, 편한 것이 좋지 않겠습니까? 그럼 이 사항들을 지켜주세요. 나머지는 저한테 맡기시고요. 그대로 실천하시면, 트림 한 번 없이 검사를 끝낼 수 있습니다. 눈물을 흘리는 일도 없을 겁니다. 검사 중에 제가 말을 걸겠지만, 대답은 하지 않으셔도 됩니다. 들어주기만 하세요. 끄덕이지 않아도 됩니다. 고개를 끄덕였다가는 내시경이 들어가 있는 목구멍이 아플 테니까요."

"제 내시경 검사는 원래 입이 아니라 코로 들어가는 가느다란 내시경을 사용합니다. 사실 내시경 검사 자체는 아픈 것이 아닙니다. 검사를 받는 환자가 지나치게 긴장하는 것이 고통의 주요 원인입니다. 적어도 저는 그렇게 생각합니다."

여러분 동료 중에 내시경 검사에 흥미가 있는 사람이 있다면, 내가 찍은 내시경 검사 동영상(부록의 참고 자료에 기재)을 반드시 소개해주기 바란다. 참고가 될 것이다.

선생님이 늘 하시는 내시경 검사 말씀이죠?

그렇다. 환자가 보아도 참고가 되겠지만, 사실은 내시경 검사를 하는 모든 의사에게 이런 검사법을 알리고 싶다. 검사를 시작하겠다는 말만 하고 바로 내시경을 집어넣는 의사도 많기 때문이다. 그럼 환자는 괴롭다기보다는 깜짝 놀란다. 환자에게 마음의 준비를 할 시간을 주어야 한다.

나한테 처음으로 내시경 검사를 받은 환자 중 98%가 '아프지 않다'고 말했다. 놀라운 점은, 과거 내시경 검사 때 검사 전에 지금처럼 설명을 들은 적이 없었다고 말한 환자가 압도적으로 많다는 사실이다.

내시경 검사는 카메라를 삽입하여 관찰하기만 하면 되는 검사가 아니다. 환자가 소화기내과에 찾아와서 검사를 예약할 때부터 검사는 이미 시작된 것이라고 할 수 있다. 환자에 따라서는 내시경 검사 전날 긴장해서 잠을 자지 못하는 사람도 있다.

그러므로 의사는 환자가 마음의 준비를 할 수 있도록 배려해야 한다. 무엇보다 이런 설명은 내시경 검사를 위해 지극히 당연한 일이라고 생각하는데, 아직도 수많은 의료기관에서 제대로 시행되지 않는다는 사실이 나로서는 믿기지 않는다.

대학에서도 니시노 선생님처럼 설명하는 분은 보지 못했는데 선생님은 어째서 이런 사전 설명을 시작하게 된 건가요?

환자가 검사를 쉽게 받아들이고 환자에게 트라우마를 만들지 않으려면 필요한 일이기 때문이다. 내시경 검사가 아프다고 느낀 적이 있는 환자는 마음에 벽을 쌓게 된다. '고통 없는 내시경 검사'가 그런 마음의 벽을 허무는 임무를 수행한다고 본다.

사실 이런 영감을 얻게 된 특별한 계기가 있었다. 학생 때 도쿄 디즈니랜드에서 경험했던 일이 그것이다. 시커먼 공간을 달리는 '스페이스 마운틴'이라는 제트코스터를 타본 적이 있나?

물론! 있습니다.

나는 겁이 많아서 타고 싶지 않았다. 하지만 탈 수밖에 없는 상황이었다. 어차피 탈 것이라면 맨 앞에 타려고 했지만, 자리는 자동으로 정해지기 때문에 내가 정할 수는 없었다. 줄을 서 있었는데, 앞에 선 일행이 모두 타니까 내 앞에 사람이 한 명도 남지 않게 되었다. 그렇다면 제일 앞좌석!

무섭다. 하지만 지금에 와서 그만둘 수는 없다. 직원의 재촉을 받으며 제일 앞으로 걸어가고 있는데 뒤에서 남자아이 두 명이 뛰어오더니 말리는 직원을 뿌리치고 제일 앞에 앉아버리고 말았다. 초등학교 3~4학년쯤 돼 보이는 남자아이들이었는데 아마도 연간 회원권을 사용하는 단골 같았다. 나는 그들 뒤에서 두 번째 자리에 앉아 안전 바를 꽉 잡고 다리를 쭉 뻗어서 자세를 잡았다.

놀이기구가 움직이자, 앞에 앉은 남자아이들은 큰 목소리로 실황 중계를 하기 시작했다.

"자, 다 올라가면 오른쪽으로 돌아서 왼쪽. 올라가다가 이번에는 밑으로 내려간다. 다시 오른쪽으로 돌아 올라가서 바로 왼쪽…."

처음엔 무슨 소리를 하는지 몰랐다. 그런데 그건 아이들 머릿속에 3차원으로 완성된 코스에 대한 해설이었다. 놀랍게도 그 중계를 듣고 있자니, 전혀 무섭지 않았다. 앞으로 무슨 일이 일어날지 알수 있으니 마음의 준비를 할 수 있었다.

오른쪽으로 돌 때는 왼쪽 다리를 쭉 뻗어서 몸의 균형을 유지한다. 내려갈 때나, 올라갈 때나 마음에 여유가 있으므로 갑자기 심장이 '쿵!' 하고 내려앉지도 않았다. 나는 그때 마음의 준비를 할 수 있으면 원래 무섭던 것도 무섭지 않게 된다는 사실을 체감했다.

영감을 얻었던 경험이 또 하나 있는데, 잡지 기사 이야기다. 사진가인 시노야마 기신 씨가 담당했던 여배우의 수영복 촬영 이야기였는데, 처음에는 비키니 차림만 촬영하기로 했던 것이 촬영장 분위기에 휩쓸려 어느새 세미누드 사진으로 바뀌었다는 것이다.

프로 사진가의 기술이란 단순히 셔터를 누르는 것만은 아니다. 모델의 마음을 북돋우거나, 혹은 안정하게 하여 자연스러운 표정과 아름다움을 끌어내는 것이 진정한 기술. 즉 시노야마 기신 씨였기에 찍을 수 있었던 세미누드 사진이었다고 할 수 있다. 프로의 기술이란 그런 것! 누구도 흉내 낼 수 없는, 바로 그 사람이기 때문에 가능한 기술이다.

내시경 전문의 중에 전문가 의식을 가지고 있는 사람은 얼마나될까? 내시경 검사를 그저 관례적인 업무라고 생각하는 의사는 없을까?

글쎄요.

전문가 의식을 가지고 검사하는 것이야말로 내시경 검사 기술의 근본이라고 생각한다. 환자에게 검사에 대한 의의와 요령을 전하고, 환자가 '선뜻' 검사를 받을 수 있도록 한다.

내시경 검사에 필요한 것은 관 삽입과 관찰 기술뿐만이 아니다. 환자의 마음을 살피면서 고통 없는 검사를 제공하여 안심하고 검사받을 수 있도록 해야 한다. 이것이 바로 '고통 없는 내시경 검사'를 하는 의의다.

그렇군요. 잘 알겠습니다.

어느 날, 학회에서 '고통 없는 내시경 검사'를 소개하는데 황당한 질문을 하는 의사가 있었다. 그 사람은 한 대형 병원의 내시경 부서 부장으로 베테랑 의사였고 학회에서도 유명한 분이었다.

"모든 환자에게 그렇게 설명합니까? 그렇게 매번 시간을 들여 설명하면 수고스럽지 않나요? 검사 중에도 환자에게 계속 말을 걸면, 내시경 관찰에 집중할 수 없지 않겠습니까? 암을 보고도 놓칠 수 있지 않을까요?"

어이가 없어서 대답하고 싶은 마음도 없어졌다. 이런 의사가 있으니까, 환자가 내시경을 무서워하는 것이다. 검사 중에 설명하는 게 어렵다면 내시경 전문가라고 말할 수 있을까? 그런 시설에서 배우는 수련의는 그런 지도의사를 따라가지 않을까?

내시경 전문 의사는 좀 더 환자의 마음을 이해할 필요가 있다. 즉, '공감(empathy: 그 사람 입장에서 그 사람의 마음을 더욱 깊이 이해하려고 하는 마음 태도)'이 필요하다.

그 점은 위내시경 검사뿐만 아니라, 대장내시경 검사에서도 마찬가지다. 외래에서 환자에게 대장내시경 검사를 받으라고 하면, '검사가 엄청나게 아프다고 들었다'거나 '그런 검사는 죽어도 받는 게 아니라고 들었다'라는 말을 하는 사람이 많다.

하지만 실제로 여러분은 보아서 알겠지만, 대장내시경 검사를 받은 환자 중에 아프다고 하는 사람은 거의 없지 않던가? 환자들 주변에 무책임한 선동자가 있어서 비방과 중상모략을 펼치고 있다는 말이다. 세상에는 이런 무책임한 소문이 만연해 있다.

예를 들어, 대장암에 걸린 사람이 있다고 치자. 아직 진단받지는 않았기 때문에 환자는 아니다. 그 사람이 소문을 듣고 검사를 회피해서 2년 후에 대장암 간 전이로 사망했다면, 그때 소문을 낸 장본인이 환자를 책임져줄까? 그럴 리가 없다. 그러니까 소문을 들은 사람도 신중히 생각해야 한다. 하지만 세상에는 이런 입바른 소리가 통하지 않는다. 그렇다면 어떻게 하면 될까? 아이디어가 있나?

그런 게 있을까요?

있지.

일반적으로 이런 나쁜 소문을 내고 다니는 사람은 '아팠던 검사의 기억' 때문에 원망을 품고, 닥치는 대로 주변에 소문을 퍼트리고 다닌다. 그러니까 가장 우선되어야 할 점은 고통 없는 검사를 제공하여 다시는 원망을 품는 사람이 나오지 않도록 하면서, 동시에 검사가 아프지 않았던 환자에게 그 경험을 퍼트려달라고 협력을 요청

해야 할 것이다.

검사가 아프지 않았던 환자는 보통 주변에 그런 사실을 말하지 않는다. 그래서 '대장내시경 검사는 아프다'라는 소문만 무성하게 된다. 아팠던 사람들이 소문을 내듯이, 아프지 않았던 사람도 그 정보를 타인에게 공유하도록 해야 한다.

사실 우리가 검사해도 수술로 인한 유착 때문에 검사가 아프다는 환자가 다소 있다. 그렇다 해도 고작 백 명 중 한두 명이다. 내시경 검사를 받은 모든 사람이 똑같이 만 명에게 검사에 대한 경험담을 이야기한다고 치고, '대장내시경 검사는 아프다'라는 소문이 백 명에서 이백 명에게 전달된다고 치자. 그럼 구천팔백 명에서 구천 구백 명에게는 '대장내시경 검사는 아프지 않다'라는 소문이 퍼진다. 그럼 어떻게 될 것으로 생각하는가?

아, 90%에게 '대장내시경 검사는 아프지 않다'라는 소문이 퍼지게 되는군요.

그렇지? 정상적인 비율로 정보가 퍼져나갈 것이다. 이는 결코 정보 조작이 아니다. 좋은 소문으로 나쁜 소문을 몰아내는 것이다! '그레셤 법칙'의 역발상이라고 할 수 있다.

혹시 '악화는 양화를 구축한다'는 그건가요?

그래.

역시 이번에도 잘 끼워 맞추시네요.

당연한 이야기지만, 우리는 병원에 오는 환자만 진찰할 수 있다. 암 환자라도 서둘러 진료를 받으러 온다면 치료할 가능성이 커지겠지?

대장내시경 검사는 고통스럽다는 선입견을 없애고, 정신적인 부담을 줄여서 환자가 가벼운 마음으로 병원에 올 수 있도록 하고 싶다. 그러려면 방해 요인을 제거할 필요가 있다. 그것도 어엿한 의료 행위라고 생각한다.

암을 박멸하기 위한 전략이라고 할 수 있겠네요!

That's right!

기술이 발전할수록 인간적인 접촉의 필요성도
높아진다.

후일담.

얼마 전에 내시경 검사를 받으러 온 환자(오십 대 여성)가 나한테 화를 냈다. 늘 하던 대로 '고통 없는 내시경 검사'를 시행한 후에 입 안에 고인 가래를 석션기로 빨아들이자, 반사 반응이 크게 나왔다. 아직 인두를 통과하기 전이었기 때문에 내시경을 빼서 마취를 한 번 더 추가했다.

"너무 긴장하셨어요, 힘을 빼는 게 좋습니다."

그렇게 설명했더니, 오히려 환자가 화를 내며 이렇게 대답했다.

"그렇게 말한다고 바로 할 수 있는 게 아니잖아요. 지금껏 몇 번이나 검사했지만, 이런 말은 들은 적이 없어요."

건강검진에 속한 내시경 검사는 선택 사항이기 때문에, 마음의 준비가 되어있지 않으면 다른 날로 연기해도 좋다고 제안했지만,

결국 환자는 그날 검사를 받겠다고 했다. 검사 중에 트림을 한 번도 하지 않았고 목 막힘으로 인한 기침도 하지 않았다. 인두 반사도 전혀 없었다.

"어땠습니까? 검사가 아프셨나요?"

그렇게 물어보아도 묵묵부답이었다. 아니 그보다는 방금까지 호통을 치던 사람은 온데간데없고 뜻밖에 면목없다는 듯한 모습을 보였다.

그 환자가 진료실을 나갈 때 겨우 들릴락 말락 한 목소리로 이렇게 말했다.

"고맙습니다."

만약 진심으로 화가 났다면 아무 말도 하지 않고 나갔을 것이기에, 환자의 마지막 말은 기쁘게 받기로 했다.

거슬러 올라가서 이 환자와 검사 전에 나누었던 대화 내용은 이렇다.

"이전에 내시경 검사를 받았을 때 아팠습니까?"

"당연히 아팠죠!"

처음부터 이처럼 분노 반응을 보이는 환자는 조심하는 편이 좋다. 내시경 검사는 환자의 정신적인 부분에 영향을 미치는 검사다. 이런 사실을 환자뿐만 아니라, 의사 역시 충분히 이해하지 못하고 있다. 수많은 환자가 내시경 검사를 고통스럽다고 하는 것만 보아도 알 수 있다.

환자가 하는 말의 이면을 보자. 지금껏 받았던 내시경 검사에서는 의사가 충분히 설명하지 않았던 것은 아닐까? 그래서 이 환자가 받은 검사가 고통스러웠던 것은 아닐까? 그래서 '내시경 검사는 당연히 아프다'라고 생각하는 것인지 모른다.

자기 생각에 사로잡혀 있는 사람의 기분을 풀어주는 일은 쉽지 않다. 하지만 내시경 검사에 대한 환자의 생각을 바로잡는다면, 그동안의 편견을 없애줄 수 있다고 생각한다.

그게 당연한 일이라는 생각이 드는데, 현실은 그렇지만은 않은 것이군요.

의학적인 상식이 아직 제대로 자리 잡지 못했다는 뜻이겠지.

저희가 바꿔가겠습니다!

오, 말 한번 잘하는군! 기대한다.

무차별적 CT 검사 의존성에 관하여

이 환자에게는 역시 복부 CT 검사를 해야겠다.

네.

그럼 조영으로 할까? 단순 CT로 할까?

조영으로 하는 게 좋겠습니다.

왜지?

네? 그건…, 응급실에서의 CT는 조영으로 촬영하지 않나요?

질문을 바꿔보지. 조영 CT와 단순 CT의 차이점은 뭔가?

조영으로 하면 혈류를 보기 쉬워집니다.

그렇지. 그럼 단순 CT로는 보기 어려운가? 단순과 조영 촬영을 같이 의뢰하는 의사가 종종 있는데 양쪽 모두 필요한가?

…생각해본 적 없습니다.

그렇지? 다들 그렇게 하니까 그런가 보다, 하고 생각했을 테지.

병의 이미지를 떠올려보는 게 중요하다. 예를 들어, 장염을 확진하기 위해서라면 단순 CT로도 충분하다. 장관벽의 비후^{肥厚}와 주변의 지방조직염, 요로결석을 확인하려고 할 때도 석회화는 단순 CT 만으로 진단할 수 있다. 오히려 조영 CT로는 요관의 조영제와 구분할 수 없어 알기 어려워진다.

한편 상장간동맥^{SMA} 혈전증은 단순 CT로는 진단할 수 없다. 상장간동맥의 혈류가 끊긴 것을 증명해야 하기 때문이다.

물론 결과가 나왔을 때, 생각지도 못했던 질환이 사진에 찍혀 나올 수는 있다. 하지만 모든 환자에게 CT를, 그것도 조영과 단순 CT 를 모두 찍을 필요가 있을까?

우리가 늘 잊지 말아야 할 사실은 최소한의 의료 자원을 활용하여 최대한의 정보를 끌어내야 한다는 점이다. 그래야 환자가 불필요하게 방사선에 노출되는 것을 막을 수 있고, 의료비를 억제하여 조금이나마 의료 경제에 공헌할 수도 있다. 나아가 환자 개개인의 증세를 파악하여 각각에 맞는 검사를 고민하면서 '의사다운 사고' 가 형성되어간다.

환자를 천편일률적인 검사로 편하게 진단하려고 생각하면 안 된다. 스스로 사고하여 환자를 올바른 진단으로 이끌어야 한다. 그런 마음이 없다면, 좋은 의사가 될 수 없다.

어떤 의미에서 CT는 보물 상자 같다. 사려 없는 의사가 '음, 진단이 안 나오니까 CT를 찍자'라고 검사를 의뢰한다. CT 사진을 보고 '뭐야, 이런 병이 있었네. 역시 CT 찍기를 잘했어'라는 식이라면, 그런 의사의 진단 능력은 향상되지 않을 것이다.

검사를 의뢰할 때는 검사의 필연성과 결과를 예측할 수 있어야 한다. 우연히 얻은 결과와 경험에만 의지해서는 5년이 지나도 진단 능력은 지금과 크게 달라지지 않을 것이다. 베테랑이라면 결과만 좋아도 괜찮을지 모르겠다. 하지만 수련 시기에는 결과보다는 경과를 고민하거나 사고 과정을 발전해나가는 게 중요하다.

조심해야 할 ERCP, 적극 고려해야 할 PET

『손자병법』을 알고 있나?

들은 적은 있지만, 내용은….

'적을 알고 나를 알면 백 번 싸워도 위태롭지 않다'라는 말은 들어본 적 있겠지?

아, 그건 알고 있습니다.

사실 『손자병법』은 숨은 베스트셀러다. 그 유명한 문장은 '모공편謀攻篇'에 나온다. 요새는 책이 아닌 인터넷에서도 내용을 볼 수 있

좋은 의사입니까?

으니까, 책은 팔리지 않는다 해도 꽤 많은 사람이 읽고 있는 셈이다. 그렇다면 독자는 누구라고 생각하나?

의사입니까?

물어보면 바로 대답하지 말고, 조금은 지혜를 짜봐야지. 머리를 써봐.

『손자병법』은 숨겨진 비즈니스 책이라고 불린다. 싸우는 법뿐만 아니라, 사람을 다루는 방법과 전쟁의 시비에 대해 말하고 있기 때문이다.

이 책에 처음 등장하는 말은 무려 "싸우지 마라"다. '병법'인데 말이다. 그리고 다음으로는 "싸우지 않고 이기는 것이 좋다"라고 한다. 대단하지 않은가!

호전적으로 싸우는 방법을 말하는 것이 아니라, "어떻게 해도 싸움을 피할 수 없을 때만 전투하라"고 말하는 것이 『손자병법』이다. 전쟁은 나라를 피폐하게 만들기 때문이다. 사망자가 속출하고 전쟁으로 인한 비용 부담도 뒤집어써야 한다. 전쟁이 국정에 그다지 이익이 되지 않는다는 사실은 예전부터 잘 알려졌다.

이 책에서 손자는 위정자에게 양심에 관해 이야기했다고 생각한다. 효율적으로 이기는 싸움을 해서 빨리 전쟁을 끝내고 사망자나 전쟁 비용을 최대한 줄여야 한다고 말한 것이다. 어떤 의미에서 손자는 역설적인 평화론자였는지도 모른다.

『손자병법』은 읽기에 따라, 리더십이나 회사 경영에 대한 이야기가 되기도 한다. 그리고 『손자병법』의 교훈은 ERCP(endoscopic retrograde cholangiopancreatography: 내시경 역행 췌담관 조영술)에도 통한다고 생각한다.

ERCP는 증례를 최대한 좁혀서 시행할 것! 물론 황달 환자처럼 반드시 검사해야 하는 경우도 있지만, 검사 건수를 높이려고 필요 이상으로 검사 대상 범위를 넓게 생각하는 의사도 있다.

여러분도 알다시피, ERCP는 내시경 검사 중에서도 가장 합병증 발병률이 높다. 'ERCP 후 췌장염'에 관해 알고 있을 것이다. 사전에 알 수 없기 때문에 예방하기 어려운 병이고, 복통으로 환자를 괴롭히는 몹쓸 합병증이다. ERCP 후 췌장염의 발병률은 1.2%다. 중증인 경우에는 사망에 이를 수도 있다. 따라서 ERCP는 어느 정도 진단이 나온 상태에서, ERCP를 통해 치료도 이루어지는 환자를 대상으로 해야 한다.

ERCP는 까다로운 검사이기 때문에 소화기내과 의사 중에도 검사를 시행할 수 있는 사람은 매우 한정된다. 게다가 상당히 숙련된 기술을 필요로 한다. 그렇다고 검사가 확실히 이루어지느냐 하면, 수많은 환자를 치료하는 전문 시설에서도 성공률은 90에서 95% 정도라고 한다. 내 성공률은 97.9%이니까 우리 병원이라면 다른 시설보다 더 정밀한 검사를 받을 수 있다. 물론, 그중에는 검사가 까다로운 환자도 있지만, 나는 절대 췌장염을 일으키지 않으려고 노력하고 있다.

내 스승은 데이네케이진카이 병원 소화기병 센터의 센터장인 마구치 히로유키 선생님. 지식이나 기술 면에서 나는 여전히 그분의 발끝도 따라가지 못하지만, 히로유키 선생님을 목표로 했기 때문에 지금의 내가 있다고 생각한다.

의료는 환자의 병을 낫게 하는 기술이지, 결코 환자를 괴롭히는 기술이 되어서는 안 된다. 그래서 나는 ERCP를 받는 모든 환자가 안심하고 안전하게 검사받을 수 있도록 노력하고 있다.

이 병원에서는 급성담낭염으로 긴급수술을 하기 전에 외과에서 ENBD(endoscopic nasobiliary drainage: 내시경적 경비적 담즙 배액술) 삽입을 의뢰하는 경우가 많다. 다른 병원에서는 긴급수술 전에 ERCP를 하면서까지 ENBD를 삽입하는 경우는 거의 없다.

이 병원은 ERCP 성공률이 높아서 췌장염을 일으키지 않기 때문인가요?

그렇다. ENBD를 삽입하여 담낭관을 도드라지게 하면 수술의 안정성을 높일 수 있다. 환자를 살리기 위해 외과와 협조하는 것이다.

오늘 기쁜 일이 있었다. 들어보겠나?

만난 적 없는 환자가 나를 지명해서 진료를 받으러 와주었다. 물론 특진료 같은 것은 없다. 분명 아는 사람의 추천이겠거니 했는데, 그게 생각지도 못한 이유였다. 내가 강연했던 PET(positron emission tomography: 양전자 방출 단층 촬영) 검진에 관한 시민 공개 강좌를 듣고 PET 검진을 받은 환자였다. 어찌 기쁘지 않을 수 있겠나! 과분할 정도로 감사한 일이었다.

하지만 진료받으러 왔다는 말은 PET 검진을 한 결과, 더 검사할 필요가 있다는 뜻이다. 정밀검사를 위해 대장내시경 검사를 받으려고 나를 찾아왔던 것이다.

대장내시경 검사를 진행했고 직장암이 발견되었다. 하지만 전이도 없고 수술로 완치 가능한 상태라서 다행이었다. 나중에 이야기를 들어보니, 그 환자는 평소에 굉장히 건강한 편이었고 병원에 다닌 적이 없다는 게 자랑이었던 모양이다. 내 강연회에는 아내가 억지로 끌고 온 것이라고 했다. 아내도 PET 검사를 했지만, 이상이 없었다.

사람들은 대부분 암에 걸리면 어떤 증상이 나타날 것이라고 믿지만, 실제로는 증상이 없는 경우가 많다. 이 환자는 종양표지자 검사도 정상으로 나왔다. 따라서 만약 PET 검사를 받지 않았더라면 수년 후에 변이 나오지 않는다거나 하혈 증세가 나타나 진료를 받으러 왔을 때는 이미 수술이 불가능할 정도로 암이 진행되었을지 모른다. PET 검사를 통해 목숨을 건진 것이다.

그러고 보면 아내도 참 대단한 일을 했다. 그렇게까지 남편을 걱정해주다니 말이다. 남편이 앞으로 더 오래 살기를 바라는 마음에서 남편 손을 잡아끌어 데리고 왔을 것이다. 남편이 고집스럽게 가지 않겠다고 포기했다면 진단이나 치료를 할 수 없었을 테니 남편도 분명 아내에게 감사하고 있을 것이다. 직접 말로 고맙다고 했는지는 모르겠지만 말이다. 남자들은 마음은 있어도 좀처럼 말로 표현하지는 못하거든.

그런 건가요?

그렇다.

그 후 그 환자는 직장암 수술이 잘 끝나서 건강한 상태로 퇴원했다. PET 검사의 가장 좋은 점은 이처럼 증상이 없는 환자가 검사의 고통을 느끼지 않고 정확한 진단을 받을 수 있다는 것이다.

다른 증례도 소개하겠다. 위암 환자로 수술 전에 환자의 상태를 평가하려고 검사했는데, 직장암이 발견되었다. 두 번째 암이기 때문에 PET 검사를 했다. 그랬더니 이번에는 심장 뒤쪽에서 폐암이 발견되었다.

암 3개를 한꺼번에 수술할 수는 없다. 폐암이 가장 컸기 때문에 폐암 수술을 제일 먼저 하기로 했다. 반년 정도 회복하기를 기다렸다가, 위암과 직장암을 동시에 수술했다. PET 검사를 받지 않았다면, 폐암 진단을 할 수 없었을 것이다. 그랬다면 이 환자는 1년 후에 폐암으로 사망했을지도 모른다. 이 환자 역시 PET 검사 덕분에 목숨을 건졌다.

PET 검사의 유일한 난점은 높은 비용이다. 언젠가 PET 검사 비용이 저렴해져서 널리 보급되는 날이 오면, 암을 조기에 발견할 가능성도 커질 것이다. 하지만 현실적으로 가장 큰 문제는 아직 일반 의사들 사이에서 PET 검사의 장점이 그리 알려지지 않았다는 점이다. 실제로 우리도 이 병원에서 PET 검사를 가동하기 시작했을 즈음 이게 과연 도움이 될까, 라는 생각에 회의적이었다.

그러나 수많은 증례를 검토하면서 PET 검사의 유용성을 이해하게 되었다. 암 환자라면 한 번쯤은 PET 검사를 받는 것이 좋다. 암의 전이뿐만 아니라, 동시 다발성 암을 진단하는 데도 PET 검사는 유용하기 때문이다.

PET 검사는 아직 널리 보급되지 않았기 때문에 검사할 수 있는 의사가 그리 많지 않다. 사실 PET 검사를 '있으면 좋은' 정도로 생각하는 사람이 많다. 다만 우리 병원에서는 PET 장비를 여섯 대나 사용하고 있어서 그 유용함을 아주 잘 알고 있는 것이다. 그래서 우리 병원을 PET 검사의 에반젤리스트^{evangelist}라고 생각한다.

그게 뭔가요?

'전도사'라는 뜻이다. 학회 등에서 PET 검사의 유용성을 소개하여 다른 의사들에게도 그 가치를 깨닫게 하고 싶다.

> 건강한 사람에게 특정한 질환이 있는지를 검사하는 것과 병에 걸린 사람의 질환을 증명하는 것은 그 과정이 전혀 다르다.

눈과 귀로 살린 소아과 환자

의료에서 '관찰력'은 중요하다.

선생님, 관찰력도 의학이라는 말씀인가요?

그렇게 말하는 것을 보니 아직 멀었군. '관찰력'을 의학으로 체계화하는 것은 불가능하겠지. 하지만 '관찰력'이 없으면 목숨을 구하

좋은 의사입니까?

지 못하는 경우도 있다.

어떤 경우를 말씀하는 건가요?

수련의 1년 차 가을에 있었던 일이다. 차례가 되어 소아과에서 배우고 있었다. 이제 막 의사가 된 지 1년밖에 안 된 수련의는 말 그대로 '손님'이다. 지금 여러분처럼.

흠흠.

1년 차 수련의가 할 수 있는 일이라면 환자와의 소통 능력을 키우는 것 정도? 그게 업무의 전부라고 해도 좋다.

소아과는 환자가 아이라서 좀처럼 환자와 대화를 끌고 나가기 어렵기 때문에 주로 아이의 엄마와 대화를 하게 된다.

그 아이는 0세 유아로 VSD(ventricular septal defect: 심실중격결손증)였다. 전날 심장 카테터 검사*를 마친 상태였고, 아침 회진에서 아이 엄마가 '우유를 잘 먹지 못한다'고 말했다.

배를 살펴보니 빵빵하게 부풀어있었다. 타진으로 금속음은 아니지만 둔탁한 소리를 확인했고 복강구획증후군abdominal compartment syndrome 소견이 보였다. 복부에 가스가 차서 횡격막이 비정상적으로 올라가 있는 저환기 상태였다. 당장 가스를 빼지 않으면 저환기로 숨이 멎을지도 모른다. 그렇지 않아도 심 질환 때문에 산소를 흡입하는 중이었다. 나는 얼른 대기실에 가서 간호사를 불러 관장을 부탁했다.

오전 중에는 간호사들도 이런저런 업무를 처리하느라 바쁘다. 그

---

* 심장 내에 가는 관(카테터)을 삽입하여 심장 기능이나 혈행 상태를 알아보는 검사법. -역주

날도 바빠서 간호사가 바로 달려오지 못했다. 얼마 후, 다시 한 번 소아 환자의 상태를 보러 갔다. 어떠냐고 묻고 상태를 보니 호흡이 약했다. 환자의 어머니도 "아이가 괴로운가 봐요"라고 걱정스럽게 대답했다.

VSD로 인한 청색증은 아닌 듯했다. 산소 흡입은 제대로 하고 있지만, 분명 환기 장애였다. 아무 조처도 하지 못하고 서 있는데, 어느새 숨이 멎어버리고 말았다. 아무것도 할 수 없는 소아과 수련의에게, 그것도 0세 소아를 살리는 일은 불가능한 미션이었다.

"선생님 어떡하죠?"

'선생'이라고 불리는 것이 아직은 부끄러웠던 시절. 그때만큼은 '나는 아직 의사가 아니다'라고 마음속으로 되뇌고 있었다. 솔직히 무서웠다. 하지만 주저하고 있을 시간이 없었다. 할 수 있는 건 심장마사지밖에 없었다.

유아의 흉곽은 부드럽다. 조심스럽게 심장을 눌러보았다. 물론 아이 어머니에게 전문의를 불러달라고 부탁한 상태였다.

바로 주치의(지도의사)가 와서 나를 대신해 심폐 소생을 했다. 두 손가락으로 흉부를 압박했다. 내가 한 것은 전혀 심폐 소생이 아니었다는 사실을 깨달았다. 그리고 기저귀를 벗겨 새끼손가락으로 직장을 자극했다. 그러자 가스가 배출되었다! 팽팽했던 복부가 가라앉고 호흡도 돌아왔다.

지도의사의 능숙한 처치로 큰일을 면할 수 있게 되어 가슴을 쓸어내렸다. 내가 목숨을 구한 것은 아니었지만, 내 업무가 늘 생명과

좋은 의사입니까?

밀접한 관계가 있다는 사실을 실감할 수 있었던 경험이었다.

내가 관장을 부탁한 간호사는 새내기였다. 나중에 복도에서 마주쳤을 때, "조금만 더 빨리 관장을 할 수 있었으면 좋았을 텐데"라고 말하자, 얼굴을 붉히면서 "죄송해요, 바빠서"라고 대답했다.

새내기 간호사에게는 일의 우선순위를 판단하는 것이 어려웠는지도 모른다. 내가 직접 관장을 하거나, 비닐장갑을 끼고 직장을 자극했어야 했는지도 모른다. 나중에 지도의사도 "이상이 생기면 재빨리 대처할 것. 특히 소아 환자는 신속한 대응이 중요하다"라고 가르쳐주었다.

중요한 사실 한 가지 더!

소아과에서는 아침 회진에서 종기가 의심되는 경우, 바로 수술 범위를 판단하여 수술을 의뢰해야 한다. 저녁까지 기다려서는 안 된다. 소아과의 종기는 통증이 없어도 급성복증에 해당한다. 전날에는 없었던 종기가 오늘 생겼다면 급속히 커진 것이다. 저녁까지 기다리면 종기가 터질지도 모른다.

교과서에는 실리지 않거나 따로 공부하지 않았던 '진료과의 상식'을 배우는 것도 수련임을 실감했다.

'복부가 팽창했다.' 그건 누가 봐도 확인할 수 있는 상태였다. 하지만 그걸 알아채지 못했다면 어떻게 되었을까? 아침 회진에서 우유를 잘 먹지 못한다는 말을 듣고 복부를 보지 않았다면 어떻게 되었을까? 어쩌면 그대로 숨이 멈춰버려서 저산소혈증에 빠졌을지도 모른다.

관찰력이 학문이 될 수는 없다. 혈액검사 같은 것과는 달라서 관찰한 내용을 객관적인 수치로 평가할 수 없기 때문이다. 하지만 관찰력이 환자의 생명을 구하는 일에 직접적으로 영향을 미치는 경우도 있다.

'소아 환자의 상태가 이상하다. 복부를 본다. 복부가 팽창했다. 장폐색? 복부 단순 X선을 찍어야 할까? 관장을 할까?'

의료 현장에서 이런 식으로 사고하고 관찰할 수 있느냐가 중요하다. 그건 지도의사가 아니더라도 할 수 있는 일이다. 나는 능숙하지는 못했지만, 1년 차 때 이미 경험했기 때문에 나중에 도움이 되었다.

다음부터는 복부를 꼭 보겠습니다.

…? 상황에 따라 대처해야지.

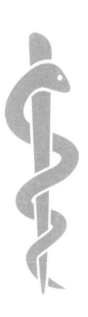

Chapter_6

의사들이
갖추어야 할 자질

의과대학의 커리큘럼은 인생에 대해서 가르쳐주지 않는다. 의사는 숱한 인생과 마주하는 직업이니만큼 교과서만 의존해서는 좋은 의사가 될 수 없다.

여러분에게 해주고 싶은 말이 있다. 내 말을 실천할지는 여러분 자신에게 맡기겠다. 하지만 무엇에도 오염되지 않은 순수한 마음을 가진 지금이야말로, 지금이기에 더욱, 여러분에게 이 말을 전하기 딱 좋은 시기라고 생각한다. 의사로서, 사회인으로서 몸에 익혔으면 하는 자질에 대해서 말이다.

청년이여 큰 뜻을 품어라!

Boys, be ambitious!

이 말을 알고 있지?

홋카이도 대학교의 전신인 삿포로 농학교의 윌리엄 S. 클라크 선생은 졸업생에게 이 말을 남기고 떠났다. 사람들 사이에서 '청년이여 큰 뜻을 품어라'라고 널리 알려진 말이지만, 연구자 중에는 그의미를 다르게 주장하는 사람도 있다. 클라크 선생은 원래 농학자였으나 경제학도 연구했고 나중에는 사업을 벌이기도 했다. 결국 성공하지는 못한 모양이지만 말이다.

따라서 클라크 선생은 사회적으로 성공하라는 의미를 담아 졸업생들에게 "Boys, be ambitious!"라고 했다는 것이다. '아메리칸 드림'이 아니라 '재팬 드림'을 구현하라고 말이지. 물론, 어디까지나 추측일 뿐이다.

이런 이론을 제기한 이유는 애초에 'ambitious'라는 단어에 '뜻'이라는 의미가 없기 때문이다. 그러니 글자 그대로 '야심을 가지고 성공하라'고 번역하는 것이 옳다고 그들은 주장한다.

하지만 내 생각에 '야심'이라고 하면 일본 정서상 좀 과한 느낌이라서, 의역하여 '큰 뜻'이라고 해도 충분하다고 본다. 현실적인 문제로, '재팬 드림'은 평등을 미덕으로 생각하는 일본 사회에서 용인되지 않을지도 모르겠다.

어쨌든 세상의 거센 파도에 휩쓸리면서도 자기 나름의 올바른 길을 뚫고 나아가야 한다는 메시지는 양쪽 모두 포함하고 있다. 무슨 말을 하고 싶은지 알겠나?

Residents, be ambitious!(수련의들이여, 큰 뜻을 품어라!)

That's right!

다만 현실은 그리 녹록지 않아서 큰 뜻을 품어도 그 뜻을 펼치지

좋은 의사입니까?

못하는 경우가 있다. 홋카이도의 한 후배가 「의사이자 환자였으며 스물아홉 독신인 한 명의 인간으로서」*라는 제목으로 글을 남겼는데 인터넷에 공개되었으니, 읽어보기를 바란다. 29세 소아과 의사가 자기 뜻을 다 펼치지 못하고 대장암으로 요절했다. 그녀가 이루려고 했던 꿈, 젊은 의사에게 전하고 싶었던 말이 그 글에 담겼다.

어떤 의사가 좋은 의사인가?

명의名醫와 양의良醫의 차이점을 알고 있나?

아니요, 전혀.

고지엔 사전**에 따르면 '명의'란 유명한 의사, 실력이 좋은 의사이고 '양의'는 의술이 뛰어난 의사라고 한다. 하지만 이런 사전적 정의는 있으나 마나 하다. 이런 정의로는 좀처럼 뜻을 구별하기가 어렵다.

내 나름대로 해석하자면, 다른 의사는 할 수 없는 어려운 일을 할 수 있는 의사가 '명의'다. 이 경우는 객관적인 평가가 필요하다. 히노하라 시게아키 선생님이나 가마다 미노루 선생님, 가시와기 데쓰오 선생님처럼 전인적인 의료를 실천하고 있는 분들, 또는 외과에서 말하는 '신의 손'을 가진 의사가 명의가 아닐까 한다.

---

* 참고: http://bit.ly/1h3Og8k
** 이와나미 쇼텐에서 1955년부터 간행하기 시작한 일본어 사전. -역주

'양의'는 기본적인 업무를 잘 해내는 사람. 그걸로 충분하다고 생각한다. 환자의 기분을 살피고 원하는 것이 무엇인지 알아채고 환자에게 먼저 말을 건다. 이는 당연한 것처럼 보이지만, 실제로 임상에서는 좀처럼 실천하기 어려운 일이다.

새내기 의사들은 '명의'를 목표로 하지 말고, '양의'를 목표로 해야 한다. 그렇게 말한 사람은 스와 중앙병원의 명예 원장 가마다 미노루 선생님이다. 그분은 신뢰할 수 있는 주치의를 '양의'라고 부르며 다음과 같이 10가지 조건을 제시했다. (이하 인용)*

1. 이야기를 잘 들어준다.
2. 알기 쉬운 말로 알기 쉽게 설명한다.
3. 약이나 검사보다 생활 지도를 중시한다.
4. 필요할 때는 전문의를 소개한다.
5. 환자 가족의 마음도 생각한다.
6. 환자가 사는 지역의 의료나 복지도 생각한다.
7. 의료의 한계를 알고 있다.
8. 환자의 통증이나 고통, 슬픔을 이해하고 공감한다.
9. 환자가 다른 의사의 의견을 듣고 싶어 하면
   그렇게 하도록 한다.
10. 충격받지 않도록 주의하여 환자에게 진실을
   전한다.

---

* 「최고의 의료(最高の医療)」(『문예춘추(文藝春秋)』 2007년 10월호 특집).

진리와도 같은 말이라고 생각한다. 여러분이 지침으로 삼으면 좋을 것이다.

네. 그런데 딱 선생님 이야기네요.

아부는 됐어. 나는 아부를 듣는 것도, 하는 것도 좋아하지 않아.

명의는 되고 싶다고 해서 될 수 있는 것이 아니지만, 만약 명의가 된다고 해도 20년에서 30년은 족히 걸린다. 게다가 히노하라 선생님처럼 명의를 넘어서 성인^{聖人}이 되기는 좀처럼 쉽지 않은 일이다.

하지만 눈앞의 환자에게 양의가 되어주는 일은 1년 차라도 가능하다. 양의가 된다는 건 말로 표현하지 않아도 자부심을 가질 수 있는 일이지 않을까?

다만, 양의가 되고 싶다고 생각하는 건 쉽지만, 그걸 실현하는 건 보통 일이 아니다. 양의가 되기 위해서는 남들 이상으로 노력하고 공부해야 하며, 무엇보다도 양의가 되고자 하는 열정이 필요하다.

의학 지식, 병에 대한 이해와 상상력, 사회인으로서 갖추어야 할 교양과 말투, 상대방을 배려하는 소통 능력, 병원 구성원으로서 타 직종을 배려하는 태도 등. 지금까지는 없었던 다양한 능력을 갈고 닦아야 한다. 그러나 그런 노력을 통해 부족했던 어제의 나를 한 꺼풀 벗겨낼 수 있다고 생각한다.

열정은 나를 움직이게 하는 원동력이다. 열정은 나를 성장시킨다. 환자에게 진심으로 성실하게, 그리고 자신에게도 솔직하게 살아가자! 어쩌면 '양의'가 곧 '명의'로 가는 지름길일지도 모른다.

어떻게 생각을 현실로 만들 것인가?

여러분은 지금 젊을 때부터 늘 구체적인 목표를 가지고 그 목표를 향해 전진해야 한다. 막연하게 '좋은 의사가 되고 싶다'라고 생각해도 좋다. '유학을 가고 싶다'라는 목표도 좋고…. 목표는 무엇이든 상관없다.

물론 생각하는 것만으로는 부족하다. 노력하는 게 중요하다. 목표가 없으면 타성에 젖어 하루하루를 보낼 뿐, 위로 올라갈 수 없다. 목표가 있어야 자기에게 무엇이 부족한지, 늘 돌아보게 되고 부족한 점을 극복하려고 노력하게 된다.

예를 들어, 진단하기 까다로운 환자가 진료를 받으러 왔다고 하자. 다른 병원에서도 진단하지 못한 환자다. 환자는 괴로워하며 어떻게든 치료를 받고 싶다고 한다. 그런 환자를 치료하고 싶다면 좀 더 공부해야 한다. 그렇게 생각하면 자연스럽게 공부하는 습관이 생기겠지?

의학은 매우 깊은 학문이다. 아무리 많이 공부해도 충분하지 않다. 공부하고 있어도 여전히 모르는 것이 더 많다. 자기 전문 분야가 아닌 영역은 물론이고 전문 분야조차 다 알지 못한다. 의사로서 경력을 쌓는다고 해서 자동으로 지식이나 기술이 갖춰지는 것은 아니다. 오직 적극적으로 노력해야만 실력 있는 의사로 성장해나갈 수 있다.

공자는 『논어』에서 제자에게 '안다는 것'에 대해 이야기한다.

"'안다'는 것은 자신이 무엇을 알고 있고, 무엇을 모르는지 인식하는 것이다." (「위정편」 제2장 17절)

자기가 모든 것을 알고 있다는 생각은 착각일 뿐, 사실은 모르는 것이 더 많다. 따라서 아는 척할 게 아니라, 모르는 것이 무엇인지를 탐구하는 정신이 필요하다.

> 실력이 뛰어난 임상의는 자기가 무엇을 모르는지를 알고 있다.

그만큼 지식에 대한 욕구를 늘려 공부해나간다면 모래에 물이 스며들 듯이 지식이 몸에 밸 것이다. 그리고 자기 과제가 무엇인지 의식한다면 자기가 해야 할 일을 발견할 수 있다. 유학도 좋고, 학위 취득도 좋다. 목표를 의식해야만 실현할 수 있다.

나폴레온 힐Napoleon Hill은 저서*에서 목표 실현을 위한 여섯 가지 원칙을 말하고 있다. (이하 인용)

1. 당신이 실현하고 싶은 목표를 '명확히' 할 것.
2. 원하는 목표를 달성하기 위해 당신은 '무엇을 할 것인가'를 정할 것.
3. 목표를 달성하기 위한 '최종 기한'을 정할 것.
4. 목표 달성을 위한 상세한 계획을 세우고, 아직

---

* *Think and Grow Rich* (1937)

준비가 덜 됐어도 즉시 행동에 옮길 것.
5. 실현하고자 하는 구체적인 목표, 그에 따른 대가, 최종 기한, 그리고 상세한 계획, 이상 네 가지를 종이에 자세히 적을 것.
6. 종이에 적은 내용을 아침에 일어나자마자, 잠들기 직전, 하루에 두 번 되도록 큰 소리로 읽을 것. 그때 당신은 이미 목표를 달성했다고 생각하고 그런 자신을 믿는 것이 중요하다.

물론 모든 게 잘 되리라는 보장은 없다. 하지만 마음 깊은 곳에서 원하고 바라는 일이라면 명확한 목표와 구체적인 계획을 세우고, 이를 실현하기 위해 스스로 채찍질해야 한다. 즉 기한을 설정하여 배수의 진을 치는 것이다. 자신을 채찍질함으로써 더욱 빠르게 대처할 수 있고 시간을 더 잘 활용하게 된다. 만약 일이 잘 안 풀리더라도, 그다음 번에는 더욱 정확히 대처할 수 있을 것이다.

의사의 센스는 천금과도 같다

지도의사가 가르쳐줄 수 있는 것은 지식과 기술 정도다. 지도의사는 수련의에게 자기 경험담이나 실패담을 들려주고, 진단 기회를 제공한다. 많은 것을 가르쳐주고 싶고, 가르쳐줄 기회도 많다.

하지만 유일하게 가르쳐줄 수 없는 것이 있는데, '센스(감성)'가 바로 그것이다. 센스는 스스로 갈고닦아야 한다. 스스로 세련되지 못하면 발전은 없다.

센스는 노력한다고 해서 반드시 얻을 수 있는 것이 아니다. 만약 센스를 연마하거나 향상할 방법이 있다면, 그것은 자기 생각을 깨뜨리는 일이지 않을까? 자신의 껍질 안에 갇혀서는 온전히 성장할 수 없다.

자기와 생각이 다른 사람과 새로운 요소를 접할 것! 책이나 그림, 음악, 영화를 가까이하는 것도 좋은 방법이다. 그리고 다양한 사람과 이야기를 나눌 것! 그런 경험들을 통해 절차탁마하면서 세련된 센스를 얻을 수 있다고 생각한다.

센스가 좋고 나쁜 것으로 무언가 변하는 것은 아닐지 모른다. 하지만 좋은 센스를 갖는 것은 무엇보다 중요하다. 어쩌면 그것은 인간성과 연관되었는지도 모르기 때문이다.

인생에는 균형이 필요하다. 의학 이외의 취미를 추구하라.

'애정이야말로 가장 큰 기술'이라고 말한 사람이 있다. 바로 사쿠 종합병원에 있던 고故 와카쓰키 도시카즈 선생님이다. 애정이 가장 큰 기술임을 깨닫는 것은 나이를 먹지 않으면 도달할 수 없는 경지일 것이다. 젊은이에게는 어려운 경지일지도 모르겠다. 하지만 어떤 이미지일까 생각해두는 편이 좋다. 그렇지 않으면 나이를 먹어도 이해하지 못할 수 있기 때문이다.

센스란 바로 그런 것이 아닐까? 스스로 세련되고 싶다는 의지가 없으면 다듬어질 수 없다. 그걸 깨닫지 못한다면 성장할 수도 없다.

의료의 이상적인 모습을 추구해왔던 선생님의 말이 무겁게 느껴진다. 의사로서 애정을 의료에 실천할 수 있을까? 교과서에 실리지 않은 과제는 실전에서 풀어나가는 수밖에 없다.

병을 발견(진단)하기 위해서는 병에 걸리지 않은 사람을 많이 보아야 한다. 그러므로 더욱, 바른 판단을 할 수 있는 심미안을 길러야 한다. 그렇다. 센스를 키울 것!

시선과 시력. 눈은 마음의 거울. 속마음을 드러내거나 숨기는 법을 배워야 한다.

외래에서 환자의 마음을 헤아리기 위해서는 일단 진료 기록이 적힌 컴퓨터 모니터에서 눈을 떼고, 환자와 얼굴을 마주 보며 이야기해야 한다. 바빠도 얼굴에 바쁨이 드러나지 않도록 한다. 모르는 것이 있어도 불안한 표정을 짓지 않는다.

> 환자와 이야기할 때는 다른 곳에 정신이 팔려서는
> 안 된다. 집중해서 환자의 말에 귀를 기울일 것.

속에 담긴 이야기를 모두 털어놓을 필요는 없겠지만, 적어도 마주 보고 인사하지 않으면 환자도 마음을 열어주지 않는다. 그리고 한 가지 더! 눈높이를 맞추는 것도 중요하다.

　체구가 작은 할머니에게 '위에서 내려다보는' 자세를 취하면 할머니는 우리를 의사 '선생님'으로 보고 위축되겠지? 그러면 의사와 환자의 신뢰 관계를 제대로 구축할 수 없다.

　나는 수련의와 처음 만났을 때 반드시 눈을 맞춘다. 야심에 찬 눈을 하고 있는지, 혹은 적당히 하기를 바라는지 눈을 보면 대번에 알 수 있다. 그리고 악수를 한다. 악수도 많은 것을 알려준다.

　나는 악수할 때 힘을 준다. 같이 힘차게 되받아치는 사람은 자신감이 넘치는 사람이다. 아파하며 소리를 내는 사람은 자신감이 없는 사람이다. 서양의 비즈니스 세계에서는, 악수할 때 힘이 없는 사람은 신용하지 않는다는 불문율이 있다.

　앞으로도 잘 부탁하네!

　(악수)

　앗!

　음? 아직 멀었군!

　대화 상대방이 눈동자를 움직이고 있다면, 집중해서
　듣고 있지 않다는 뜻이다. 늘 환자를 마주 볼 것!
　환자가 불쾌하지 않을 정도로 시선을 맞춰라.
　응시해서는 안 된다. 시선을 맞추는 것을 꺼리는
　환자도 있다. 시야 한쪽에서 관찰할 것!

의사의 도덕성에 관하여

시간을 지키자!

의사는 이런저런 이유로 시간관념이 허술하다. 의사가 바쁜 것은 물론 사실이다. 다른 일정이 있어도 급한 환자 때문에 달려가야 할 때도 있다. 회식, 술자리, 강연회 등에 쫓기다 보면 학회에 지각하거나 결석하는 일도 생긴다.

"의사니까 어쩔 수 없겠지"라든가 "의사 선생님은 바쁘니까 어쩔 수 없어"라는 말을 많이 듣는다. 요컨대 주변에서 그만큼 배려해주고 있다는 말이다. 그러나 그런 배려에 기대려고 해서는 안 된다.

'의사니까 조금은 늦어도 괜찮을 것'이라고 생각하는 의사도 있다. 도덕성이 부족한 의사다. 입장 바꿔서 생각해보기를 바란다. 자네라면 시간관념이 허술한 사람과 만나고 싶겠는가? 성인이라면 서로 신뢰하고 존중함으로써 좋은 관계를 맺어야 한다. 이때 가장 기본이 시간 엄수다. 시간은 지키기 위해 존재한다. 시간을 지키려면 약속에 맞춰 업무를 끝내야 한다. 이 또한 전문가의 몫이다.

물론 시간을 지킨다는 것은 약속을 지키는 것만을 뜻하지 않는다. 의사의 아침 업무는 이른 시간에 시작된다. 7시에 집합하기 때문에 6시에는 일어나야 한다. 그러면 밤을 새울 수도 없다. 학생 시절과는 다르다.

자기 생활 패턴을 지키는 것도 중요한 업무 중 하나다. 회진 전에 진료기록 카드와 혈액검사로 환자의 상태를 확인한 후, 상태가 안정되지 않은 환자에 대해서는 담당 간호사에게 직접 확인할 필요가 있다. 그런 후에 회진이 시작된다. 환자가 스무 명이면 한 시간은 금세 지나가 버리고 만다. 그리고 아침 콘퍼런스가 열리기 전에 회진을 마쳐야 한다.

일찍 일어나는 새가 벌레를 잡는다. 하루 업무를 매끄럽게 시작하기 위해서는 빨리 시작하는 것이 좋다!

네!

아침 뉴스는 봤나?

아니요.

의료제도가 크게 바뀐다고 한다. 별로 흥미가 없나? 하지만 만약 오늘 외래 진료 중에 환자가 그에 관해 질문하면 어떻게 하겠나?

외래에서 환자와 만난다는 것은 단순히 문진하고 진단하고 약을 처방하기 위해서만은 아니다.

자네는 매일 신문을 읽고 있나?

아니요.

그럼 마지막으로 신문을 읽은 게 언제인가?

음….

알겠다. 한동안 읽지 않았나 보군. 이제 막 의사가 된 자네가 칠십 대 혹은 팔십 대의 인생 대선배에게 의료와 관련하여 설교 비슷한 이야기를 해야 할 때도 있다.

신문이 모든 걸 말해주지는 않지만, 인생 경험이 적고 더욱이 세상사에 어두운 자네의 말을 과연 환자가 신뢰해줄까? 최신 의료 지식만을 가지고 일방적으로 환자를 설득한다면 환자는 전혀 고마워하지 않겠지.

의학 지식도 물론 중요하지만, 환자의 마음을 헤아리면서 세상 돌아가는 이야기를 빗대어 설명하면 환자가 받아들일 가능성은 더욱 커진다. 따라서 사회인으로서 일반 상식을 익혀 교양을 기르고 사회 정세를 눈여겨보는 것이 중요하다. 진료를 받으러 온 환자에게 세상 돌아가는 이야기 하나쯤 할 수 없다면, 환자는 의사에게 인간적인 매력을 느낄 수 없지 않겠는가?

생각해보라. 지금 자네가 할 수 있는 일, 알고 있는 것, 자기 위치를 생각해보기를 바란다. 지금 자네가 환자라면, 자네 같은 의사에게 진찰을 받고 싶을까?

…….

그렇지? 더 공부하지 않으면 안 되겠다는 생각이 들지? 좀 더 인성을 갈고닦아야겠다는 생각이 들지? 부디 환자가 원하는 의사가 되어주길 바란다.

환자 중에는 '몬스터 페이션트' 같은 사람도 있어서 지도의사인 우리도 진찰하면서 애를 먹는 경우가 있다. 여러분은 몬스터 페이션트에게 잘 대처하기는커녕 불만을 듣고 있는 게 고작일 것이다. 그런 때는 바로 지도의사를 불러도 좋다.

하지만 언젠가 여러분 자신이 후배 의사 대신 그런 환자를 상대해야 할 때가 온다. 그러니까 어떤 환자라도 상대할 수 있는 적응력을 길러야 한다. 몬스터 페이션트를 이해시킬 수 있다면 의사로서

좋은 의사입니까?

제 몫을 하는 것이다.

여러분이 의사로서는 물론이고 인간으로서도 환자가 원하는 매력적인 의사로 성장하기를 바란다!

의과대학의 커리큘럼은 인생에 대해서 가르쳐주지 않는다.

얼마 전, 도쿄에서 열린 '글로벌 시대가 원하는 인재'라는 강연을 듣고 왔다. 주최는 5천 엔짜리 지폐에 인쇄된 니토베 이나조의 이름을 따서 설립한 니토베 국제교육원.

선생님, 5천 엔짜리 지폐는 여성 아닌가요?

잠시만, 지갑 좀 봐야겠다. …그렇군. 지금은 히구치 이치요*로 바뀌었지. 니토베 씨는 예전 지폐였다. 실수했군.

선생님도 틀릴 때가 있네요.

'실수했다면 주저 없이 반성하고 바로잡아라.' 실수는 인간의 특권이다. 여러분의 실수를 정정해주는 것도 좋지만, 가끔은 여러분에게 배우는 것도 나쁘지 않지.

강사는 도쿄 대학교의 이사 에가와 마사코 씨. 미국계 증권회사에서 근무하고 있고, MBA를 취득한 수재다. 총명한 전문직 여성 느낌이 나는 멋진 분이다. 내용도 꽤 흥미로웠다. 글로벌 시대의 인재에게 요구되는 요소를 정리하자면 다음과 같다.

---

* 일본의 소설가. -역주

1. 논리적 사고
2. 다문화 수용 능력
3. 강한 개성(직함보다는 내실로 승부)
4. 소통 능력(공부는 물론 실천 능력과 영어 능력을 갖출
   것. 세계 공통어는 엉터리 영어다)
5. 교양(대학 교양 과목의 중요성)
6. 세상 물정(사회의 다양성 안에서 다듬어지는 대인
   능력, 판단력, 유연성, 활동성, 팀워크, 소통 능력.
   학교에서 배우는 것이 아닌 실전에서 몸으로 익히는 것)

에가와 씨는 글로벌화란 역설적이지만, 균질을 추구하는 것이 아니라 개별화(차별)를 추구하는 것이라고 했다. 동시에 다양성과 다문화 수용 능력을 몸에 익혀야 한다고도 했다.

다양한 발상의 융합으로 새로운 지식을 발견할 수 있다. 이것을 '메디치 효과Medici effect'라고 부른다. 메디치 효과란 이탈리아 메디치 가문이 후원자로서 다양한 문화인이 모일 수 있는 살롱을 제공했는데, 그 살롱에서 새롭게 생겨난 가치관을 계기로 르네상스 시대가 열렸다는 데서 유래한 용어라고 한다. 즉, 메디치 효과란 일종의 집단 사고brain storming인 것이다.

메디치 가문은 의학과도 관련이 있다는 사실을 알고 있나? 가문의 이름인 메디치는 의학이라는 뜻의 'medicine'에서 유래한다. 가문의 문장은 지금도 피렌체에 있는 메디치가의 벽에 장식되어있는

데, 방패에 다섯 개의 구체가 매달려있는 모습이다. 그 구체는 동그란 모양의 약을 나타낸다. 메디치 가문은 애초에 약을 팔던 상인 가문으로 이를 바탕으로 재산을 모았다고 한다.

옆길로 새는 이야기였다.

글로벌 시대가 요구하는 인재가 되기 위해서는 다음 사항을 의식할 필요가 있다고 한다.

1. 개인으로서의 커리어 전략: 자기 강점을 살린다. 우선 사항을 중요시한다. 자기 의견을 확실히 가진다. 자기 자신이 아닌 다른 사람이 되려고 하지 않는다. '자아 찾기'에 매달리지 않는다. 주어진 업무를 즐긴다.
2. 다양성의 확보. 다문화 수용 능력을 기른다: 학습 곡선을 의식하면서 공부해나간다.
3. 목표를 가진다.

막연한 목표도 괜찮다. 목적의식을 지니면 목표 지점에 더 빨리 도달할 수 있으니까. 중간중간 점검하면서 목표를 수정하는 것도 가능하다.

인생에는 예상 밖의 일이 많다. 유연하고 긍정적으로 대처해야 한다. 넘어져도 다시 일어서면 된다. 만만치 않은 협상자의 자세를 갖추길 바란다.

강의를 듣고서 어딘가 내 삶의 방식과도 맞물린다는 느낌을 받았다.

선생님도 글로벌 인재가 되세요.

뭐? 강연의 주제는 남이 아닌 자기 자신의 과제로 받아들여야지.

저는 국내에서 일하는 것만으로도 충분합니다!

좀 더 큰 꿈을 품어!

문화와 예술을 항상 가까이하라

State of art.

의학은 과학과 예술을 기반으로 성립한다. 늘 이 사실을 명심하도록!

이런 말을 들은 적이 있나?

아니요.

언뜻 의학과 예술은 서로 관련이 없는 듯 보일지 모른다. 하지만 의료계에 있다 보면 뜻밖의 부분에서 예술을 의식할 때가 있다.

예를 들어, 내가 위내시경 검사를 진행할 때는 환자가 단 한 번도 트림하거나 고통스러워하는 일 없이 끝난다. 환자에게 고통을 주지 않고 세포진細胞診 검사나 생체검사를 하여 최대한의 정보를 얻는다. 이런 과정이 내게는 과학이자 예술이다.

의사에 따라서 관심 영역과 대상은 각각 다를지 몰라도, 적어도 의학이 과학이자 예술이라는 사실을 의식한다면 좀 더 질 높은 의료를 시행할 수 있다.

조금 다른 이야기지만, 아사히카와 시의 아사히야마 동물원이 동물의 행동 전시로 인기를 얻고 있다는 사실을 알고 있겠지? 가본 적은 있나?

아니요.

내가 아사히카와에 있던 시절에는 행동 전시를 위한 공사가 한창 진행 중이었기 때문에 방문객이 별로 없고 언제 문을 닫을지 모르는 상태였다. 그래서 지금처럼 인기를 끌며 아사히카와의 관광명소가 된 것이 믿기 어렵다. 하지만 정말 좋은 것은 반드시 많은 사람에게 알려지는 법이다.

미술관에 간 적은 있나?

아니요, 별로 흥미가 없어서요.

그렇군. 하지만 다문화 수용 능력을 기르기 위해서라도 다른 세계를 접해보는 일은 여러 의미에서 자극되리라고 생각한다. 최근에는 미술관 전시 방식도 바뀌고 있다.

예를 들어 〈야쿠시지藥師寺전〉에서는 국보인 닛코 보살과 겟코 보살을 뒤에서 볼 수 있도록 했고, 위에서도 관람할 수 있도록 했다. 고후쿠지의 〈국보 아수라阿修羅전〉 때도 360도 돌아가며 볼 수 있도록 전시했다. 이런 불상은 뒷면도 정성을 들여 완성한다. 하지만 기존 전시 장소에서는 뒷면을 볼 수 없다.

사진으로 보는 것과 실물을 보는 것은 역시 다르다. 아수라상은 예상과는 달리 크기가 작지만, 그 조용하고 태평한 표정에는 넋을 잃게 된다. 어째서 삼면으로 팔이 여섯 개가 달렸는지는 모르겠지만, 불상을 만들었던 옛 사람의 상상력에는 감탄하게 된다. 이런 전시 방식은 지금껏 없었다.

단순히 늘어놓고 전시만 하는 게 아니라, '이런 식으로도 봐달라'는 의도가 담겨있다. '기존의 가치관이 전부가 아니다. 새로운 가치관을 창조하겠다'는 뜻이다. '관점'에 따라서 보이는 것이 달라지는 경우가 자주 있지 않은가!

도몬 켄이라는 사진가가 찍은 불상도 마찬가지다. 그의 사진에는 불상의 손이나 발, 옆모습만 보인다. 특정 부분을 확대하여 흑백의 명암만으로 사람들을 매료시킨다. 예전에 보았던 불상도 그의 사진을 보면 전혀 모습이 다르다. 그 사진에는 시간을 도려냈다는 느낌이 들 뿐만 아니라, 분명하게 무언가 말을 건다는 느낌이 든다. 신기한 일이다.

동물원도, 미술품 전시도 전문가만 알 수 있는 영역이 있다. 앞서 제시한 예는 전문가인 그들이 일반 대중에게 자기 분야를 쉽게 전달하기 위해 전시 방법을 고안한 사례라고 본다. 그들은 고민하는 과정에서 기존의 가치관을 무너뜨려야 했을 테니 어쩌면 큰 장애물을 뛰어넘은 것일지도 모른다. 하지만 그렇기에 더욱, 일을 완수하고 나서 한층 더 발전할 수 있는 것이 아닐까? 그 결과 지금까지와는 전혀 다른 세계가 펼쳐지는 것은 아닐까?

세이루카 국제병원의 히노하라 시게아키 선생님도 미술에 조예가 깊은 분 같다. 그분은 미술뿐 아니라 음악이나 문학 등 늘 다양한 문화를 즐긴다. 그렇기에 더욱 깊이 있는 인간성을 갖출 수 있었을 것이다.

르네상스 시대의 조각가 미켈란젤로는 조각의 가장 높은 경지가 무엇인지 물었을 때 이렇게 답했다고 한다.

훌륭한 조각품은 이미 돌 안에 내포되어 있다.
나는 그저 그것을 끌어내 보일 뿐이다.

그리고 이렇게도 말했다.

완전한 것을 창작하려는 노력만큼 영혼을 순결하게
하는 것은 없다.

진단은 어떤 의미에서 완전한 것을 창작하려는 조각가의 심정에 가까운 기술이라는 생각이 든다. 말할 필요도 없이 그럴 수 있을 만큼의 실력을 갖추어야 하지만 말이다.

본래 환자가 안고 있는 '병'을 진단하는 일은 환자에게 나타난 다양한 징후를 평가하고 필요한 검사를 시행하여 올바른 병명을 끌어내는 일이다. 자기 생각에만 빠져 곡해해서는 안 된다. 자만해서도 안 된다. 환자 한 명, 한 명 진심으로 진료하는 것이 중요하다.

그렇게까지 생각해야 하는 건가요?

그렇다고 무리할 필요는 없다. 하지만 언젠가 그런 경지에 도달할 날이 올 것이다. 그런 날이 왔을 때, 의료에 대한 또 다른 가치관을 얻게 될 것이다.

미술을 접한다고 해서 발전할 수 있다는 이야기는 아니지만, 의학에 그 밖의 분야를 접목한다면 인간적인 폭도 넓어지지 않을까? 의학만 아는 인간은 사회인으로서 매력이 없다.

요컨대 인간성을 갈고닦는 일에 노력하라는 이야기다. 의사로서도, 사회인으로서도 더욱 큰 사람이 되어주길 바란다.

히포크라테스만으로는 이제 부족하다

로하스라는 말은 알고 있나?

그게 뭔가요?

로하스(LOHAS: lifestyles of health and sustainability)란 건강과 지속 가능성을 중시하는 라이프 스타일의 약어다. 나는 의사도 로하스를 의식해야 한다고 생각한다.

어떻게 의사와 연결할 수 있나요?

의사는 높은 수준의 지식과 기술이 필요한 직업이다. 그러므로 대학 수능에서도 힘든 난관을 뚫어야 한다. 하지만 거기서 끝나지 않는다는 점이 의사라는 직업의 까다로운 부분이지. 의사는 그런 난관을 평생 뛰어넘으며 살아야 한다.

힘들겠네요.

남의 이야기가 아니야. 바로 여러분 이야기를 하고 있다.

계속 말씀해주세요.

들을 생각은 있는 건가?

네, 물론입니다.

수련의가 된 지 얼마 안 되었을 때는 의기양양하지만, 2년간의 수련 기간에 약 30%는 번아웃 증후군을 겪는다는 데이터가 있다.

의사는 변호사, 회계사 등과 함께 한때 '황금알을 낳는 직업'이라고 인식되기도 했다. 모르는 사람이 보면 대단하다고 생각하겠지만, 실제로는 그리 간단하지가 않다. 여러분도 슬슬 그걸 실감하는 시기라고 생각하는데?

학생 때와는 역시 다르더라고요. 늦잠 자서 강의를 빠진다거나 하는 무책임한 짓은 할 수 없으니까요.

그건 일반 회사원도 다르지 않지. 5월이 되면, 열심히 하고 싶은 마음은 있으나 정신이나 육체가 마음을 따라주지 않아 힘들어지는, 이른바 5월병이 사람들 사이에 퍼진다.

당직을 서느라 잠도 못 잤는데 다음 날이 되면 또 평소와 같이 일을 해야 한다. 그럴 때 괴로운 마음이 들기도 하겠지. 하지만 그게 의사의 일이니 어쩔 수 없다.

'노블레스 오블리주'라는 말을 들어본 적이 있나?

그것도 처음 듣습니다.

'위치가 높으면 덕도 높아야 한다'라고 해석하기도 한다. 일반적으로 재산, 권력, 사회적 위치를 유지하기 위해서는 책임이 따른다는 말이다. '의사의 의무'라고도 해석할 수 있지 않을까?

기후대학교 대학원 의학계 연구과 산업위생학 분야의 연구실이 2009년에 발표한 「1년 차 수련의의 번아웃 증후군과 직업성 스트레스 및 대처 특성의 관계」에 따르면, 1년 차 수련의가 수련을 시작한 지 약 2개월 시점의 번아웃 발생 상황을 조사한 결과, '번아웃에 빠진 상태' 혹은 '임상적 우울 상태'라고 판단된 수련의 비율은 남성 26%, 여성 36.6%였다. 평균 약 30%의 수련의가 번아웃 증후군 혹은 우울증을 앓고 있다는 말이지.

의사는 평소에도 근무시간이 길다. 여덟 시 전에 출근해서 빨라도 저녁 일곱 시가 넘을 때까지 보통 열두 시간을 근무한다. 중증 환자가 있으면 21시간, 22시간 근무도 당연하다.

의대생에서 갑자기 수련의(사회인)가 되어 일하는 것만으로도 버거운데, 당직이나 휴일에도 담당 환자의 상태가 급변하면 불려 나가야 하고 정신적으로도 점점 피폐해지기 시작한다. 언제 휴대전화가 울릴지 몰라서 늘 긴장해야 하는 상황이 하루 24시간, 1년 365일 계속되고, 이런 패턴은 어쩌면 평생 계속된다. 내 선배 중에는 언제 불려 갈지 몰라서 당직을 설 때는 아예 잠을 자지 않는 사람도 있었다.

따라서 보람이나 책임감만으로는 의사라는 직업을 계속해나가기가 쉽지 않다. 수련의 중에 마음이 꺾이거나 체력이 다해서 지친 사람이 나오는 것은 어쩌면 당연한 일이다. 그래서 '지속 가능한 업무 방식sustainability'에 관해 고민할 필요가 있다.

일본에는 현재 의사가 부족하다는 사실을 이미 알고 있을 것이다. 거기에 더해 젊은 수련의들이 의욕을 잃고 의료 현장의 제1선에서 후퇴하고 있는 현실은 의사 부족 문제에 더욱 박차를 가하고 있다. '번아웃 증후군 혹은 우울'에 빠져들고 있는 그들이 앞으로도 보람을 느끼며 의사라는 직업을 평생 이어나갈 수 있도록 환경을 조성해야만 의료의 미래를 구할 수 있을 것이다.

설마 자네도 보람을 잃어가고 있는 것은 아니겠지?

네, 괜찮습니다. 선생님께 지도를 받고 있으니까요!

그런 빤히 보이는 아부는 안 해도 좋다.

그걸 어떻게 아세요?

평소엔 하지 않는 소리를 하니까 그렇지.

요즘 스포츠에서 활용되고 있는 멘탈 트레이닝, 혹은 멘탈 매니지먼트 같은 것을 의학 교육에도 채용할 필요가 있을지 모르겠다. 스포츠에서도 과도한 긴장을 필요로 하는 경우가 있지만, 생명을 구하는 의료 현장에서는 그 이상의 긴장감을 필요로 하는 경우가 있기 때문이다. 자신감이나 의욕을 높이기 위한 지원이 필요할지도 모르겠다.

저는 대학 시절에도 열심히 운동했기 때문에 괜찮습니다!

음, 자네는 걱정 안 해. 하지만 주변 동기 의사는 어떨까? 어딘가 기운이 없거나, 5월병에 걸린 것 같은 사람은 없나? 그런 동기가 있다면 바로 알려주기를 바란다.

네, 알겠습니다.

현재 의료 사정을 감안할 때, 환자와 의사의 관계를 새롭게 구축해야 한다고 주장하는 사람도 있다. "더 이상 히포크라테스만으로는 부족하다"라고 말이다. 수련의에게는 알기 쉬운 내용일지 모르겠지만, 어쨌거나 의사의 구체적인 생애 목표로서 인식할 필요가 있다. 의사는 진심으로 성실하게 환자를 대하고, 환자의 이해를 돕고, 가능성을 믿으며 진료해야 할 것이다.

더 이상 히포크라테스만으로는 부족하다
- 21세기 신新 의사 선언 프로젝트*

나의 신 의사 선언

나는 매일 업무를 수행하는 중에 포기하고 싶어지거나, 대충 넘어가자며 타협하고 싶어지기도 하며, 옳지 않은 유혹과 압력에 휩쓸릴 뻔하거나, 환자를 신경 쓸 마음의 여유가 없어지기도 한다는 사실을 부정할 수 없습니다. 그럴 때, 나는 다음의 선언문을 떠올리겠습니다. 그리고 의사로서 환자나 직장 동료와 함께 힘들어도 지치지 않고 앞으로 나아갈 것을 맹세합니다.

---

* 출처: http://www.ishisengen.net

좋은 의사입니까?

1. 나는 환자에 대해 아직 알지 못한다는 사실을 전제로 환자의 마음이나 고통을 상상하며 이해하려고 노력한다. 또한 내 의도가 환자에게 잘 전달되었는지 확인하고 서로 알기 쉽게 대화하기 위한 노력을 게을리하지 않는다.

2. 나는 환자와 진료 방침을 정할 때, 내 방침을 강요하고 있지는 않은지, 혹은 환자에게 모든 것을 떠맡기는 것은 아닌지 점검하고 환자와 함께 확인한다.

3. 나는 언제든 의료 행위가 환자에게 해를 입힐 수 있다는 사실을 잊지 않겠다. 만약 불행하게도 환자에게 심각한 부작용이 발생했을 경우, 환자 본인이나 가족의 슬픔에 성실히 대응한다.

4. 나는 환자에게 부적절하거나 과도한 약 처방과 검사가 이루어지지 않았는지 늘 주의를 기울일 것이다. 만약 그런 상황을 알게 되었을 때는 환자와 상담하여 더욱 나은 방법을 함께 고민한다.

5. 나는 환자의 건강 유지와 회복, 증세 완화를 위해 지원함과 동시에 환자의 생명이 꺼져간다 하더라도 적극적으로 도울 것이다.

6. 나는 어떤 상황에서도 환자의 희망을 최대한 존중한다. 의료만으로는 환자의 문제를 해결할 수 없는 상황에서도 환자의 상담자가 되어준다.

7. 나는 내 마음의 적이 자기 자신, 경영 우선의 효율주의, 외부에서 제공되는 이익이라는 사실을 인식한다. 그리고 때로는 나 자신의 의학적 호기심조차 환자의 이익에 반하는 요인이 될 수 있다는 사실을 잊지 않는다.

8. 나는 가능한 한 환자의 희망을 확인하고, 내가 할 수 있는 것과 할 수 없는 것을 말한다. 때로는 시설 내·외부를 불문하고 나보다 더 실력 있는 사람에게 협력을 구한다.

9. 나는 환자나 직장 동료에게 도움을 받았을 때, '고맙다'고 분명히 말한다. 또한 정신적으로 힘들어 보이는 동료가 주변에 있다면 무슨 일이 있느냐고 물어보고 이야기를 듣는다.

10. 나는 문헌으로는 의학에 관한 지식을, 선배에게는 실질적인 기술을, 동료나 타 직종 동료에게는 임상의 지혜를, 후배에게는 잊혀가는 열정과 예리함을, 그리고 환자에게는 의사로서 해야 할 도리와 의무에 대해서 배워나간다.

11. 나는 내 실수를 지적해주는 사람을 소중히 여기고, 나에 대한 비판에 적극적으로 귀를 기울인다. 동시에 동료와 상사의 태도나 행위에 의문을 느낄 때는 그것을 지적한다.

12. 나는 의료가 공공재이며 사회적 공통 자본이라는 사실을 전제로 전
문직의 관점에서 부조리하다고 느끼는 요구에 대해 눈을 돌리지 않
고 정면으로 맞선다.

Chapter_7

죽음 앞에서
늘 끈질기게,
겸허하게

죽음을 재촉해서는 안 된다. 불필요하게 죽음을 연기해서도 안 된다.
환자의 가족이 웃는 얼굴로 마지막을 맞이할 수 있다면, 이보다 더 최고의
간호는 없다.

'생'을 지키는 것만이 의사의 일은 아니다. '생'에는 반드시 '죽음'이 뒤따르는 법. 사실 생과 죽음은 동전의 양면이고 이율배반이기도 하다. 그리고 '죽음'이 가까이 다가온 환자를 볼 때, 우리는 그 죽음을 정면으로 마주해야만 한다.

환자를 진료한다는 것은 환자 가족과 함께 환자의 마음도 돌보는 것. 그 불안, 초조, 갈등, 해후, 그리고 슬픔을 그들과 공유하는 일이다. 여러분은 그런 환자의 마음을 받아줄 수 있겠는가?

"선생님, 저는 이미 늦었나요?"라고 묻는 비통한 환자에게 눈을 마주치고 다정한 말을 건넬 수 있겠는가?

'슬픔'과 '외로움'에도 처방을…

질문!

'슬픔'과 '외로움'의 차이는 무엇인지 알고 있나?

대충 알 것도 같고, 모르는 것도 같고….

어떤 환자가 내게 했던 질문이다. 오랫동안 함께 살아온 아내를 먼저 떠나보낸 후에 진료를 받으러 왔던 할아버지의 이야기다. 풍채가 좋은 분이었는데, 진료실에 들어오는 모습을 보니 살이 쪽 빠져있었다.

"어떻게 된 일이세요?"

"이제 겨우 초이레가 지났습니다."

그리 말하더니 눈가가 촉촉해졌다. 꽤 오래전부터 진료받으러 올 때마다, 늘 아내 이야기를 했다. '얼마 남지 않았다'고 말이다. 그날 나는 할아버지의 말에 아무것도 묻지 않았다. 마음의 정리를 하고 싶은 듯 보였기 때문이다. 뒤이은 말은 다음과 같은 내용이었다.

"딸들도 모두 돌아가고, 집에 혼자 남게 되었습니다. 물론 아내는 투병 생활을 오래 했기 때문에 긴 시간 혼자 지내는 게 익숙해졌지요. 그러나 이제 어디에도 아내가 존재하지 않는다고 생각하면…. 슬픔에는 꽤 익숙해졌습니다. 어느 정도 이런 날을 각오하기도 했고요. 하지만 외로움은 날이 갈수록 쌓여만 갑니다."

"슬픔과 외로움은 다르군요."

"그걸 실감하고 있습니다. 일어나서 밥을 먹고 텔레비전을 보고,

목욕하고…, 늘 곁에 있던 사람이 더는 이 세상에 없다는 사실을 머리로는 알고 있지만, 마음으로는 견딜 수가 없어요."

주름 가득한 볼을 타고 눈물이 흘렀다.

인생에서 가장 큰 슬픔과 스트레스는 배우자를 잃는 것이라고 한다. 여러분이 가장 오랫동안 함께 지낸 사람은 물론 부모님이겠지. 대학에 들어갈 때까지 18년간 함께 지냈고, 여름휴가 때는 본가에 돌아가 함께 지내니까.

하지만 부모님이 여러분과 함께했던 시간 이상으로 부부끼리 살아온 세월은 더 길다. 자식이 스무 살을 넘기고 자립하면, 다시 부부만 남는 생활을 하게 된다.

앞에서 이야기한 환자는 80년을 사는 동안 자식이 독립하고 부부끼리만 40년을 살았다고 한다. 부부는 서로의 인생에서 없어서는 안 될 일부분일 것이다. 부부 관계는 이미 사랑을 초월한 영역일지도 모른다. 우리가 나서서 그 외로움을 해결해준다는 것은 도저히 불가능한 일이다.

이럴 때는 "식사는 잘하고 계시나요?"라든가, "밤에 잠은 잘 주무세요?"라고 말을 거는 것이 중요하다. 내시경 검사는 스트레스성 궤양을 일으킬 수 있으므로 피하고, 한동안은 위약을 처방하는 것도 고려할 필요가 있다. 이 환자의 경우는 이미 약을 먹고 있었기 때문에 추가로 처방하지는 않았지만 말이다. 위약을 타러 오는 이 할아버지에게는 내 진료실이 한 달에 한 번 속내를 툭 털어놓을 수 있는 안식처 역할을 할지도 모른다.

외래가 꼭 답을 제시해야 하는 곳은 아니다. 환자를 안심시키고 환자에게 만족을 줄 수 있다면 최소한의 역할은 달성한 것으로 생각한다.

후일담.

이 환자분은 건강한 모습으로 지금도 내 진료를 받으러 온다. 내가 처방하는 약은 H2 수용체 차단제뿐이다. 심장이 좋지 않아서 순환기 진료를 받는 것이 병원에 오는 주된 목적이지만, 일부러 내게 위약을 처방받으러 온다. 이미 여든 살이지만, 아직 정정하시고 멋이 살아있다.

"내년이 7주기예요."

"돌아가신 게 바로 얼마 전인 것 같은데, 시간 참 빨리 흐르네요."

"역시 쓸쓸합니다. 하지만 나도 곧 떠날 날이 다가오겠지요. 자식과는 이승에서만, 부부 사이는 내세까지도 이어진다고 하니, 저승에 가서 아내를 만날 수 있기를 기대하고 있습니다."

'부부는 내세까지'

부부 관계는 현세뿐만 아니라 내세까지 이어진다는 말이다. 환자에게 배우는 것이 많다. 물론 그저 내 지식이 부족했는지도 모르지만. 뜻을 찾아보고 확실히 이해했다.

이런 식의 만남과 대화 덕분에 외래를 보느라 정신없이 바빠서 살벌했던 마음이 정화되는 듯하다. 나는 그런 만남을 위해 열심히 일하고 있는지도 모르겠다.

환자를 보내고 부검까지 부탁하는 얄궂은 운명

"다행이야. 자네의 정성이 통했나 보군."

내가 어떤 수련의에게 건넸던 말이다. 그 수련의를 아키야마라고 하겠다.

'부검'

환자가 세상을 떠났을 때 우리는 환자의 가족에게 부검할 수 있게 해달라고 동의를 구할 때가 있다. 생전의 병세가 어땠고 치료는 타당했는지를 확인함으로써 공부가 되기 때문이다.

췌장암으로 세상을 떠난 환자의 딸에게 '부검'을 제안했을 때, 생각지도 못한 답변이 돌아왔다.

"상심이 크시죠? 그때 좀 무리하시기는 했지만, 외박을 다녀와서 다행이었습니다."

"그러게요. 어머니도 무척 기뻐하셨어요. 어머니가 도쿄에 있는 오빠 집에서 생활하시다가 후쿠시마에 돌아가고 싶다고 해서 왔는데…, 결국 본가에 돌아갈 수 있었던 건 그때 한 번뿐이었어요."

"사실 말씀드리기가 무척 조심스럽습니다만, 어머님의 시신을 부검해도 괜찮을지 여쭙고 싶습니다. 어머님을 잃고 얼마 안 돼서 실의에 빠져있으실 텐데, 그런 와중에 이런 부탁을 하는 저 자신도 마음이 무겁습니다. 물론 이건 저희 입장에서 부탁하는 것이니, 혹시 불쾌하시다면 거절하셔도 괜찮습니다."

"돌아가신 환자의 유족분 모두에게 '부검'을 부탁하지는 않습니다. 다만, 어머님이 앓았던 췌장암 같은 경우는 지금의 의학으로도 치료가 까다로운 질환 중 하나입니다. 그래서 병이 얼마나 진행되었는지를 확인하고 연구해서, 앞으로 의학 발전에 이바지할 수 있도록 도움을 주십사 부검을 부탁하는 것입니다. 나중에 같은 병에 걸린 환자를 진찰할 때 도움이 될 수 있다면 좋겠다는 마음에서 부탁하는 것이기도 하고요."

"한 가지 더 말씀드리자면, 이건 부족한 의사의 궤변일지도 모르겠습니다만, 생전에 병을 치료할 수 없었던 만큼 적어도 댁에 돌아가시기 전에 병을 걷어내어 어머님의 몸을 조금이라도 가볍게 만드는 일이라고 생각해주셨으면 하는 마음이기도 합니다. 아직 마음의 정리도 다 되지 않은 가운데 이런 말씀을 드려서 혼란스러울지도 모르겠군요. 다른 가족분들과 상의하시고 이후에 답을 주시기 바랍니다. 저희를 배려할 필요는 절대 없습니다. 의학을 위한 일이자 어머님의 병에 대한 처치라고 생각해주시고 판단해주시면 감사하겠습니다."

"알겠습니다. 사실 생전에 어머니가 이런 말씀을 하셨어요. '나는 이제 얼마 남지 않았다. 수련의인 아키야마 선생님은 병실에도 자주 들르고, 이야기 상대도 해주었다. 무척 기뻤다. 젊은 아키야마 선생님이 앞으로도 좋은 의사가 되면 좋겠다. 그러니까 내가 죽으면 시신을 기증해서 선생님 공부에 도움이 되면 좋겠다'라고요. 꼭 어머님 말씀대로 해주세요."

"네? 아, 네. 감사합니다. 하지만 아드님이나 오빠에게 상담하지 않으셔도 되겠습니까?"

"네, 어머니가 정한 일이니까요."

"알겠습니다. 감사합니다. 아키야마, 자네도 감사 인사를 드리게."

생각지도 못했던 답을 듣고 나는 순간 멈칫했다. 따님에게 감사 인사를 하고 나서 뒤를 돌아보니, 아키야마는 입을 일자로 꾹 다물고 어깨를 떨고 있었다. 그리고 말없이 그 따님에게 공손하게 허리를 굽혀 인사했다.

스테이지 4b(암이 진행되어 간 전이가 있음). 우리에게 왔을 때 이미 치료가 불가능한 환자였다. 환자 본인도, 환자의 딸도 그런 상황을 이해하고 있었다. 앞으로 수명이 얼마나 남았는지도 알고 있었다. 최선의 지지 치료BSC를 각오하고, 환자가 태어나 자란 곳에서 최후를 맞이하려고 후쿠시마로 돌아온 것이다. 그리고 치료받을 곳으로 우리 병원을 선택했다.

병원에 진료를 받으러 왔을 때, 환자는 이미 식욕을 잃고 쇠약해져 있었기 때문에 바로 입원했다. 얼마 후, 몸 상태가 좋아지자 몇 번 외박을 권유해보았다.

"어떠세요? 이번 주말에 외박을 다녀오시겠습니까?"

환자는 자신이 없다며 망설였다. 주말에는 날씨가 좋다는 예보가 있어서 꼭 다녀오라고 등을 떠밀었다. 딸은 걱정했지만, 하루 정도 함께 외박을 나가기로 했다. 주말이 끝나고 월요일 아침에 회진하는데 외박을 다녀온 환자가 건강한 모습으로 밝게 웃으며 우리를 맞이했다.

"10년 만인가? 오랜만에 본가에 다녀와서 좋았어요."

그렇게 말하는 표정이 무척 밝았다.

"다행입니다. 하루뿐이었지만 집에 돌아갈 수 있었네요. 후쿠시마에 온 이유도 집에 돌아가기 위해서였죠? 다시 몸이 좋아지면 적당한 때 또 다녀오세요."

결국 그게 처음이자 마지막 외박이 되었다. 그 후 환자는 눈에 띄게 상태가 나빠졌다. 결국 입원 기간을 한 달도 채우지 못했다. 그동안 아키야마는 시간이 있을 때마다 밤낮으로 환자가 있는 병실에 들러 그녀의 이야기를 들어주고 진찰했다.

수련의가 할 수 있는 일. 그것은 아직 의료가 아니다. 의료와 간호, 그 중간이다. 하지만 남은 시간 동안 조금이라도 환자를 돕고 싶은 아키야마의 성의가 통한 것이다.

알겠나? 환자의 마음을 가슴 깊이 간직해야 한다. 그리고 그 마음을 의사의 평생 자산으로 삼아야 한다. 환자의 깊은 뜻에 보답하는 방법은 자네가 좋은 의사가 되는 것밖에 없다. 자네는 환자에게 말할 수 없이 소중한 것을 받았다.

공감. 상대방의 기분을 헤아리는 마음.

환자와 의사가 얼굴을 마주 보고 이야기한다고 해도, 마음이 같은 곳을 향하지 않으면 아무런 의미가 없다. 그것은 의료의 본질이기도 하다. 조건 없는 사랑이라고 바꿔 말할 수도 있겠다. 마음을 담아 환자를 대해야 환자도 마음을 열어준다.

의사로 힘들게 일하면서 유일하게 보상받을 길은 우리의 성의가 통할 때다. 결코 그것 자체가 목적이 되어서는 안 되고 좀처럼 경험하기 힘든 일이기는 하지만, 그런 만남이 있기에 일이 힘들어도 계속해나갈 수 있는 것이다.

의사는 머리가 좋은 만큼 병에 관해 잘 안다. 그러나 지식이 뛰어나다고 해서 일을 잘하는 것은 아니다. 의료 현장에서는 '환자'라는 인간을 상대해야 하기 때문이다. 대화를 통해 환자의 병세를 파악하고, 설명하고 이해시키고(IC: informed consent), 치료 방식을 선택한 후에야 치료가 시작된다. 말로 하는 건 쉽지만, 환자가 오해하지 않도록 과하지도 부족하지도 않게 설명하고 매끄럽게 진료해나가기는 결코 쉽지 않다.

아키야마, 자네는 소화기내과를 선택하지 않을 수도 있겠지만, 수련을 시작하고 3개월 만에 이런 사례를 만난 것은 행운에 가깝다. 특히 의사로서 기반을 형성하는 시기에 환자에게 더없이 소중한 가르침을 얻었다. 자네가 열심히 노력한 덕분에 이런 만남이 생겼는지도 모르겠다. 이 만남을 소중히 생각하고 의사로서 성장하는 데 밑거름으로 삼기를 바란다. 앞으로도 이런 만남이 또 있을 수 있도록 말이다.

'일기일회' 이 말이 뇌리를 스친다. 환자나 그 가족이 우리와 만나서 행복을 느낄 수 있기를 바란다. 그러기 위해서는 '지금 우리가 할 수 있는 일'을 성심성의껏 진료를 통해 해나가는 수밖에 없다.

후일담.

아키야마는 자기 전문 분야를 더욱 깊이 파고들고자 초기 수련이 끝나고 다른 병원으로 옮겼다. 그러던 어느 날, 내과 전문의 자료로 부검 증례 리포트를 제출해야 해서 우리 병원의 병리 의사와 나한테 해당 증례를 보고해도 좋은지 허락을 구하러 왔다.

"물론 보고해도 좋다. 그 환자에 대해서는 잘 기억하고 있겠지?"

"당연합니다."

"환자는 자네가 앞으로 훌륭한 의사가 되기를 바라면서 부검을 허락했다. 지금이야말로 자네가 정성을 다해 리포트를 작성하고 내과 전문의를 취득해야 할 때야!"

"감사합니다."

"훌륭한 의사로 성장해주게!"

"네!"

눈앞에서 가까운 사람을 떠나보낸 지 얼마 안 된 유족에게 '부검' 이야기를 꺼내는 것은 우리로서도 마음이 무겁다. '몸에 상처를 내고 싶지 않다'며 시신에 메스를 대는 일을 받아들이지 못하는 유족도 있다.

그러나 생전에 치료하지 못했다면, 적어도 고인이 집으로 돌아갈 때는 암세포를 떼어내어 가벼워진 몸으로 돌아갈 수 있기를, 그리고 수련의를 위한 교육에 도움이 되기를 바라는 마음에서 부검을 부탁한다.

한 번은 '할아버지'라고 부르던 환자가 있었다. 작은 몸집에 귀여운 할아버지였다. 담관암이었는데, 진행 암이라서 수술이 불가능했다. 완화 요법의 일환으로 황달 증세에 스테로이드를 써서 치료했다. 할아버지는 매일 내 회진을 기다렸다. 내가 바빠서 이야기를 길게 못 하면, 느긋하게 같이 이야기하자며 졸랐다.

'할아버지'의 사망 선고 후에 그 아들에게 잠시 따로 이야기하자고 부탁했다. 불러내기는 했지만, 차마 '부검'이라는 말을 꺼내기가 어려웠다. 말은 나오지 않고 그저 하염없이 눈물만 흘렀다. 아들은 잠시 묵묵히 기다려주었다.

"…죄송합니다."

그 한마디를 겨우 꺼냈다. CT 등의 사진을 보여주며 입원하고 지금까지의 병세와 치료 과정을 모두 밝혔다. 힘이 되지 못해서 죄송하다는 말을 덧붙였다.

"그리고 정말 말씀드리기 어렵습니다만, '부검'을 허락해주실 수 있습니까?"

그렇게 말하자 아들은 주저 없이 그렇게 해도 좋다고 대답했다. 깜짝 놀라서 한 번 더 아들의 얼굴을 쳐다보았다.

"아버지가 제일 좋아하셨던 니시노 선생님의 부탁이니까, 분명 아버지도 허락하셨을 겁니다. 의학에 도움이 되기를 바랍니다."

그 말을 듣고 말라버렸다고 생각했던 눈가에서 또다시 눈물이 쏟아져 나왔다. 의사가 다른 사람 앞에서, 특히 환자나 가족 앞에서 눈물을 흘리는 것은 체면이 서지 않는 일이다. 간호사들도 옆에서 보고 있었다. 하지만 의사도 감정이 있는 사람이다. 슬픔까지 억누를 수는 없다.

의료에서 가장 중요한 것이 뭐라고 생각하나?

환자를 치료해서 건강하게 돌려보내는 것….

그런 모범답안 같은 대답을 기대한 게 아니다. 그렇다고 딱히 교과서에 실린 내용도 아니지만. 내가 생각하기에는 '엠퍼시(empathy, 공감: 마음이 서로 통함)'이다. 상대방의 입장이나 기분이 되어 생각하는 것.

심퍼시sympathy와는 다른가요?

영어권 사람들은 심퍼시와 엠퍼시를 구분해서 쓰는 모양이다. 심퍼시(동정)는 타인을 불쌍히 여기며 '위에서 내려다보는 시선'이라면, 엠퍼시는 같은 높이의 시선이다. 다르지?

이해했습니다!

자신이나 자기 가족이 이런 병에 걸렸을 때 어떤 치료를 할까 생각하면 최선의 진단과 진료를 할 수 있다. 만약 스스로 병에 대한 지식이 부족하다고 생각하면 공부할 것이다. 만약 자신이 치료하지 못한다면 치료할 수 있는 다른 의사를 찾을 것이다. 의료의 본질은 여기 있는 게 아닐까?

넵!

우연히 만난 CPA 환자의 죽음

CPA라고 들어본 적 있나?

　네.

　정식 명칭을 말해보게.

　…arrest.

　Cardio pulmonary arrest. 심폐 정지라는 뜻이다.

　네.

　그럼 DOA는?

　Death….

　Dead on arrival. 도착 시 사망 상태. 기억해두게. 몇 년 후에 수련의가 이런 질문을 했는데 대답하지 못한다면 부끄러울 것이다.

　경험은 있나?

　아니요, 아직. 당직일 때도 경험하지 못했습니다.

　몇 년 전, 후쿠시마 시에서 열린 연구회에 참석하고 집으로 돌아가려고 후쿠시마 역 신칸센 플랫폼에서 열차를 기다리고 있었다. 그때 뒤에서 둔탁한 소리가 들렸다.

　'엄마!' 하는 비명이 들려서 뒤돌아보니 중년 여성이 쓰러져있었다. 곁에는 아들로 보이는 젊은 남성이 몸을 떨고 있었다. 자네라면 어떻게 하겠나?

　네? 전 아무것도 할 줄 몰라요.

　그냥 보기만 하겠다고? 나는 대학에 다닐 때부터 환자가 보이면 반드시 도와야 한다고 배웠다. 당시 생화학 교수였던 가가와 야스오 선생님이 그렇게 가르쳐주었지.

　마침 타려고 했던 열차가 홈에 도착했다. 순간 나는 어떻게 해야 하나 잠시 망설였지만, 바로 쓰러진 사람에게 달려갔다. CPA 상태였다. 돌 아이(doll eye: 눈이 인형 눈처럼 움직임) 증세와 뇌 손상이 의심되었으나 일단 심폐 소생이 우선이다. 손가락으로 기도를 확보하고, 질식이 아닌지 확인했다.

　당시에는 역에 AED(automated external defibrillator: 자동심장충격기)가 설치되지 않았다. 내 입으로 인공호흡을 할 수 없어서, 아들에게 요령을 가르쳐주고 나는 심장마사지를 했다. 인공호흡과 심장마사지를 5대 1의 비율로 진행했다.

　구경꾼에게 구급차를 불러달라고 부탁했더니, 10분쯤 지나자 구급차가 도착했다. 그때는 조금이나마 자가 호흡이 가능한 상태였다. 나는 구급대에 의사라는 사실을 밝히고 쓰러진 직후 바로 심폐소생을 했으며 뇌 손상 가능성이 있다고 전달했다. 그러나 그들에게는 소귀에 경 읽기였다. 부정맥일지도 모른다며 서로 이야기하더니, 나머지는 자기들이 맡겠다며 고맙다는 인사 한마디 없이 가버렸다.

　딱히 고맙다는 말을 들으려고 한 일은 아니지만, 새삼 우리 의사들은 병원 밖에서는 무력한 존재라는 생각이 들었다. 의사 신분증이 있는 것도 아니고, 수액 주사나 약품, 처치 도구도 없다 보니, 특별히 무언가를 할 수 있는 것도 아니다. 구급대원들이 보기에 나는 그저 지나가는 한 사람으로밖에 보이지 않았을지도 모른다.

나는 마지막 신칸센을 타고 어떻게든 집에 돌아갈 수 있었다. 환자의 상태가 신경 쓰였지만, 한편으로 구급대의 태도에 석연치 않은 기분도 들었다.

다음 날, 환자를 이송하겠다고 했던 병원에 전화해서 환자의 용태를 확인해보았다. 개인 정보 등을 이유로 전화로는 답을 듣지 못하리라 예상했으면서도, 내가 심폐 소생에 직접 관여한 의사이며 맨손으로 기도를 확보한 사실도 있고 해서 감염증 여부만이라도 확인하고 싶다고 부탁해보았다.

담당 간호사는 내 신분을 확인한 후에, 환자가 구급차로 이송 중여러 번 심폐 정지에 빠졌고, 심폐 소생을 하면서 이송되었지만 결국 사망했다는 사실을 알려주었다. 원인은 뇌간출혈이었고 감염은 없었다.

초급성기 치료로 목숨을 구하는 환자도 있지만, 장애가 심하면 구하지 못하는 경우도 있다. 고인의 명복을 빈다.

선생님 주변에는 사건이 너무 많이 일어나네요!

그럼, 떨어져서 걸어!

네.

그럴 땐 "아닙니다, 괜찮습니다"라고 말하는 거야!

억울한 '착한 사마리아인'?

병원 밖에서 심폐 소생을 시행한 적 있다는 이야기는 했지. 그런데 미국 법률에 '착한 사마리아인의 법'이 있다는 걸 알고 있나?

아니요.

베테랑 의사들도 아는 사람이 별로 없는 듯하니, 자네가 모르는 것은 어쩌면 당연하다. 사실 이 이야기도 가가와 교수님에게서 들었다.

쓰러져있는 사람을 도와준 경우, 만약 목숨을 건지지 못했더라도 도와준 사람을 고소하지 않도록 보장하는 법률. '보수를 기대하지 않고 선의로 사람을 구하려고 한 마음'에 대해서 그런 이름을 붙인 것이다. 언뜻 들으면 당연한 이야기 같지만, 소송 사회인 미국에서는 과거에 누군가를 도왔다가 고소를 당한 사람이 있었다고 한다. 그런 것으로 고소를 당하다니, 참을 수 없는 일이다.

이 법률이 논의된 것은 50년도 더 지난 일이다. 어떤 의사의 블로그*에 그 전말이 기록되어있다. (이하 인용, 일부 내용 수정)

사건의 발단은 어느 수영장 사고였다. 준비 체조 없이 갑자기 물에 뛰어든 남자가 심장마비를 일으켰다. 마침 근처에 있던 인도인 의사가 얼른 심장마사지를 했지만 남자는 숨지고 말았다. 그러자 유족이 그 의사를 고소했다. 의사의 실수로 남자가 죽었다고 말이다. 의사 면허가 있었지

---

* 시오타니 노부유키(塩谷信幸), '안티에이징 블로그' http://shioya-antiaging.exblog.jp/8214259

만, 인도인이라는 점이 불리한 요인으로 작용했다. 이 사건으로 논의가 일어나고 법률안이 제창되었다. 이처럼 의료 설비가 없는 긴급한 상황의 경우, 만약 치료에 성공하지 못한다 하더라도, 의사는 면책될 만하다는 것이 법률안의 취지였다.

하지만 이 법률안은 회의에서 부결되었다. 그런 결론에 미국 의료계는 자기 자신을 보호하기 위해 다음과 같은 방침을 내놓았다.
'길가에서 다친 사람이나 병자를 보아도 섣부르게 나서지 말도록.'
이 법률의 이름은 성서에 있는 '착한 사마리아인에 빗댄 이야기'라고 덧붙이고 있다.

"이웃을 사랑하라"라고 말한 예수 그리스도에게 한 법률 전문가가 "내이웃이라면 누굴 말합니까?"라고 물었다. 예수 그리스도는 예를 들며이렇게 되물었다.
"강도를 당해 죽어가는 남자가 길가에 쓰러져있다. 지나가던 사제도, 레위인도 그 남자를 그냥 지나쳐 갔다. 그러나 단 한 사람, 사마리아인만 남자에게 응급 처치를 해주고, 숙소까지 데려가 숙소 주인에게 치료비를 건네주고는 자리를 떠났다. 누가 강도를 당한 이 사람에게 이웃처럼 대했다고 생각하는가?"
법률 전문가는 답했다.
"그를 불쌍히 여기고 도와준 사람입니다."
예수 그리스도는 말했다.

"당신도 가서 같은 일을 하라."

이는 가만히 앉아서 이웃을 기다리는 게 아니라, 자기가 먼저 나서서 이웃이 되라는 가르침으로 알려진다. 덧붙여 당시 사마리아인은 이방 민족으로 경멸의 대상이었다.

이후 이 법률은 다시 가결되었지만, 이는 미국 의료계의 현실을 적나라하게 드러내는 사건이 되었다.

앞서 이야기한, 후쿠시마 역에서 발생한 CPA 사건의 경우, 나 역시 '착한 사마리아인'이 되고 싶었다. 다음에 나와 같은 사건을 만났을 때, 자네는 계속 방관자로 있을 텐가?

의사는 환자의 희망을 빼앗아서는 안 된다

그럼, 다음 환자.

이 환자는 방금 CT 사진을 보여주며 설명했듯이, 말기 췌장암 환자다. 방사선 치료와 항암제를 병용하는 고통스러운 치료를 견디고 있다. 이 환자는 그저 죽음을 기다리고만 있지 않고 다가올 죽음을 물리치려고 필사적으로 싸우고 있다.

우리가 하는 일은 이런 병을 치료하겠다는 오만한 생각을 품는게 아니다. 우리는 그저 그들의 싸움에 힘을 보태줄 뿐이다. 환자의 의지가 시들지 않도록 용기를 북돋워 주는 것 또한 우리가 해야 할 중요한 일이다.

환자도 자기 병을 잘 알고 있고, 어느 정도 각오는 하고 있을 것이다. 그런 사항은 입원할 때 미리 이야기했으니 말이다. 밝은 미래를 기대하지는 않았다. 그렇다면 적어도 한순간만이라도 기분이 밝아질 수 있도록 용기를 불어넣어 주어야 하지 않을까?

떠날 날이 얼마 남지 않은 환자 앞에서 우리가 짜증스러운 얼굴을 하고 있으면 환자도 기운이 나지 않겠지? 아주 잠깐이라도 환자가 삶의 기쁨을 느낄 수 있도록 노력하자.

용기를 북돋워 주고, 고통이나 걱정거리를 들어준다. 이건 어떤의미에서 '카타르시스(정신의 정화 작용. 마음속에 쌓인 응어리 같은 감정이 해방되어 기분이 정화되는 것)'일지도 모르겠다. 찰나일지라도 말이다.

환자에게 이렇게 말한다.

"오늘 얼굴색이 좋으시네요."

"좋아하는 걸 먹어서 그래요!"

머리맡에 장식된 사진을 보면서는 이렇게 말한다.

"손자분이 귀엽네요."

한순간만이라도 미소를 짓게 하는 말을 걸어보자. 환자 옆에 앉아서 어깨에 살포시 손을 얹는다. 글자 그대로 '손길이 닿는 것'*이라고 할 수 있다. 살과 살이 맞닿는, 피가 통하는 접촉. 물론 마음이

---

* 원문의 '테아테(手当て)'는 주로 '치료'라는 의미로 사용되며, 한자로 풀이하면 '손을 가져다 댄다'라고 해석할 수 있다. -역주

담겨있지 않으면 안 되지만…!

이제 노크를 할 테니 미소를 짓도록. 제대로 됐나?

선생님의 미소가 참 멋지네요!

아침부터 그런 쑥스러운 소리는 하지 말아주게.

똑똑!

좋은 아침입니다.

아무리 힘든 상황에서도 환자에게 미소를 보일 수
있도록 노력할 것.

인간은 그렇게 강한 존재가 아니다. 마음이 꺾일 때도 있다. 그럴
때, 어떤 식으로 노력하는지는 사람마다 다를 것이다. 스스로 다시
일어날 수 있는 사람은 괜찮지만, 완전히 침울해지는 사람도 있고
자포자기 상태로 모든 걸 내던져버리는 사람도 있다. 누군가의 도
움을 받고 다시 일어서는 사람도 물론 있다. 그런 사람들에게 도움
이 되고 싶지 않은가?

우리가 진찰하는 환자 중에는 암 환자가 많다. 얼굴은 웃고 있어
도 마음속에 큰 고민, 즉 '죽음'을 받아들여야 한다는 인생 최대의
난관에 맞서고 있는 환자들 말이다. 그중에는 다부진 성격으로 인
생에 결단을 내리고 자기 장례식까지 준비하는 사람이 있을지 모르
겠지만, 그렇게 달관할 수 있는 환자는 결코 많지 않다.

의사가 사람의 목숨을 다루는 직업이라고는 해도 모든 환자를

구할 수는 없다. 죽음을 피할 수 없다. 따라서 남아있는 한정된 기간을 어떻게 의미 있게 보낼 수 있도록 할 것인가? 그 환자에게 얼마만큼 희망을 줄 수 있을까? 이런 생각도 종종 하게 된다.

우리는 결코 성직자가 아니다. 그래서 거기까지는 고민하지 않아도 되지 않겠느냐고 생각할 수 있겠다. 하지만 틀린 생각이다. 한번 생각해보기를 바란다. 환자의 마음을 도외시하고 항암제 치료를 할 수는 없지 않겠나?

최선의 지지 치료BSC는 변명이나 현실 도피를 위한 치료가 결코 아니다. 입원해서 치료를 받는 동안에는 나름대로 치료의 의의를 느끼고 만족감을 얻도록 해야 한다.

그래서 나는 의사에게 모두 떠맡겨버리는 환자를 치료할 수 없다. 의사에게 떠맡기는 것이 아니라, 조금이라도 좋아지고 싶다고 긍정적으로 생각하는 사람을 응원하고 싶다.

이제 그만하고 싶다는 환자에게 치료를 강요할 필요는 없다. 애초에 평범한 질환이라면 치료를 통해 점점 나아진다. 하지만 암 치료에서 사용하는 항암제는 적지 않은 부작용을 동반한다. 식욕부진, 권태감, 구토, 변비…. 치료하면 할수록 괴로워진다.

의료에도 '표준'이 있다고는 하지만 실전에서는 환자와 일대일로 진검승부를 해야 한다. 개인 성향에 맞춰서, 날마다 상황에 따라 변경해나가야 한다.

종교적 의존도가 낮은 일본에서 정신적인 구원은 그리 중요시되지 않을지 모른다. 하지만 인간이 살아가는 데 구원은 필요하다. 우리가 나서서 환자의 마음 온도를 조금이라도 올려줄 수 있다면 좋지 않을까? 그래서 우리가 무얼 할 수 있을지를 고민해주고 싶지 않은가?

치료가 불가능한 환자라 해도 우리가 할 일은 없다고 딱 자르고 싶지는 않다. 환자의 '살고 싶다'는 마음과 그걸 지지하는 가족의 마음을 응원하는 일도 중요한 의료 행위라고 생각한다.

『천지팔양경天地八陽經』에 나오는 말인데, '선어선전善語善轉'이라는 말을 알고 있나?

아니요.

좋은 말을 계속하면, 만사가 좋은 방향을 향해 간다는 의미다. 정말 좋아질지 어떨지는 모르겠지만, 그렇게 될 것을 믿고 기도하지 않겠나?

선어선전, 좋은 말씀이네요.

환자에게서 희망을 빼앗아서는 안 된다.

예전에 이와테 의과대학의 소아과 교수였던 후지하라 데쓰로 선생님을 만났을 때 직접 들은 이야기를 들려주겠다. 투지를 가지고 암 환자의 QOL(quality of life: 삶의 질)을 향상해 수명 연장에 성공한 이야기다.

후지하라 선생님은 신생아 호흡곤란증후군 치료를 위한 계면활성제인 서팩텐을 개발했다. 이에 신생아 구명에 대한 공헌을 인정

받아 1987년 사우디아라비아에서 수여하는 킹 파이잘 국제상을 수상했다. 내가 리시리 섬 국보 중앙병원에서 급성호흡곤란증후군 환자를 치료할 때 서팩텐을 투여하여 환자의 목숨을 구한 것을 계기로 후지하라 선생님과 친분이 생겼다.

후지하라 선생님 말에 따르면, 중남미의 한 시설에서 심리 요법으로 암을 극복했다는 증례 보고가 저명한 의학 잡지에 실렸다고 한다. 스테이지 4인 말기 암 환자에게 어떤 항암제 치료도 하지 않고 컨설테이션(consultation: 진찰과 상담)과 카운슬링(counseling: 지지를 기반으로 한 상담 지도) 등의 완화 케어를 시행한 것만으로 생존 기간을 연장할 수 있었다는 내용이다.

그 보고서를 읽고 해당 잡지의 편집자는 의문을 느껴 현지를 시찰하고 취재했다. 확인 결과 정말로 말기 암 환자가 건강하게 생활하고 있었다. 그래서 잡지에 실리게 되었다고 한다. 논문 제목에는 '싸우려는 의지fighting spirit'라는 말이 포함된 것 같다. 하지만 후지하라 선생님은 정확한 제목과 잡지명을 기억하지 못했다. 나는 원서를 읽고 싶어서 찾아봤지만, 좀처럼 찾을 수 없었다. 그 뒤로는 잊고 있었다. 혹시 발견하면 여러분에게도 소개하겠다.

싸우려는 의지가 있는 암 환자가 완화 케어만으로 생존 기간을 연장했다는 이야기는 어느 정도 진리라 할 수 있다. 바꿔 말하면, 병과 맞서 싸울 의지가 없는 환자에게는 치료를 지속할 수 없다는 의미다.

웃음이 면역력을 높인다든가, 우울해지면 면역력이 떨어진다는 말이 있다. 이런 말은 언뜻 비과학적으로 들릴지 모르겠지만, 서양 의학의 수치적 구분만으로는 설명할 수 없는 인체의 신비도 있다고 생각한다.

사실 '웃음과 면역력'이라는 주제는 정신 신경 면역학 분야 등 의학에서도 연구하고 있다. 만담 개그를 듣고 NK 세포(natural killer cell, 자연 살해 세포)*의 비율이 높아진 것도 입증된 사실이다. 심지어 '일본 웃음 학회'라는 단체까지 있는 모양이다.

웃음의 치유력은 일본뿐만 아니라, 서양에서도 연구되고 있다. 그중 『웃음의 치유력Anatomy of an Illness』(1979)을 집필한 노만 커즌스Norman Cousins가 유명하다. 그는 자신의 난치병을 웃음으로 극복했다. 흥미가 있다면 책을 찾아서 읽어봐도 좋겠다.

혈액검사에서는 이상이 없다. 열도 없다. 혈압도 정상이다. 하지만 환자는 식욕이 없어서 몹시 우울한 상태로 잠에 빠져 지낸다고 한다. 오늘은 항암제를 투여하는 날. 자네라면 투여하겠나?

고민이 되네요.

그렇지? 환자는 마음이 있는 인간이다. 너무 당연한 말이지만.

마음을 헤아리는 것이 학문은 아니다. 대학에서 가르치지 않을뿐더러 가이드라인에도 들어있지 않다. 하지만 절대로 무시할 수 없는 엄연한 현실이다. 과학과 마음, 자네는 어느 것을 신용하나?

….

답이 있을 리가 없지. 병을 보기 전에 먼저 환자를 보도록!

---

* 바이러스에 감염된 세포나 암세포를 직접 공격해 없애는 면역 세포. -역주

죽음을 선고할 때 기억할 것

암이라는 진단을 받고 아무렇지 않을 사람은 없다. 하지만 한 의사가 이런 말을 한 적이 있다. 역설적이기는 해도 진실이 담겼다.

암으로 죽는 사람은 그래도 행복한 겁니다. '남은 시간'이 아직 있으니까요.

사람은 언젠가 죽는다.

바로 얼마 전, 아는 사람이 갑자기 사망했다. 한 대학의 외과학 교수. 현역으로 수술을 집도했던 '건강한' 의사였다. 학회에 참가해야 할 사람이 회의장에 나타나지 않아, 호텔에 확인해 보니 방에서 숨져있었다. 부검도 했지만, 원인을 알 수 없어서 '돌연사'라는 결론을 내렸다. 과로 때문일지 모른다는 추측이 나왔다.

사망한 의사는 심장혈관 외과의였다. 그가 진료한 환자들은 대동맥류 파열 같은 응급 환자가 많았다. 그중에는 목숨을 구한 환자도 있지만, 구급차나 헬리콥터로 이송되었을 때 이미 쇼크 상태라서 손을 쓸 수 없는 환자도 있었다. 그런 환자는 가족과 마지막 인사도 나누지 못한다. 가족들도 너무 갑작스러워서 미처 마음의 준비를 하지 못한 채 떠나보내게 된다. 가까운 사람이 갑자기 죽는 일은 견딜 수 없는 아픔을 남긴다.

그러나 암 환자의 경우, 진행 암으로 판명이 난다고 하더라도 어느 정도 수명은 남아있다. 남은 기간은 비록 짧아도 인생을 정리하고 가족에게 마음을 전달할 시간은 있다. 그런 시간이 있느냐, 없느

나는 환자에게도 가족에게도 차이가 크다.

암 진단 후에도 5년에서 10년 정도 더 사는 환자가 있고, 3개월밖에 남지 않은 환자도 있다. 삶이란 언젠가 끝이 있는 법이고, 남은 시간을 얼마나 의미 있게 보내느냐가 중요하다. 의미 있는 삶을 살기 위해 치료를 선택하고 병마와 싸울 수 있는 것이다. 반대로 삶의 질을 높이기 위해 치료를 포기하는 선택도 있다. 우리는 그런 환자의 의사를 존중하고 응원할 뿐이다.

환자의 사망 확인 방법을 알려주겠다.

각막 반사·대광 반사(직접 반사, 간접 반사)가 사라진 것을 확인한다. 흉부 청진을 할 때는 요골동맥, 경동맥을 짚으면서 천천히 시간을 들여 한다. 그리고 한 번 더 같은 소견을 확인한다. 2~3분 동안 진찰한다. 그 사이에 심전도(ECG: electrocardiogram) 파형이 플랫flat을 그리는 걸 확인하고 간호사에게 전원을 꺼달라고 부탁한다. 그리고 떠난 시각을 전한다.

가족도 그 순간을 각오하고 있다. 하지만 머리로 이해한다고 하더라도, 마음이 완전히 정리된 것은 아니다. 아직 감정적으로 '죽음'이라는 사실을 받아들일 수가 없는 것이다. 시간을 들여 그것이 현실이라는 것을 천천히 이해시켜야 한다.

심전도가 플랫이 된 후에도 산발적으로 전기 스파이크(spike: 극파)가 나올 때가 있다. 물론 심장이 움직이는 것은 아니므로 맥박은 없다. 하지만 한 번이라도 극파가 나온다는 것은 아직 '살아있다'는

좋은 의사입니까?

증거라 할 수 있다. 호흡이 정지해도 마지막에 큰 숨을 쉬는 경우가 있다. CO_2(이산화탄소)가 꽉 차서 이를 배출하기 위한 연수반사다. '쿠스마울Kussmaul의 대호흡'이라고 부른다. 임상에서는 당뇨병성 케토아시도시스의 경우에도 이런 현상을 보인다.

환자의 마지막 순간에는 많은 말이 필요 없다. 가족의 소중한 시간을 존중하도록! 내가 담당했던 환자는 췌장암이나 담관암인 경우가 많아 주로 "(투병 생활이 길었지만) 열심히 노력했으니, 칭찬해주세요"라고 말한 후에 병실을 나온다.

나는 환자의 임종을 지켜볼 때면, 고등학교 때 읽은 와타나베 준이치의 단편소설을 떠올린다. 그 소설이 지금도 마음속에 응어리로 남아 의사가 되고 나서도 무슨 일이 있을 때마다 찾아오는 명제 같은 것이 되었다. 그 후 30년이라는 시간이 흐르고, 고등학생에서 의사로 바뀌면서 가치관도 바뀌었다.

자네는 읽어본 적이 있나? 와타나베 준이치의 「소녀의 죽음」 말이다.

심장병을 앓던 소녀가 밤중에 심정지를 일으킨다. 두 젊은 의사가 심폐 소생을 한다. 그러나 심장박동은 돌아오지 않는다. 개흉 마사지까지 했지만 심장은 다시 고동치지 않는다.

"이 아이는 살아날까?"

"이미 죽었어."

"우리가 관두는 순간이 이 아이의 사망 시각일 거야."

심폐 소생은 한 시간 넘게 계속되었고 그러다가 한 사람이 갑자기 손을 멈췄다.

"왜 멈춘 거야?"

"이 아이가 기르던 여치가 울었거든."

어째서 중간에 멈췄을까? 어째서 여치의 울음소리에 그만두기로 했을까? 사람의 목숨이 달린 일을 그렇게 결정해도 되는 걸까?

그 부조리함을 당시 고등학생이던 나는 이해할 수가 없었다. 그럼 지금은? 나 또한 '심장마사지를 계속할 수는 없다'라고 생각하면서 무언가 핑계를 찾을 것이다. 전부터 이미 죽음이 확실히 다가와 있기 때문이다.

의료가 모든 것을 해결할 수는 없다. 영화처럼 마지막에 큰 반전이 있어서 갑자기 해피엔딩을 맞이할 리도 없다. 안락사를 인정한다는 의미는 아니다. 사형집행인 노릇을 하겠다는 심사도 아니다. 그렇다고 도망칠 수도 없고, 다른 사람에게 맡길 수도 없다. 눈앞에 쓰러진 사람, 물에 빠진 사람, 혹은 질식 상태인 사람이 있다면 그저 손을 뻗을 뿐이다.

의사도 갈등하고 망설이면서 열심히 노력하고 있다. 물론 사람마다 다양한 가치관을 따르기 마련이고 거기서 무엇이 옳다는 말은 아니다. 그걸 누가 비난할 수 있겠는가?

수많은 환자의 임종을 지켜보다 보면, 우리는 무력감에 휩싸여 한동안 기분이 가라앉을 때가 있다. 평소에는 일이 바쁜 만큼 그런 감상에 젖을 겨를도 없지만 말이다.

텔레비전이나 영화에서 환자가 마지막까지 가족과 이야기하다가, 갑자기 숨이 끊어지면서 심전도의 그래프가 일직선을 그리는 극적인 장면이 과도한 연출이라는 사실을 너무나 잘 알고 있다. 하지만 그런 드라마 같은 장면이 정말 기적처럼 우연히 일어날 때가 있다. 그럴 때는 눈앞에서 벌어진 일인데도 현세와는 선을 긋고, 마치 스크린 안에서 벌어지는 일처럼 제삼자가 되어 구경하는 느낌이 든다.

담낭암에 걸렸던 할아버지의 경우, 심전도 극파 간격이 점점 멀어지더니 그다음 극파가 나오지 않고 초록색 기준선만 일직선을 유지하며 흘렀다. 순간 할아버지 몸에서 힘이 쑤욱 빠져나갔다. 그리고 몸이 살짝 줄어들었다.

아! 혼이 빠져나갔다!

그런 순간을 딱 한 번 목격했다. 그 자리에 함께 있던 간호사에게 물어보니까, 역시 혼이 빠져나가는 순간을 본 것 같은 기분이라고 답했다. 정말로 혼이 있는지, 없는지는 모르겠지만…. 생명과 영혼을 지닌 인간, 그리고 '죽음' 사이에 어떤 명확한 선을 그을 수는 없겠지만, 그 선을 알 수 있는 순간이 있을지도 모른다.

오십 대 췌장암 여성. 항암제 치료를 하며 투병 생활을 한 끝에, 고통과 맞서며 긴 여행을 떠났다. 마약 진통제의 양도 늘어난 상태였고, 일상 대화가 불가능한 상태였다. 그런데….

"너랑 같이 있어서 다행이었다. 고맙다."

"저도예요. 고마워요, 아빠."

"걱정할 필요는 없다."

"여보, 다케시와 가오리는 내가 잘 돌볼게."

"부탁할게."

"다케시는 어디 있어?"

"…."

아들은 말없이 엄마의 손을 잡는다.

"가오리는?"

중학생 여자아이에게 엄마의 죽음은 받아들이기 어려운 현실일 것이다. 병실 구석에 웅크리고 앉아 얼굴도 들지 못한다. 오빠가 재촉하자 겨우 엄마의 손을 잡는다.

"가오리, 먼저 가서 미안하구나. 아무것도 해주지 못하고."

"엄마, 아니야! 가지 마!"

그리고 다음 숨이 이어지지 않았다. 환자의 노부모도 오열을 멈추지 못했다. 자식을 먼저 보내는 부모의 심정만큼 괴로운 것이 또 있을까? 마지막 순간은 가족들만의 신성한 자리다. 의사는 가족의 심정을 배려하면서 임종을 알릴 타이밍을 고민해야 한다.

그런데 30초 정도 지나고, 환자가 다시 큰 숨을 쉬었다. 쿠스마울의 대호흡인 걸까? 이미 말하지 못하는 상태일 것으로 생각했는데, 그녀가 다시 말을 꺼냈다. 나는 순간 주저했지만, 거기서 진통제 투여 스위치를 껐다. 의학적으로는 그래서는 안 됐을지도 모르겠다. 환자의 고통이 커질지도 모른다.

하지만 시간이 얼마 남지 않은 상태였다. 약물을 계속 투여한다고 하더라도 마찬가지일 터였다. 게다가 투여를 중단한다고 해서 바로 고통이 커지는 것도 아니다. 혹시라도 진통제에 의한 호흡 억제 때문에 가족과의 귀중한 시간을 잃을 수는 없었다. 그때 환자의 남편이 내 얼굴을 보았다. '그래도 괜찮을까요?'라는 눈빛이었다. 나는 고개를 끄덕였다.

"가오리, 부탁할게. 장례식 때는 코부쿠로의 'STAY'를 틀어줘. 좋은 노래야. 엄마는 그 노래를 듣고 싶어."

"무슨 소리야? 엄마!"

"이제 됐어. 부탁이야, 보내줘."

"시간은 좀 걸릴 테지만, 내가 뒤따라 갈 테니까 기다려."

"응, 천국에서 기다릴게."

"선생님, 선생님 계세요? 손을 잡아주세요."

스위치를 누른 후, 가족 뒤에 서 있던 나는 다시 환자 곁으로 가서 손을 잡았다.

"선생님, 부탁입니다. 이제 편히 가고 싶어요."

남편에게 눈빛을 보내고 양해를 구했다. 조금 전 멈춘 스위치를 눌러 마약 진통제 투여를 재개했다. 그때부터 환자는 끙끙 앓는 소리를 낼 뿐, 대화는 거의 불가능해졌다. 그리고 5분도 지나지 않아 임종을 확인했다. 환자는 몽롱한 상태에서가 아니라, 거의 마지막까지 선명한 의식에서 자기 의사를 분명히 말했다.

이 병실은 지금 이 순간만큼은 신성한 공간이다. 아내이자, 어머니이자, 딸이었던 환자의 긴 여행을 가족이 저마다의 방식으로 배웅하고, 이별의 찰나를 자연스레 받아들일 수 있도록 돕는 것이 우리의 역할이다.

능숙하게 떠나보내는 방법이란 것이 있을 리 없다. 그 환자의 마약 투여를 중지하지 않았다면, 나는 '괴롭다'거나 '보내달라'는 환자의 말을 듣지 않고 끝냈을 수도 있었다. 하지만 1분, 1초라도 의식이 있고 이야기가 가능하다면 그 순간을 영원히 늘려주고 싶다고 생각했다.

사람의 목숨을 좌지우지할 수 있다는 자만에 빠진 것이 아니었다. 다만 가족을 위해서 1초라도 좋으니 삶의 순간을 늘리고 싶다고 생각한 것이다.

마약 주입 주사의 스위치는 남편의 눈앞에 있었다. 스위치를 눌렀을 때, 남편은 순간적으로 놀란 눈치였다. 하지만 말로 하지 않아도 진심은 전할 수 있다. 남편은 내 행동에 순간 놀랐지만, 결과적으로는 다행이었다고 나중에 말했다.

의료에서 '절대'라는 말은 없다고 생각한다. 그 치료를 이해하느냐, 마느냐가 중요하다. 그래서 가이드라인이 있고, 인간으로서의 상식과 타협성이 요구되는 것이다.

어느 날 3년 차 수련의가 어떤 환자의 임종을 지켜보고 있었다. 물론 나도 그 자리에 있었다. 그 수련의는 심전도 파형이 플랫을 그리자마자 "사망하셨습니다"라고 말해버렸다. 사망 선고도 10초 안에 끝. 나는 당황해서 심전도의 전원을 껐다. 그 사이에 맥박도 없고 호흡도 하지 않았지만, 만약 거기서 쿠스마울 대호흡이 나오면

좋은 의사입니까?

가족은 '죽은 후에 숨을 쉬었다'라고 생각할 수 있다.

사망 선고 방법에 대해서는 환자의 사망진단을 위한 입회 전에 어느 정도 논의했다. 하지만 적절한 타이밍이 언제인지는 알려주지 못했다. 사망진단을 허가한 내 실수도 있었다. 만약 내가 여기서 다시 사망 선고를 한다면 수련의는 주치의로서의 체면을 잃게 된다. 그 자리에서는 쿠스마울 대호흡이 나오지 않기를 바라는 수밖에 없었다.

젊은 의사에게는 흔히 있는 일이겠지만, 사망진단도 평소 하는 진찰의 연장선에 있는 일이라고 생각해버릴 때가 있다. 하지만 가족에게 '죽음'은 비일상적이고 받아들이기 어려운 엄숙한 사건이다. 가족의 마음을 헤아리고 만약 환자가 내 가족이라면 어떨까 생각하면서 임하는 것이 중요하다.

우리는 결코 이런 상황에 익숙해져서는 안 된다.

선생님, 환자를 배웅할 때 길게 기도하셨는데 뭐라고 기도하셨어요?

환자에게 말을 걸었다. '내 치료가 옳았습니까? 조금이라도 더 길게 살 수 있었던 건 아닙니까?'

물론 답은 없지만.

자기반성이 없으면 언제까지나 제자리일 것이다. 평소 진찰 때는 좀처럼 반성할 겨를이 없으니, 적어도 떠나보낼 때만큼은 내가 했던 치료를 반추하고 좀 더 할 수 있는 일이 없었는지를 묻는다.

와! 그런 기도를 매번 하는 건가요?

다음에 만날 환자에게는 조금이라도 더 좋은 치료를 하겠다고 약속하는 것이지. 자네도 조금씩 앞으로 나아가야지!

네!

선택의 난제 – 최선의 치료인가?

오늘 아침 6시가 좀 넘은 시각에 췌장암이던 86세의 할머니를 떠나 보냈다. 며칠 전부터 하악下顎 호흡을 하고 있었기 때문에 언제 돌아 가신다고 해도 이상하지 않은 상태였다.

죄송합니다. 절 불러주셨으면….

부르려고 했지만, 병원에 도착하자마자 연락을 받고 바로 달려 가느라 자네를 부를 겨를이 없었다. 주치의가 출근하기를 기다려준 것일까?

그런데 사실 좀 놀랐다. 췌장암 환자였고 방사선 치료(50.4Gy = 1.8Gy × 28회)와 TS-1 치료만으로 5년을 사셨거든. 췌장암 중에서도 체미부体尾部 암은 예후가 그리 좋지 않다는 사실은 알고 있지? 자네는 아직 소화기내과로 온 지 얼마 안 돼서 할머니의 진료 이력은 잘 모를 것이다.

첫 진료 시기는 5년 전. 스테이지 4a, 'T4N1M0'이었다. 본인을 포함한 가족과 상담하여 일반적으로는 효과가 없다고 알려졌지만, 연령이나 몸 상태를 고려하여 CRT(chemoradiation: 화학 방사선 요법)를 선택했다. 가이드라인도 중요하지만, 환자와 가족을 이해시키고 인증된 치료를 선택하는 것이 중요하다.

한동안 CR(complete remission: 완전 관해)을 유지했지만, 재발해서 1년 반 만에 TS-1의 복용을 중단했다. 얼마간 진찰받으러 오지 않아서 돌아가신 줄로만 생각했다. 그런데 어느 날, 다시 진찰받으러 온 것이다.

애초에 아담했던 할머니는 살이 더 빠졌다. 그러나 TS-1을 끊고도 1년 반 동안 살아있었다는 사실에 솔직히 놀랐다. 진찰실에 들어올 때는 언제나 만면의 미소를 머금고 "선생님을 만나고 싶었어요"라고 말했다.

이번에 입원했을 때도 의식이 끊어지기 직전까지, 틀니가 없어서 불분명한 목소리로 "또 들러줘요"라고 말했다. 그리고 "또 올게요"라는 내 대답에 크게 고개를 끄덕였다.

치료는 환자 본인만 받는 게 아니다.

처음 황달로 입원해서 치료를 시작할 때처럼, 퇴원 후에도 며느리와 아들이 늘 어머니를 모시고 진료를 받으러 왔다. 아들도 며느리도 5년 동안 어머니와 함께 병마와 싸우고 있었다.

췌장암은 사실 다루기 힘든 병이다. 완치될 수 있는 병도 아니다. 물론 그런 사실은 가족 모두 잘 알고 있었다. 하지만 할머니는 열심히 병과 맞서 왔고, 가족이 그런 할머니를 지지해주었다. 그래서 나도 함께 할머니의 투병을 응원했다.

만약 5년 전, 할머니가 81세의 나이로 돌아가셨다면, 이런 병이라는 것도 모르고 생을 마감했을지 모른다. 그리고 나와 만날 일도 없었을 것이다. 병마와 싸워왔기 때문에 86세까지 살 수 있었다.

어떤 의사는 암 치료를 하지 말라고 한다. 하지만 나는 그건 틀렸다고 생각한다. 의사는 진심으로 긍정적인 선택지를 고민해야 하고 이를 제대로 명시해야 한다고 생각한다.

어제 회진 때 할머니는 시선이 흔들리고 있었고, 하악호흡을 하는 상태였다. 이미 불러도 반응이 없었다.

그랬군요. 저도 얼마 남지 않았다고 생각하고 있었습니다.

일주일 전쯤에 아들을 비롯한 가족에게 현재 병세를 설명하고 떠날 날이 얼마 남지 않았다고 전했다. 그러니 마음의 준비는 미리 했을 것이다. 오늘 아침 병실에 들렀을 때는 할머니가 막 돌아가시기 직전이었다. 그런데 놀랍게도 아들은 의연하게 상황을 받아들이고 있었다.

"열심히 치료받았기 때문에 후회는 없습니다."

슬픔과 충격에 빠졌을 아들로부터 그런 말을 듣자, 지금까지의 모든 피로가 치유되는 기분이 들었다.

"마지막에 괴로웠을지 모르지만, 평안히 가셨을 겁니다."

"네, 저도 그렇게 생각합니다. 선생님의 도움으로 여기까지 올 수 있었다고 생각해요. 선생님, 감사합니다."

"가족의 따뜻한 응원 속에서 인생을 마감한 할머니는 행복한 분이셨네요. 할머니는 결코 병에 진 것이 아니라, 병과 함께 멀리 여행을 떠난 겁니다."

"그러게요, 지금 얼굴도 정말 평화롭네요."

사망진단은 환자의 마지막을 확인하는 게 전부가 아니다. 환자를 떠나보낸 가족이 슬픔을 극복하고 마지막까지 웃으며 환자를 떠나보낼 수 있도록 하는 것이 무엇보다 중요하다. 물론 그게 말처럼 쉬운 일은 아니다. 하지만 이번에는 그게 가능했고, 나도 마지막까지 웃으며 떠나보낼 수 있어서 다행이었다.

저도 그 자리에 있고 싶었습니다.

그랬군. 미안하게 됐다. 다음에는 꼭 부르도록 간호사에게 전달해두겠다. 그런데 내일부터는 할머니의 환한 미소를 볼 수 없어서 마음이 허전하군.

그렇죠.

'노쇠'. 이 말은 환자가 사망했을 때 '사인'으로 쓰는 용어라고만 생각했다. 그런데 얼마 전, 응급실 당직을 섰을 때 이 단어를 사용하여 가족(아들)에게 환자의 병세를 설명했다.

노인보건시설에서 보낸 증례

87세. 식욕부진. 탈수. 활기가 없음. 뇌경색을 앓았던 전력 때문에 우측 부전마비가 있으나, 얼마 전까지 왼손을 사용하여 식사했다고 함.

체온: 33.9도(저체온 상태)

BP: 83/45mmHg

HR: 50회/분

전신 부종.

흉부 단순 X선에서는 심 확대와 더불어 좌측 흉부의 투과성 저하(흉수를 시사함) 확인됨.

복부 단순 X선에서는 장관에 가스가 정체된 것 확인됨.

기질적 질환으로 결장암을 동반한 장폐색을 제외하기 위해 흉부와 복부 단순 CT를 촬영함.

흉부는 양쪽에 흉수가 들어참. 관동맥은 기시부에서 말초까지 석회화됨. 내강이 있는지 없는지 알 수 없을 정도로 석회화됨.

결장은 종양으로 보이는 종기와 그에 따른 폐색성 병환은 없고, 변과 가스의 정체만 확인됨. 변은 직장에서 정체됨(적어도 직장까지는 변이 통과함). 복부 대동맥은 석회화를 동반하여 구부러짐. 간동맥, 상장간동맥의 석회화도 보임.

뇌신경외과 의사에게 두부 MRI를 평가 받고, 신규 뇌경색 병환은 없다는 사실을 확인함.

피검사에서 총단백은 4.6(8.2-6.5)g/dl, 알부민은 1.5(5.2-3.7)g/dl로 나타났으며 저단백혈증과 심각한 저영양 상태.

BNP는 128.5(18.4-0)pg/ml로 저하, 심부전을 증명함.

FT4는 1.12(4.2-2.4)pg/ml, 갑상선 기능 저하증도 있음.

자, 어떻게 해야 할까?

새로 치료해야 할 질환이 있는 것도 아니고, 고령에 따른 쇠약, 즉 '노쇠'라고 판단할 수밖에 없는 상태다. 이후 가능한 범위의 경구 섭취와 수액 처방을 위해서 병원에 입원해야 한다고 가족에게 설명하고 노인보건시설에 진료의뢰서를 써서 보냈다.

후일담.

사실 이 환자가 응급실에 실려 왔을 당시에는 입원실이 꽉 차 있어서 바로 입원할 수 있는 상황이 아니었다. 그래서 결국 노인보건시설로 돌려보냈다. 하지만 솔직히 말하면 그냥 이대로 보내는 게 맞나 싶어서 계속 마음이 쓰였다.

얼마 전 콘퍼런스가 끝난 후에 그 시설의 담당자가 뜬금없이 내게 고맙다고 인사했다. 무슨 일인가 들어보니, 그 환자에 대한 이야기였다. 사실 시설에서도 시설장이 어떻게 해야 하나 고민하던 증례였고, 그때까지 가족에게 제대로 설명하지 못한 채 어정쩡하게 있었다고 한다.

그러던 차에 응급실 외래에서 제대로 검사받은 후 결과와 설명을 듣고 나서 환자의 아들도 상황을 이해하게 된 것이다. 결국 우리 쪽에서 보낸 진료의뢰서를 가지고 시설장과 가족이 다시 상담하여 시설에서 간호하기로 했다면서 시설도, 가족들도 내게 고맙다는 인사를 전하고 싶다고 했다.

내 판단을 정당화하려는 것은 아니지만, 이건 일종의 트리아제

triage* 문제라고 생각한다. 치료를 받지 못하면 목숨이 끊어지는 상황도 아니고, 치료해서 개선될 여지가 있는 상황도 아니다. 의료는 모든 사람에게 가능한 한도 내에서 제공되어야 하며 '수명'을 고려하여 각 환자에게 맞춘 최선의 치료 방법이 선택되어야 한다. 그런 선택도 의료 행위에 포함된다고 생각한다.

물론 의사가 독단적으로 결정해서는 안 되고, 가능하면 여러 명의 의사가 함께 판단하는 편이 좋을 것이다. 그리고 그 사실을 가족에게도 분명하게 설명하고 동의를 얻어야 한다. 고령자의 노화, 쇠약, 노쇠 등은 인간으로서 자연스러운 현상이 아닌가?

그 후 환자는 일주일 정도 지나서 가족이 지켜보는 가운데 평온하게 눈을 감았다고 한다. 진심으로 고인의 명복을 빈다.

생명을 지키는 일은 쉽지 않네요.

그렇지. 우리도 아직 헤맬 때가 많다. 의료는 해답이 없는 문제와 맞서는 일이라서 그렇다. 인성을 기르는 것은 그래서 중요하다.

아직 저는 길 잃은 양이지만, 환자의 가족과 제대로 마주할 수 있도록 노력하겠습니다.

그래, 기대하고 있겠다.

---

* 응급 환자를 일정한 기준에 따라 분류하는 것. -역주

좋은 의사입니까?

환자와의 이별을 이야기하다

선생님, 병동에서 연락이 왔습니다.

뭐? 검사 중이라서 손을 뗄 수가 없는데.

마사루 씨, 심장박동 수가 떨어지고 있어서 위험한 상태라고 합니다.

그래? 때가 왔나 보군. 그럼, 미안하지만 사망진단을 부탁하네.

네? 제가요? 어떻게 해야 할지 모르겠어요.

지난번처럼 해주면 된다. DNR(do not resuscitaion: 심폐 소생 거부)에 대한 내용과 살날이 얼마 남지 않았다는 이야기는 이미 여러번 해서 가족들도 잘 알고 있으니까 걱정할 것 없다. 사망진단과 선고만 남았어.

제가 할 수 있을까요?

자네라면 할 수 있어! 괜찮아. 나도 이 검사가 끝나는 대로 바로 갈 테니까.

알겠습니다. 그럼 다녀오겠습니다.

부탁하네!

이런 일만큼은 예측할 수 없다. 오늘은 이른 아침에 한 사람, 저녁에도 한 사람을 보내야 했다.

네.

이 환자는 이번 주말에 70번째 생일을 맞이할 예정이었다. 물론 비대상성 간경변이었기 때문에 살날이 얼마 남지 않았다는 건 알고 있었다. 실제로 간성뇌증에 빠져서 응급 외래에 이송되는 일이 많았다. 복수가 차서 복수 천자 및 CART(cell-free and concentrated ascites reinfusion therapy: 복수 여과 농축 재정주법)를 시행하는 일도 잦아졌다. 입원과 퇴원을 반복하며 거의 매일같이 통원하게 되었고, 병세는 악화 일로였다.

간경변 말기는 암 환자와 거의 비슷하다. 그러다 보니 언제 상태가 급변할지 모른다. 그건 곧 인생이 언제 끝날지 모른다는 말이다. 무엇보다 간성뇌증에 빠지면 그 전후의 일은 기억하지 못한다.

실은 1년도 더 전부터 본인은 물론이고 아내에게도 그런 사실을 전달했었다. 앞으로의 삶을 뜻밖의 행운으로 생각하고 날마다 소중히 여기며 살아가라고 말이지. 후회가 없도록, 먼 길을 떠날 각오로 살아달라고 부탁했다.

환자도 내가 하는 이야기가 마음에 들었는지 내게 진찰받으러 오는 게 낙이었던 모양이다. 환자분의 아내가 이야기해주었다. 나는 몸 상태가 좋지 않을 때는 언제든 진찰을 봐주기로 약속했고, 그래서 환자는 입원하지 않아도 안심하고 통원할 수 있었다고 한다.

그는 통원할 때 내가 어깨를 두드리며 "조금 더 살 수 있을 것 같습니다"라고 말하는 걸 무척 좋아했다. 몇 번이고 병원에 입원할 때마다, 시간이 얼마 남지 않았을지 모른다는 말을 했기 때문에, 어쩌면 내가 '양치기 소년'이 되어버렸는지도 모르겠다.

이번에는 평소와 달리, 숨을 쉬는 게 괴롭다면서 입원을 했다.

PaO_2 수치*가 48.0이었다. 이제껏 없던 증세였고 폐부종이었다. 입원할 때 아내에게 이번에는 각오해두는 편이 좋겠다고 전했다.

"…알겠습니다."

지난밤 입원 후에 호흡 곤란이 심해져서 야간에 진찰했다. 상태는 더욱 악화하여 오늘 밤도 넘기기 어렵다고 판단하고는 부인을 병원으로 불러 위독한 상태임을 전했다.

"새로운 치료를 추가했지만, 효과가 없으면 오늘 밤을 넘기지 못할 겁니다. 가족과 친척분들에게 연락하시는 게 좋을 거예요."

"네? 그렇게나 나쁜가요?"

"위독하다는 건 그런 의미입니다. 입원할 때도 이번에는 쉽지 않을 거라고 말씀드렸죠? 마음으로는 집에 보내드리고 싶지만, 이번만큼은 어려울 것 같습니다."

"각오했다고 생각했는데, 정작 상황이 이렇게 되니…. 알겠습니다. 얼른 연락하겠습니다."

하지만 그날 밤은 주치의를 깨우는 일 없이 잘 견뎌주었다. 주치의를 배려하는 마음이었을 것이다.

아침에는 근처에 사는 친척들도 병문안을 왔다. 그렇다고 상황이 좋아지는 것은 아니다. 오전 중에는 잠깐 텔레비전을 보기도 한 모양이지만 오후부터는 의식이 흐려지면서 호흡도 가늘어졌다.

오후에는 멀리서 딸도 늦지 않게 달려와 주었다. 딸은 셋째를 출산한 직후였기 때문에 오지 않아도 괜찮다고 어머니가 말한 모양

---

* 동맥혈산소분압. 정상 수치는 대략 90~100mmHg. -역주

이었다. 하지만 딸은 어떻게든 달려와서 아버지에게 마지막 인사를 해줄 수 있었다.

"아버지, 고생하셨어요."

울면서 아버지의 손을 잡는다. 딸은 한동안 아버지를 만나지 못한 모양이었다. 몸이 안 좋다는 것은 들어서 알고 있었지만, 막상 임종 때는 슬픔을 참기 어려운 법이다. 그게 정상이다. 부인이 딸을 타이르듯이 말했다.

"이만큼 열심히 했으니까 할 일은 다 한 거야. 아버지도 받아들이고 있어."

부인은 마음의 정리가 끝난 듯 보였고, 충분히 현실을 받아들이며 남편의 '마지막'을 배웅할 각오가 된 듯했다. 마지막이 가까워 왔다. 이미 숨은 쉬고 있지 않았다. 가끔 심전도가 깜빡했다는 듯 떨리고 있을 뿐이었다.

딸의 무릎 위에 앉은 어린 남자아이가 신칸센 모양의 장난감을 가지고 놀면서 묻는다.

"엄마, 왜 물이 떨어지는 거야?"

"할아버지는 이제 천국으로 떠났어. 지금은 수액 주사로 영양분을 보충하고 있는 거야."

두 살 정도 된 이 아이가 나중에 크면 할아버지가 돌아가신 자리에 자신이 함께 있었다는 사실을 기억하지 못할 게 분명하다. 자기가 한 질문이 어떤 의미인지도, 그리고 천국이 어떤 곳인지도 알지 못하겠지.

좋은 의사입니까?

아이의 무심하고 순진한 질문에, 침착하게 '그때'를 맞이하려고 준비하던 주치의의 마음은 찢어질 듯이 아팠다. '안 된다. 모처럼 부인이 마음을 다잡았는데 주치의가 울면 안 된다.' 그렇게 자제하면서 사망 시각을 전달하고 자리를 떴다.

최근에 오랫동안 알고 지내던 환자의 사망진단이 많았던 탓인지, 아무래도 자꾸 감정이입을 하게 된다. 나이가 든 탓일지도 모르겠다. 이 할아버지와도 꽤 오랫동안 알고 지냈기 때문에 이미 의사와 환자 사이를 넘어서 있었다.

"남편은 행복한 사람이었어요. 병원에 오면 다들 언제나 따뜻하게 맞아주시고. 선생님이나 간호사분들만이 아니라 원무과 직원분이나 영양사분들까지. 남편도 병원에 오는 게 즐거웠던 모양입니다. 정말 수고 많으셨어요."

환자의 가족이 웃는 얼굴로 마지막을 맞이할 수 있다면, 이보다 더 최고의 간호는 없다. 부인에게는 그게 가능했기 때문에 정말 다행이라고 생각한다. 눈시울이 뜨거워진 모습을 들키지 않아서 다행이었지만, 제대로 마무리하지 못한 기분이었다. 자네는 알고 있었지?

네.

사노 씨, 천국에서 손자가 크는 모습을 지켜봐 주세요. 늘 웃는 얼굴로요! 그리고 부인께는 꼭 고마워하셔야 합니다!

"의사 선생, 알고 있다니까!"

그렇군요. 잘 가세요.

Chapter_8

의사에게서 배우는
인생 교훈

행복해지고 싶다면 "그때 이렇게 했어야 하는데"라는 말 대신, "다음에는
꼭 이렇게 하자"라고 말하라. – 루키우스 세네카

지금부터 할 이야기도 내 멋대로 강좌다. 내 좌우명을 몇 가지 소개하지.

어느 날, 후배와 송별회를 하려고 둘이서 칵테일 바에 술을 마시러 갔다. 손님이 거의 없던 그 가게는 마치 우리가 전세를 낸 것 같았다.

술자리에서, 뒤에 이야기할 내 좌우명에 관해 이야기했더니 후배가 감격의 눈물을 흘렸다. 그리고 계산을 하는데 가게 주인이 생각지도 못한 말을 했다.

"오늘 좋은 말씀 잘 들었습니다."

고등학생 때부터 내 멋대로 생각해왔던 낡아빠진 이야기일 뿐인데, 막상 입 밖으로 꺼내 보니, 뜻밖에 다른 사람들의 마음에도 와닿는 이야기구나 싶었다. 자네들 마음에도 울림이 있기를 바란다.

뒤돌아보지 말고 지금과는 다른 나를 꿈꾸라

자네는 무언가 후회한 적이 있나?

…네, 뭐.

구체적으로 자세히 묻지는 않겠다. 사생활이니까 말이지. 그럼, 후회하지 않는 방법을 알고 싶나?

그런 방법이 있다면 꼭 알고 싶습니다.

쉽다. 발상을 전환하면 된다. 요컨대 혼신을 다해 노력하면 된다. 쉽지?

예를 들어, 입시 공부를 최선을 다해 열심히 했다고 하자. 그런데 안타깝게도 불합격이다. 그때는 기가 죽을지도 모르겠다. 하지만 후회는 하지 않을 것이다. 정말 열심히 공부했다면 그 이상 할 수 있는 일이 없을 테니까. 그건 자신의 능력을 뛰어넘는 일이기 때문에 포기할 수밖에 없다.

그러나 만약 입시 공부를 대충 했다가 불합격했다면 좀 더 공부하면 좋았을걸, 하고 후회가 남는다. 후회는 '결과' 때문이 아니라, '과정' 때문에 생긴다.

다른 예를 생각해보자. 좋아하는 여자가 있어서 고백한다. 만약, 거절을 당한다면 당장은 충격받을지 몰라도, 1년만 지나면 그 여자를 잊을 것이 분명하다. 어쩌면 더 멋진 여자와 사귀고 있을지도 모른다.

그러나 고백하지 않으면, 분명 평생 그 여자의 그림자를 좇게 될 것이다. 그때 만일 사랑을 고백했더라면 결혼도 할 수 있었을지 모른다는 미련이 마음 깊숙한 곳에 계속 자리 잡게 되지 않을까?

어떤 일이든 자기가 할 수 있는 만큼 꾀부리지 않고 열심히 노력해야 한다. 그렇다면 빛을 보지 못한다 하더라도 괜찮을 수 있다. 결과는 오직 신만이 아는 일이다.

사람이 자기 할 일을 다 하고 천명을 기다린다. 이렇게 떳떳할 수 있다면 절대로 후회는 없다. 이것이 내가 말하는 인생의 교훈.

'앞서 후회하지 마라.'

요컨대 후회하기보다는 나중 일을 생각하라는 말이다.

위대한 사람을 만나야 성장한다

만남의 기회를 늘려라.

자네는 지금까지 대단하다고 생각하는 사람과 만난 적이 있나?

네? 아, 글쎄요….

어린 시절에 노구치 히데요 박사*나 슈바이처 박사의 전기를 읽는 일도 어떤 의미로는 만남이라고 할 수 있지.

인간은 처음부터 완성되어 나오지 않는다. 아무리 훌륭한 사람이라도 누구에게나 똑같이 훌륭하게 보이는 것은 아니다.

특정 부분에서 누구에게도 지지 않을 능력을 갖춘 사람이 많다.

---

* 1876~1928. 일본의 세균학자. 매독 병원체인 스피로헤타를 발견함. -역주

지식이나 기술에 특별한 능력이 있기도 하고, 때로는 마음에 특별한 능력이 있기도 하다. 상냥함과 포용력, 리더십, 쾌활함이나 위안을 주는 능력이 그렇다.

사람은 자기에게 없는 능력과 마주했을 때, 자기의 미숙함을 통감하고 절망한다. 그리고 그런 능력에 가까워지려고 노력할 때, 조금씩 성장해나간다. 따라서 많은 사람, 다양한 가치관과 만나는 것이 중요하다.

나는 지금까지 도저히 이기지 못할 것 같은 사람을 많이 만나 왔다. 그럴 때는 주눅이 들기도 하지만, 한편 자극이 되기도 한다. 이런 생각을 하는 사람, 이런 능력이 있는 사람을 만나서 기쁘다, 그리고 조금이라도 그들에게 가까워지고 싶다는 생각을 한다. 바꿔 말해서, 능력자들을 만나지 않았더라면 나는 지금 발전 없는 초라한 인간이 되었을 수도 있다. 물론 나는 지금도 발전하는 중이다.

나는 호기심이 많아서 다양한 사람들을 만나고 있다. 나는 지금의 내게 만족하지 못한다. 좀 더 성장하지 못하면 만족할 수 없는 욕구가 내 안에 있다.

예를 들어, 내가 가진 내시경 기술은 많은 선배로부터 조금씩 배우며 확립된 것이다. 이 이야기는 전에도 한 적이 있지? 이제 그 과정을 이야기해보겠다.

수련의 시절 무척 무서운 선배가 있었다. 독특한 분위기 때문에 다가가기가 어려웠다. 하지만 내시경 검사 기술이 무척 뛰어나서 환자들에게는 인기가 좋았다. 평소 일할 때의 태도와 환자에게 내시경 검사를 할 때의 태도가 달라서 꽤 인상적이었다. 검사가 끝나면, 환자는 내년에도 검사받으러 오겠다고 말하며 돌아갔다.

나는 그 선배의 기술을 훔치고 싶었다. 검사 중에 내시경 검사 화면은 보지 않고 선배가 내시경을 조작하는 모습만 계속 지켜보았다. 내시경 검사 기술이나 설명법은 다른 선배들에게서 배웠다. 그래서 내 내시경 검사 방식은 수많은 의사의 '좋은 점'을 모아 형성되었다고 할 수 있다. 교과서만 보아서는 얻을 수 없는 경험을 '좋은 의사'와의 만남에서 흡수한 것이다.

기술뿐만 아니라, 사고방식도 마찬가지다. 의사가 된 지 얼마 안된 내가 보는 방식이나 사고방식은 아무래도 시야가 좁기 마련이다. 시야를 넓히기 위해서는 역시 만남이 있어야 한다. 그것이 사람이어도 좋고, 책이어도 좋다. 자기에게 없는 요소를 흡수해나가는 자세가 필요하다. 그러면 언젠가 지금과는 다른 매력적인 자기 자신과 마주하게 될 것이다.

매슬로A. H. Maslow가 자기계발에 관해 이야기한 다음 내용을 기억하라. (이하 인용)

> 자아실현이란 재능이나 능력, 가능성 등을 충분히
> 활용하여 삶을 개척하는 일이다. 자기 안에 이미
> 잠재한 모습에 가까워지고 자기만의 고유한 모습을
> 찾아가는 과정에서 자기 자신에게 가능한 모든 것이

되려는 경향을 자아실현 욕구라 한다. 자아실현 욕구를 충족하기 위한 조건은 다음과 같다.

1. 현실을 좀 더 효과적으로 지각하고 좀 더 편안한 관계를 맺을 것
2. 자기, 타자, 자연에 대해 수용적 태도를 가질 것
3. 자발성, 단순함, 자연스러움을 가질 것
4. '자기중심적'이 아니라 '과제 중심적'일 것
5. 고독과 사생활을 즐기고 결여와 불안에 초연할 것
6. 문화나 환경에서 독립하고 의지를 지닌 능동적인 인간이 될 것
7. 인식을 끊임없이 신선하게 유지할 것
8. 신비롭고 지극히 높은 경지의 체험을 할 것
9. 공동사회 감정을 가질 것
10. 마음이 넓고 깊은 인간관계를 가질 것
11. 민주적인 성격 구조를 가질 것
12. 수단과 목적을 구분하고 선악을 판단할 것
13. 철학적으로 악의가 없는 유머 감각을 가질 것
14. 창조성을 가질 것
15. 문화에 휩쓸리지 말고 문화를 초월할 것

남보다 세 배 노력하고 두 배 일하라

"다른 사람보다 세 배 노력하고 두 배 일하라."

의사가 된 지 얼마 안 되었을 때, 선배에게 들은 말이다. 그때 나는 그게 가능할 리 없다고 생각했다.

자네는 동기보다 두 배 더 일하고 있나?

남들 하는 만큼 합니다.

남보다 두 배 일하고 나서야 비로소 열심히 했다는 인정을 받을 수 있다. 하지만 그것은 사실 선배와 비교할 일도, 동기와 비교할 일도 아니다. 일의 성과는 다른 사람과 비교할 수 있는 것이 아니다. 평소의 자기와 비교해야 한다.

사람은 누구나 편한 걸 좋아한다. 사람은 쉽게 편한 길로 가려고 한다. 그럴 때 '정신을 바짝 차리자, 평소보다 두 배로 일하자'라고 생각해야 한다. 자기 자신과 경쟁한다고 생각하며 열심히 하는 게 중요하다. '이 정도면 됐어'라고 생각하면, 그 이상은 성장하지 못하겠지?

말하자면, 어제의 나보다 오늘의 내가 더 열심히 노력해야 한다는 뜻이다. 이노우에 야스시 씨의 『아스나로 이야기』에 나오는 자작나무와 비슷한 이야기일지도 모르겠다.

아스나로는 한자로 '익회翌檜'*라고 쓰며 '노송나무檜'와 비슷한 나무인데, 노송나무처럼 크게 되지는 못하고 늘 '내일은 노송나무가

---

* 편백과에 속하는 일본 특산의 상록 교목. -역주

되어야지'라고 생각한다. 설령 노송나무가 되지 못한다 하더라도, 그렇게 되고자 하는 마음이 중요하다.

자기 자신과 경쟁하는 일은 자신의 사고방식이나 행동에 책임을 지는 일이기도 하다. 그것은 결국 자기관리와도 관련이 있다.

미국에는 비만한 사람이 많은데, 비만한 사람은 회사 안에서 관리직이 되지 못한다고 하지? 마찬가지로 흡연자도 관리직이 될 수 없다. 자기 건강과 몸을 관리할 수 없는 사람은 다른 직원을 리드할 수 없다고 판단하기 때문이다.

일을 하고 공부를 할 때도, 대충 끝내고 싶은 자아와 더 노력하려고 하는 자아 사이에서 지지 말고 더욱 노력하는 게 중요하다. 처음에는 힘들겠지만, 그게 2년이 되고 3년이 되고 5년이 되면 습관이 되어 별로 힘들지 않게 된다. 그러니까 5년 동안 죽도록 노력하라.

그러면 그렇게 노력하는 일이 당연해진다. 애쓰지 않아도 일을 잘하는 사람이 된다. 초기 수련 2년, 후기 수련 3년 동안이 중요하다. 의료는 전문성이 높은 직업군이기 때문에 '돌 위에서 3년'*도 부족하다.

5년 동안은 자기가 하고 싶은 대로 하고, 6년째부터 열심히 해야겠다고 생각한다면 오산이다. 사람은 한번 편함을 맛보면, 다시 동기부여를 하는 게 불가능한 것 같다. 그래봤자 얼마나 차이가 나겠냐고 할지도 모르겠다.

물론 처음에는 열심히 하는 사람이나 열심히 하지 않는 사람 사

---

* 참고 견디면 복이 온다는 뜻의 일본 속담. -역주

258   좋은 의사입니까?

이에 별 차이가 느껴지지 않는다. 하지만 10년이 지나고, 20년이 지나면 그 차이가 확연해진다. 어떤 척도가 있는 것도, 비교할 일도 아니지만 말이다.

'곤㫱'이라는 한자가 어떻게 '곤란하다'라는 뜻을 갖게 되었는지 알고 있나?

네? 그런 건 잘 모릅니다.

초등학교 3학년 때 선생님께 배웠는데, 무척 인상적이어서 지금도 기억하고 있다. 주변을 감싸고 있는 네 변은 집. 그 집 안에 나무를 심고 그게 자라서 곤란해지자, 그 한자가 생겼다는 이야기다. 자네가 자신의 틀을 미리 정해버리면, 그 안에서만 성장할 수 있게 된다. 그래서 곤란해지는 사람은 누굴까?

사람은 누구나 미지의 가능성을 품고 있다. 나는 못한다고 처음부터 포기하는 사람이 있을지도 모르겠다. 그 힘을 발휘하지 못하고 끝나는 사람이 있을 것이다. 하지만 뜻밖에 하면 되는 일이 많다. 자신의 가능성을 믿어보기를 바란다. 자네의 능력을 가장 잘 믿어줄 사람은 자네 자신이니까 말이다. 그리고 언제나 먼 미래를 의식하라.

하지만 목적과 수단을 혼동해서는 안 된다. 교수가 되는 게 목표인 의사가 있다고 치자. 연구한 성과를 논문으로 발표하여 실적을 쌓고 다른 사람보다 더 노력해서 교수가 되었다. 하지만 거기서 끝나면 아깝다. 정말 좋은 목적을 지닌 사람이라면, 교수라서 가능한 일을 계속 찾아 나서겠지.

그러니까 교수가 되는 것이 결코 목적이 되어서는 안 된다. 교수가 될 수 있는 사람은 선택받은 사람이다. 의학 발전에 이바지하고 가치관을 바꿀 수 있는 능력이 있기 때문이다.

또한, 계속해서 진료하는 것만이 목표가 되어서도 안 된다고 생각한다. 늘 의학 발전에 어떻게 이바지할 수 있을까를 고민하면서 진료에 임하도록!

나는 지치 의과대학교* 출신이기 때문에 졸업 후에는 벽지에서 의료 활동을 했다. 종종 "벽지에서 일하느라 힘드시죠?"라는 말을 듣지만, 우리는 원해서 이 일을 선택했고 실제로 해보면 재밌기도 하다. 하지만 경험이 없는 사람은 잘 모를 수도 있다.

우리가 수련의 시절에는 지금 같은 임상수련제도가 없었지만, 나는 다른 과를 돌면서 수련을 받을 수 있었다. 4년째에는 혼자 근무하는 진료소에서 소아 검진부터 폐렴, 위궤양, 심근경색, 암 환자, 노인 진료까지 모든 의료 행위를 경험해야겠다고 생각했다. 그래서 연차마다 도달해야 할 목표를 늘 의식하면서 깊이 공부했다.

1년 차는 기본적인 진료가 가능하다. 환자와의 매끄러운 소통이 가능하다. 초음파 검사를 혼자 할 수 있다. 위내시경 검사를 할 수 있게 된다. 2년 차는 위와 대장의 바륨** 촬영과 판독이 가능해진다. 대장내시경이 가능해진다. 3년 차는 내시경으로 위나 대장의 폴립

---

* 시골이나 지역의료에 충실할 목적으로 각 도도부현에서 공동으로 자금을 내 만든 학교법인 형태. -역주

** 조영제의 일종으로 방사선 검사 때 조직이나 혈관을 잘 볼 수 있도록 각 조직의 X선 흡수 차를 인위적으로 크게 함으로써 영상의 대조도를 크게 해주는 약품. -역주

제거가 가능해진다. CT 진단이 가능하다.

이렇게 늘 목표를 생각하면서 내게 미숙한 부분이나 부족한 부분을 보충하기 위해 수련했다.

이런 방식을 환자에게 적용해보면 더욱 이해하기가 쉽다. 진행 암이나 진행 대장암인 환자가 내원했다고 치자. 시간을 되돌려서, 좀 더 빨리 내원했다면 치료할 수 있었을 것이다. 이런 식으로 1년 후, 혹은 2년이나 3년 후의 자신을 상상하며 수련을 거듭하면 구체적인 목표가 보이기 시작할 것이다.

이처럼 도달할 목표를 미리 생각하는 편이 일의 성취를 더욱 쉽게 한다. 무엇을 하려고 노력할 때 '언젠가는'이라고 생각하면 실현하기 어렵다. '언제까지, 어떤 식으로'라고 구체화해야 무엇을 해야 하는지, 극복해야 할 장애물이 무엇인지 보이기 시작한다. 그 장애물이 보이지 않아서 실망하고 포기해버리는 많은 사람이 있다.

우선 장애물을 가시화하는 게 먼저고, 다음은 그 장애물을 어떻게 공략할까를 고민한다. 다양한 수단과 방법으로 이기기 위해 노력한다. 사실 그런 노력이야말로 인간을 성장시킨다.

만약 목표에 도달하지 못하더라도, 이후에 또 다른 목표를 설정하고 노력하면 뜻밖에 쉽게 성취할 때가 있다. 그것은 문제가 쉬워서가 아니라, 그 전에 노력한 덕에 자기 수준이 높아졌기 때문이다. 처음 그 문제와 맞닥뜨렸다면, 어쩌면 포기했을지도 모른다.

도달할 목표로부터 거꾸로 계산해봐야 하는 것은 인생뿐만이 아니다. 인생 같은 건 눈 깜짝할 새 지나가 버린다. '생각은 현실이 된다'라는 말처럼 '생각'이 있으면 그것을 실현하기 위해 고민하게 된다. 즉 실현하기 위해 무엇을 하면 좋을지를 고민하는 사람이 결과를 낼 수 있다는 말이다.

스물네 살에 대학을 졸업하고 예순다섯 살을 정년이라고 하면, 의사로서 일할 수 있는 기간은 겨우 40년뿐이다. 그중 전성기는 더욱 짧다. 따라서 '인생은 짧다, 사랑하라 소녀여'*가 아니고 '청년은 쉽게 늙고, 학업을 이루기는 어렵다'라는 말이 맞다.

어떻게 하면 밀도 높은 인생을 보낼 수 있을까? 그건 단번에 가능한 일이 아니다. 그런 생각을 품고 매일 충실하게 보낼 것! 서른 살까지 할 수 있는 일, 해야 하는 일을 고민해둔다. 그런 식으로 나이마다 목표를 정한다. 그런 다음 목표를 출발점으로 인생을 거꾸로 계산하다 보면 무언가 보이기 시작할 것이다.

날마다 나태하게 살면 그 정도의 인간밖에 안 된다.

자신을 향상시키고자 한다면, 인생에 목표를 가질 것!

네.

의사로서 수명을 생각해두는 것도 좋겠다.

1. 회구懷求기(경력 5년 미만): 초기 수련에서 후기 수련으로 옮겨간다.
2. 발전기(5~10년): 전문의를 지향하는 시기이며 실력이 붙어간다. 하지만 이 시기에 의료 사고를 일으키기도 쉽다. 자만하면 안 된다.
3. 자립기(5~15년): 지도의사가 없어도 자립해서 진료할 수 있다. 해외

---

* 1915년에 일본에서 발표된 〈곤돌라의 노래〉 가사. -역주

유학 등 자신의 가능성을 더욱 확장한다. 신중함과 침착함을 갖춘다. 환자의 신뢰가 두터워진다.

4. 충실기(10~20년): 목표하는 방향이 구체화된다. 논문을 쓰거나 학회에서 자료를 발표할 수 있게 된다.

5. 관망기, 권태기(20~30년): 의사라는 직업에 조금 지치는 시기. 의사라는 경력을 어떻게 마무리할지 고민하는 시기.

6. 독립기(20~30년): 개업을 선택할지, 월급의사로 지낼지 고민하는 시기.

7. 관리직(50대 후반): 제1선 의료 현장에서 벗어나 병원 안에서 관리직이 되기도 한다. 관련 시설의 일을 하거나 외래만 볼 수도 있다.

8. 병을 얻는 시기: 의사로서 건강관리에 실패하는 경우. 의사 자신도 고혈압, 고지혈증, 비만, 간 기능 장애, 암 등의 질병에 걸린다.

9. 수명: 50~70(80)세.

몇 살까지 건강하게 살 수 있을까? 제대로 건강관리를 하는 것이 중요하다. 자신의 라이프 사이클을 고려해 몇 년 앞을 내다보며 미래를 대비하는 삶을 살아야 한다.

위장은 그 사람의 이력서다

"남자의 얼굴은 이력서다." 작가인 오야 소이치가 이런 말을 했다는 걸 알고 있나?

그의 말이 맞을지도 모르겠지만, 소화기내과인 우리가 생각하기에는 "위는 그 사람의 이력서다"가 맞다.

연말이나 결산 시기에 스트레스를 받으며 일하는 환자가 복통을 호소하며 병원에 찾아올 때는 대체로 위궤양을 앓고 있다. 궤양이 아니어도 통증이 심한 급성위염인 경우가 많다. 그 밖에도 암 때문에 항암제나 방사선 치료 같은 고통스러운 치료를 받는 경우, 혹은 진통제를 복용하고 있는 경우에도 대체로 위 상태가 좋지 않다.

하지만 더 중요한 것은 그 정보를 어떤 식으로 처리하느냐다. 면접을 위해 열심히 작성한 이력서가 무시된다면 모처럼의 노력을 보상받지 못하는 것과 같다. 이력서는 한 개인을 전부 드러내는 정보인데 함부로 무시해서는 안 된다. 따라서 위궤양약만 처방하고는 "이제 됐으니 안녕히 가세요"라고 하면 안 된다.

"최근에 식욕은 있습니까?"라든가 "체중은 줄지 않았습니까?" 혹은 "밤에 잠은 잘 자고 있습니까?"라고 묻고 스트레스가 일상생활에 지장을 주는지 확인한 후, 필요하다면 SSRI(selective serotonin reuptake inhibitor: 선택적 세로토닌 재흡수 억제제) 등의 항우울제를 처방한다든가 추가로 수면제를 처방하도록 한다.

때에 따라서는 '잠시 자택 요양이 필요하다'는 내용의 진단서를 써주는 것도 중요한 치료가 될 수 있다. 전인적인 의료를 행한다는 것은 환자의 마음에 한발 다가서는 진료를 의미한다. 어느 정도 경험을 쌓지 않으면 불가능한 일이다.

변명은 넘어뜨리거나 넘어서거나

변명이 늘수록 발전의 길은 막혀버린다.

내가 1년 차 수련의 때, 우리를 지도했던 선생님은 어떤 상황이든 절대 변명하지 말라고 가르쳤다. '그래도'나 '그렇지만'은 금지.

무서운 선생님이었지만, 지금 생각하면 이해가 된다. 최소한 변명하지 않으려고 노력은 하게 되기 때문이다. 그리고 예전의 나라면 할 수 없던 일을 열심히 노력해서 할 수 있게 된다.

변명이 통하면 노력하지 않고 말로 얼버무리려고 든다. 변명하는 사람은 대체로 일을 대충 한다. 온 힘을 다해서 노력하는가, 그렇지 않은가? 바로 그것이 중요하다.

5년이나 10년이 흘렀다고 해서 발전하고자 하는 마음이 줄어들어서는 안 된다. 각각의 상황에 맞춰 더욱 높은 곳을 향해야 한다. 이걸로 됐다고 생각하는 순간, 발전은 없다. 아직 노력할 수 있는 여력이 있다고 자신의 가능성을 믿으며 자신을 발전시켜야 한다.

변명하지 않고, 자신의 행동에 책임질 것!

이것이 '성공하는 사회인'의 조건이다.

의사는 가끔 환자의 변명에 맞서야 할 때가 있다.

오늘 환자는 나와 같은 연배의 남성. 급성췌장염과 알코올성 간장애를 앓고 있는데, 항상 같은 시나리오를 반복하고 있다.

"끊고 싶다고는 생각하는데…."

"일이 힘들어서 그만…."

흡연도 마찬가지일지 모르겠지만, 음주는 정신적으로 의존하면 '병'이다. 그리고 단기간에 치료할 수 있는 병이 아니므로 근본적인 해결책인 '금주'에 대해 언급하지 않을 수 없다. 하지만 이게 말처럼 쉽지 않다는 것이 문제다.

음주로 인한 중증 급성췌장염으로 목숨을 잃는 사람도 있는 만큼, 늦기 전에 치료(금주)의 길로 이끌어야 한다. 환자는 크게 아프지 않거나 생명에 위협을 느끼지 않는 한, 그 무서움을 알 수 없을지 모르겠다. 그러므로 우리는 더욱 그 의미를 환자에게 잘 전달해야 한다. 이를테면 다음과 같은 방식으로.

"환자분에게는 가족이 있습니까? 아이는요? 몇 살이죠?"

"아버지로서 책임지고 아이를 학교에 보내고 어른이 될 때까지 키워야 하지 않겠습니까? 아이가 성인이 되면 결혼하는 것도 보셔야죠. 그리고 그다음은 손주가 보고 싶어지지 않겠습니까? 손주가 태어나면 그다음은 유치원, 초등학교 입학할 때까지 보고 싶어지겠죠. 인간의 욕심은 끝이 없습니다."

"환자분은 몇 살까지 살고 싶으세요? 지금 이대로는 앞으로 20년도 힘듭니다. 지금처럼 계속 술을 마시면 간경변증으로 복수가 차서 고통스러워지고, 식도 정맥류가 생겨서 구토하게 될지도 모릅니다. 간장에 암이 생길 수도 있습니다. 손주를 보지 못할뿐더러, 오랫동안 병원 신세를 지게 될지도 모릅니다. 잘못되면 오십 대에 세상을 떠날 수도 있습니다. 상상해보시기 바랍니다."

"인생의 반환점은 이미 예전에 지났습니다. 지금 나이에는 슬슬

착지점도 생각해야 합니다. 삶의 마지막을 위해 인생 설계를 하셔야 할 때입니다."

"술을 분해하는 간장도 나이를 먹습니다. 같은 양의 술을 마셔도 젊은 시절과는 다르게 다음 날 숙취가 심하게 남지 않던가요? 몸이 무겁지 않습니까? 그것은 간장이 술을 미처 다 분해하지 못했다는 증거입니다. 앞으로의 인생을 소중히 여긴다면, 마음먹고 술을 끊으세요."

"한 잔도 안 되나요?"

"한 잔은 괜찮습니다. 하지만 한 잔 마시다 보면 어느새 다시 원래 주량으로 돌아가지 않을까요? 그러니까 단호하게 끊는 편이 좋습니다. 술과 가족의 행복 중에서 무엇을 취하겠습니까? 지금처럼 계속 술을 마시면 언젠가 생명에 위협을 느끼게 될 겁니다. 환자분은 자기 인생을 걸고 술을 마시겠습니까?"

"환자분이 급성췌장염으로 목숨이 위험해진다면, 물론 저는 온 힘을 다해 치료할 겁니다. 그런다고 해서 제가 손해 볼 일은 없습니다. 반대로 환자분이 술을 끊고 건강한 삶을 되찾고 당연한 행복을 얻게 된다고 해서 제게 득이 될 일도 없습니다. 어떤 선택을 하느냐에 따라, 손해를 보는 사람도 득을 보는 사람도 환자분 자신입니다."

"환자분 자신은 '좋아하는 술을 마실 뿐, 누구에게도 피해를 주지 않는다'라고 생각할지 모르겠습니다. 하지만 환자분의 생명은 환자분 혼자만의 것이 아닙니다. 그 점을 잘 생각해보시길 바랍니다. '일이 바빠서'라든가, '인간관계 때문에' 같은 변명을 늘어놓는다고 해도 소용없습니다. 인생 설계를 한다고 생각하고 술을 마실지, 끊을지 결정하세요."

이렇게까지 이야기하자, 환자는 눈시울을 붉히더니 고개를 숙이고 말았다.

환자의 진심을 끌어내는 일은 매우 중요하다. 그 환자의 진심을 끌어내는 데 30분 이상 걸렸다. 물론 모든 환자에게 이런 정성을 쏟기는 힘들다. 나와 동년배였던 만큼 나도 모르게 감정이입을 했던 것 같다.

감동은 퇴색되기 전에 기록하라

감동은 영원하지 않다. 그래서 감동을 기억하기 위해서는 기록해야 한다.

의사가 된 지 얼마 안 되었을 때 대학 선배에게 매일 일기를 쓰라는 말을 들었다. 처음엔 별 희한한 소리를 다 한다고 생각했다. '왜 사회인이 되어서도 일기 같은 걸 써야 하지?' 건성으로 대답하고는 한 달 정도 꾸준히 썼지만, 결국 관두고 말았다. 지금 생각해보면 관두지 말고 계속 썼으면 좋았을 텐데.

여러분이 막 의사가 되었을 때는 어땠나? 일상이 놀라움과 감동의 연속이지 않던가?

네, 하루하루가 신선합니다!

하지만 그 시기에 받았던 감동적인 일을 다시 한 번 경험해도 그때와 같은 감동을 받지는 못한다. 그 시기였기에 얻을 수 있는 감동이기 때문이다. 같은 일을 경험해도 감동은 다른 것으로 바뀌어버린다. 그만큼 반응에 필요한 자극의 세기가 점점 커진다는 뜻이기도 할 테지.

하물며 초등학생 때랑 고등학생 때도 느끼는 게 사뭇 다른데, 사회를 조금씩 알아가는 성인이 되었을 때 같은 현상에 대해 감동하는 방식이 달라지는 것은 당연하지 않겠나?

'초심을 잃지 말 것!'

게다가 예전의 감동은 점점 퇴색된다. 잊어버리기도 한다. 웬만한 일로는 마음이 꿈쩍도 하지 않게 된다. 그렇기에 더욱 이 말을 되새기게 된다.

영화 이야기를 해보자. 나는 고등학생 때부터 영화를 좋아했다. 학교를 마치고 돌아오는 길에 가격이 비싼 최신 개봉작이 아니라, 종종 변두리 극장에서 하는 리바이벌(재상영 영화)을 보러 갔다. '리바이벌'이라는 말은 지금은 사라진 표현이지만.

지금 우리가 채플린의 〈모던 타임즈〉(1963)를 본다고 해도 별로 새롭지 않겠지만, 만약 에디슨이 그 영화를 보았다면 놀라서 자빠졌을지도 모르겠다. 지금 젊은이들은 〈스타워즈 에피소드 4〉(1977)의 특수 효과를 보더라도 놀라지 않겠지?

하지만 우리가 고등학생 시절 처음 〈스타워즈〉를 봤을 때의 감동은 그야말로 문화 충격이었다. 그것도 지금 보면 그저 그립다는 생각밖에 들지 않는다. 물론 〈아바타〉(2009)를 봤을 땐 굉장하다고 느꼈지만 말이다.

〈모던 타임즈〉나 〈스타워즈〉의 기술력과 〈아바타〉의 기술력 차이는 굉장하다고 할 수 있다. 〈아바타〉의 제작비는 190억 엔으로 14년 동안 구상했고, 제작에만 4년이 걸렸다. 이만큼의 제작비, 제작 기간을 들인 작품이 아니면 이제 놀랍지도 않다. 그만큼 우리의 기대치는 한껏 올라가 버렸다.

감동했을 때, 즉시 기록하지 않으면 그때의 감동을 잊어버리는 것은 그런 이유 때문이다. 옛날을 떠올려보아도 그때의 감동은 사라지고 없다.

자네가 결혼하고 아이가 생겨서 이름을 고민할 때, 내가 쓴 「작명에 관한 글」을 읽어보기를 바란다. 내 홈페이지(부록에 소개)에 아이를 얻은 부모의 심정에 대해 써놓았다. 부모가 되게 해준 첫아이에게 보내는 최고의 선물은 '작명'이다. 이건 누구나 같은 마음일 테지만, 몇 년이 지나면 그 마음을 잊어버린다.

언젠가 아이가 자라서 자기 이름의 유래를 궁금해하는 때가 올 것이다. 그때 대충 지어내서 얼버무리고 싶지 않았다. 그래서 부모가 되었을 때의 감동을 기록해 10년 혹은 15년 후에 아이에게 전하고 싶은 마음에 그 글을 쓴 것이다. 결코 명문은 아니지만, 부모로서의 마음은 누구 못지않다. 읽은 사람들은 다들 좋은 글이라고 칭찬해주었다.

사람은 쉽게 감동하기도 하지만, 감동을 쉽게 잊어버리기도 한다. 퇴색한 기억으로는 감동을 다시 떠올리거나 재현하기가 힘들다. 그래서 감동했을 때, 그 감동을 글로 남겨두는 게 좋다. 그러면 그 감동은 결코 퇴색하지 않는다.

실패도 성공도 성장의 과정일 뿐

사람은 성공한 경험보다 실패한 경험에서 더 많이 배운다. 어떤 의미에서는 그게 옳다고 생각한다. 나도 수많은 우여곡절을 거쳐 지금의 내가 되었다. 지도의사인 선배에게 혼쭐이 나고, 반성하고…, 그러면서 성장해왔다.

물론 성공의 경험은 필요하다. 성공이 더 좋은 것도 당연하다. 하지만 어쩌면 그 성공은 단순히 비기너스 럭(beginner's luck: 초심자의 행운)이었을지도 모른다. 얻어걸린 것을 다시 실현하기란 거의 불가능하다.

사람은 실패하면, 정신적으로 주저앉기도 하지만 반성의 기회로 삼기도 한다. 어째서 실패했는지, 다음엔 어떻게 해야 좋을지 고민하게 된다. 사람은 실패 없이는 성장할 수 없다.

환자한테나 여러분한테 불이익이 가지 않도록 조심하면서 실패를 최소화하고 경험을 살려 여러분을 성장시키려고 노력하는 것이 우리 지도의사들의 사명이다. 하지만 거기에는 어떤 법칙이 있다.

그런 게 있으면 가르쳐주세요.

우선 긍정적인 사고를 할 것. 하지만 단순한 낙관주의는 안 된다. 그걸 전제로 긍정을 몸에 익힌다. 바버라 프레드릭슨Barbara Frederickson 은 저서에서 대표적인 긍정적 감정을 다음 10가지로 소개한다.

① 기쁨joy ② 감사gratitude ③ 평안serenity
④ 흥미interest ⑤ 희망hope ⑥ 긍지pride
⑦ 즐거움amusement ⑧ 고무inspiration
⑨ 경외awe ⑩ 사랑love

이런 감정들은 내 안에서만이 아니라, 밖을 향해 작용하여 주변을 끌어들이며 상승의 소용돌이를 형성한다. 단, 위선은 안 된다.

괴롭거나 마음이 움츠러들 때 부정적인 감정에서 자신을 끌어내기 위해서는 진심으로 긍정적인 감정을 세 번 경험할 필요가 있다. 이 3대 1의 비율이 상승을 위한 전환점이라고 한다. 패배한 적 없는 엘리트보다는 패배가 무엇인지 아는 쪽이 성장한다.

모든 일이 그렇듯 나쁜 상황을 질질 끌면 앞으로 나아갈 수 없다. 나쁜 상황을 현명하게 받아들여야 한다. 이를테면, 입시에 실패했다. 안타깝지만, 공부가 부족했으니 어쩔 수 없는 일이다. 좀 더 공부하는 수밖에 없다. 모의고사에서 세 번 좋은 성적을 내면, 올해는 합격할 수 있을지 모른다는 자신감이 붙을지 모른다. 그러면 공부도 즐거워진다. 성공 경험을 통해 좋은 순환을 유지하는 것이 성공의 비결이다.

나쁜 상황이나 실패에 끄떡하지 않을 굳은 심지를 기를 것! 그러기 위해서 소극성을 줄이고, 긍정적인 사고를 늘려서 적극성을 높인다. 구체적으로 적극성을 기르기 위해서는 진심으로 느껴야 한다. 즉 열심히 노력하지 않으면 안 된다는 말이다. 긍정적인 감정은 면역력도 높인다고 하지 않던가!

남의 힘을 빌려 성취하려고他力本願 하지 말고, '하늘은 스스로 돕는 자를 돕는다'라는 말처럼 능동적으로 행동하라는 이야기다. 스스로 적극적으로 노력해야 좋은 결과를 얻을 수 있다.

왠지 전에 들었던 이야기 같은데요. '시골에 있어도 힘을 내' 같은 말이요.

오, 그럴지도 모르겠군. 결국은 자기가 얼마나 노력하느냐에 달린 것이지.

선생님, 이런 건 비결이 아니지 않습니까?

그렇지 않아. 그건 그것대로 충분히 진리라고 생각한다!

'감나무에서 감이 떨어지기'를 기대해서는 안 된다.

만나는 모든 사람을 존경하라

사람은 일생에 얼마나 많은 사람을 만날까? 생각해본 적 있나? 대략 몇 명일 것 같나?

네? 모르겠습니다. 만 명 정도 될까요?

이 이야기는 30여 년 전에 가도카와쇼텐에서 출판한 『버라이어티』라는 잡지에 실렸던 칼럼이다. 누가 썼는지는 예전에 잊어버렸지만 말이다.

우선 가족, 친척, 이웃은 물론 유치원이나 보육원, 초등학교, 중학교, 고등학교, 대학교, 아르바이트, 사회, 직장 등에서 만난 사람들이나 명함을 교환한 상대방 등 어느 정도 면식이 있는 사람의 수는 1만1천 명 정도 된다고 한다. 1만1천 명이라니, 예상외로 적다고 생각하지 않나?

네? 그것밖에 안 되나요?

물론 우리는 수많은 환자를 만나는 일을 하므로 그 수가 더욱 올라간다. 하지만 환자를 빼면 아마도 그리 많지는 않겠지. 그렇다면 일기일회라고도 할 수 있는 각각의 만남이 소중하다는 생각이 들지 않나? 나와 자네의 만남도 1만1천 분의 1의 확률이다.

'소중하다'라는 말이 나온 김에 질문 하나. 애정의 반대말은 뭐라고 생각하나?

증오, 원망입니까?

그렇지 않다. 마더 테레사는 이런 말을 남겼다.

"애정의 반대는 증오가 아니고 무관심. 무시는 가장 큰 폭력이다."

킹 목사도 비슷한 말을 했다.

"세상에서 가장 큰 비극은 선한 사람의 침묵과 무관심이다."

좋은 의사입니까?

물론 거기에는 부정적인 감정이 들어가 있겠지만 말이다.

같은 현상에 대해 좋게 생각할 수도, 나쁘게 생각할 수도 있다. 부정적인 감정을 가지면 정신 건강에도 좋지 않다. 그런 감정보다는 상대방에게 마음을 여는 포용력을 지니는 게 좋지 않을까?

그렇게 생각하면, 사람을 보는 방식, 사귀는 방식이 달라진다. 성격이 별로라서 좋아할 수 없는 사람에게도 분명 괜찮은 면이 있다고 생각해보자. 하나의 만남이 언젠가 다른 형태로 내게 도움이 될지 모른다.

'일기일회'

만남을 소중히 여기기를!

> 만나는 모든 사람을 존경하라. 특히 병원 구석,
> 아무도 보지 않는 곳에서 열심히 일하는 사람들을.
> 그런 사람들이 있기에 비로소 당신은 의사로서 일할
> 수 있는 것이다.

Chapter_9

의사들의 뒷모습, 의학 밖의 이야기

성공이 행복의 열쇠가 아니라 행복이 성공의 열쇠다. 자기 일을 정말 좋아
한다면 당신은 성공한 것이다. - 앨버트 슈바이처

의사로서 오래 일하다 보면, 의료계의 특이한 관습이나 도시 전설 같은 이야기를 종종 듣게 된다. 진리가 담긴 이야기일 때도 있지만, 그저 농담 삼아 재밌게 하는 이야기일 때도 있다. 그 진위는 의사로서 경험을 쌓으면서 스스로 검증해보기를 바란다!

의사는 전공 분야의 병으로 죽는다?

'의사는 자기가 전공하는 분야의 병으로 죽는다'라는 말이 있는데 들어본 적 있나?

그렇습니까?

수련의 시절, 외과에서 췌장을 전문으로 하는 의사가 황달 증세를 보이더니, 췌장암으로 사망한 적이 있는데 그때 들은 이야기다.

호흡기내과 의사가 폐암에 걸렸다느니, 혈액내과 의사가 백혈병에 걸렸다느니, 마취과 의사가 자기 딸을 마취했는데 깨어나지 않았다느니, 소아과 의사의 아이가 심실중격결손증에 걸렸다느니 등등. 진위는 둘째 치고 그런 황당한 예는 다 열거할 수 없을 정도다.

물론 의사 중에도 장수하는 사람은 있다. 모든 의사가 전공 분야의 병을 앓다가 죽는 것은 아니다. 전문 분야 외의 병에 걸린 사람도 있을 것이다. 우연히 같은 일이 세 번 일어나면 진실처럼 보인다는 이유로 그것이 보편적이라고 말할 수는 없다. 재밌고도 우스운 도시 전설 같은 것이라고나 할까?

내 경우 췌장과 담낭 질환을 전문으로 보고 있으니까, "너 언젠가는 황달 증세가 나타날 거야"라는 말을 들은 적이 있다. 그렇다고 해서 췌장이나 다른 전문 진료를 그만둘 수는 없다. 하지만 내가 전문으로 하는 분야의 병에 걸린다면, 역시 징크스대로 되었다는 말을 들을 수 있으니 늘 조기 진단을 염두에 두어야겠다!

선생님, 정말 괜찮으세요?

…나중에 정말 PET를 받아볼까 봐.

가끔 이런 말을 들을 때가 있다.

'인간 만사 새옹지마'

한 조교수가 교수 선거에 나섰다가 낙선했다. 교수가 되지 못하면 대부분은 대학을 떠나서 다른 병원으로 가야 한다. 그 의사는 한 병원에 원장으로 부임했는데, 그 병원에서는 입사 시에 건강검진이 필수였다. 그런데 입사 검진에 포함된 위내시경 검사에서 놀랍게도 위암을 발견한 것이다.

만약 그 의사가 교수가 되었다면, 일은 더욱 바빠지고 내시경 검사를 받을 기회조차 없었을지 모른다. 그랬다면 교수 취임 이후 1년에서 2년 안에 위암으로 사망했을지도 모른다.

남을 돌보느라 정작 의사 자신의 건강을 살피지 못한 거라고 해명하면 할 말은 없지만, 건강하게 의사 업무를 지속할 수 없다면 아무 의미가 없다. 그 의사는 교수라는 직함을 얻지 못한 대신에 더욱 멋지고 의미 있는 인생을 얻었다고 할 수 있다.

사실 이런 우연은 여기저기에 꽤 많이 존재한다.

인간의 운명에 휩쓸려 가보는 것도 괜찮지 않을까?

전 어떤 운명을 받았을까요?

걱정하지 않아도 된다. 자네 앞날은 분명 창창할 거야.

점쟁이, 광대… 팔색조가 되어야 하는 의사

'환자는 최고의 교과서'

의료계에서는 자주 듣는 말이다.

들은 적 있어요.

보통 교과서를 읽고 질환의 개념을 이해한다. 하지만 질환은 책속에 존재하는 것이 아니라, 실제로 사람들이 안고 있는 문제다. 같은 위궤양을 앓는 환자라도 열이면 열 모두가 다르다.

헬리코박터 파일로리균에 감염된 경우도 있고, 잦은 야근 때문에 스트레스가 쌓여 궤양이 생긴 경우도 있다. 스테로이드 장기 복용, 비스테로이드 항염증제NSAIDs나 항응고제 복용으로 인한 부작용일 수도 있다.

정밀검사 결과 암인 경우도 있고, 다른 장기에 암이 있는데 그 공격이 커서 합병증으로 위궤양이 생긴 경우도 있다. 시어머니와 갈등 때문에 스트레스가 쌓여 위궤양을 앓는 환자도 보았다.

교과서로 병을 공부하는 것과 눈앞에 있는 환자를 진찰하는 일은 언뜻 비슷한 것 같지만 다르다. 그래서 병은 환자의 얼굴로 기억하는 게 중요하다. '연합 학습(associative learning: 어떤 사상이 다른 사상과 연결된 것을 배우는 것)'을 통해 이름을 기억하는 능력이 길러지는 것처럼 많은 환자와 대면하면서 진찰하는 것이 중요하다.

교과서를 보고 외우는 것도 필요하지만, 그런 지식에는 혼이 담기지 않는다. 지식이라는 날실과 진찰의 경험이라는 씨실을 엮어갈 때 비로소 의료는 넓어지고 성숙해진다.

가끔 환자의 말이 큰 깨달음을 준 덕분에 글자 그대로 환자가 교과서가 될 때도 있다. 환자를 낫게 하겠다는 불손한 생각을 버리고, 겸손한 마음으로 환자를 대하는 태도가 중요하다.

때에 따라서는 특정 환자의 증상에서 얻은 지식이 기존 지식의 오류를 수정하는 계기가 되기도 한다. 교과서에 실린 내용이 모두 옳다는 보장은 없다. 따라서 환자 한 사람, 한 사람 진심으로 진료해야 한다.

지치 의과대학교의 순환기내과 교수인 가리오 가즈오미는 고혈압 치료의 세계에서 오피니언 리더 중 한 사람이다. 그는 나와 동급생으로 원래부터 무척 우수한 의사였다. 교수가 된 게 당연하다.

'고혈압 연구'라고 하면, 더 이상 밝힐 게 없을 것 같다는 생각이 들지 않는가? 하지만 그는 일부러 그 아성에 도전했다. 평범한 의사라면 풍차에 도전하는 돈키호테 취급을 당했을지도 모르겠다. 하지만 그는 확신을 가지고 꾸준히 연구했다. 그리고 결과가 나왔다.

그는 매일 환자들과 마주 앉아 치료하면서 오백 명 이상 환자들의 24시간 혈압 데이터를 분석하여 '아침 고조morning surge', 즉 이른 아침의 혈압 상승이 뇌혈관 질환의 위험 인자가 된다는 사실을 발견하여 널리 알려왔다. 그 사실은 지금 수많은 의사에게 지지를 얻고 있고 혈압의 상식이 되었다.

대단한 점은 그가 결과를 내기 위해 연구한 것이 아니라, 환자와 직접 마주 앉아 진료한 내용을 집대성하면서 자연스럽게 진리를 찾아냈다는 것이다. 이런 '환자 지향의 연구patient oriented study'는 언뜻 쉬워 보여도 좀처럼 실천하기는 어렵다. 의사나 박사들의 연구 논문 중에는 '연구를 위한 연구'가 적지 않거든.

의사는 평생 공부해야 한다. 대학을 졸업했다는 것은 최소한의 지식을 습득했다는 증거에 불과하다. 의학은 날마다 진보한다. 대학에서 배운 지식은 의사로서 일하기 시작한 순간, 이미 과거의 유물이 되어버리는 경우가 적지 않다. 늘 최신 지식을 습득하려는 자세가 중요하다.

수많은 교과서와 논문을 읽고 학회와 강연회 등에 참석하여 새로운 지식을 얻어야 한다. 그리고 환자라는 교과서를 만나 더욱 깊이 공부해야 한다. 언젠가는 자네가 직접 후배를 위해 교과서를 만들겠다는 꿈을 품고 공부하면 좋겠다.

만나는 모든 환자에게 무언가를 배울 것.

의사는 '다섯 가지 자질'을 갖춰야 한다.

원문은 찾지 못했지만, '다섯 가지 자질'은 원래 교사의 마음가짐에 대한 이야기이다. 이를 종종 의사의 마음가짐에 빗대어 이야기할 때가 있다. '다섯 가지 자질'이 무얼 말하는지 알고 있나?

처음 듣는 말입니다.

학자, 점쟁이, 광대, 연기자, 의사의 자질을 말한다. 즉, 풍부한 지식과 과학적이고 논리적인 사고가 요구되는 지성(학자), 환자의 병세를 정확하게 파악하고 이후의 경과를 내다보는 예측력(점쟁이), 환자를 웃게 만드는 서비스 능력(광대), 가끔 일부러 환자에게 화내거나 환자를 동정하고, 혹은 환자를 위해 슬퍼할 수 있는 연기력(연기자), 환자에게 의료를 행할 뿐만 아니라, 환자의 마음을 헤아리고 그 마음을 치유하는 치유력(의사)을 의사는 갖추어야 한다.

회진하거나 외래 진료를 할 때 보면 알 것 같지 않나? 의도치 않게 내가 이 '다섯 가지 역할'을 실천하고 있다는 사실을 말이다.

정말 그렇습니다. 게다가 선생님은 지도의사로서 교육자도 겸하고 있으니 여섯 가지 역할을 맡고 계시네요.

말 한번 잘하는군!

실제로 의사는 학자다워야 하는 부분이 있다. 게다가 환자의 사소한 몸짓이나 낌새를 알아채는 것도 내 특기라고 할 수 있다. 사실 나는 초등학교 5학년부터 중학교 3학년까지 학예회에서 연극의 주인공을 도맡았기 때문에 연기에 소질이 조금 있을지도 모르겠다. 광대 능력은 부족할지 모르겠지만 말이다.

선생님, 아니에요. 선생님이 내시경 검사 전에 설명하시는 모습을 보면 완전 광대 같으세요.

그런가? 그런 말을 듣고 기뻐해야 할지, 화내야 할지….

아, 그러고 보니까 나는 진짜 배우 앞에서 연기를 한 적이 있다. 어느 유명한 연기자가 우연히 이 병원에 오게 되어 내가 내시경 검사를 하게 되었거든. 그 배우는 드라마에서 의사 역을 자주 맡았기 때문에 나는 내 멋대로 그 배우를 의사처럼 대했다.

"사토미 조교수 맞으시죠?"

"네? …네."

"저는 선생님을 동경해서 의사가 되었고, 지금은 소화기내과 전문의로서 열심히 일하고 있습니다. 선생님과 만난 것만으로도 기쁜데 내시경 검사까지 하게 되어 큰 영광입니다. 이쪽으로 오십시오."

"아, 고맙네. 나도 내시경 검사는 꽤 많이 받아보았으니 편하게 해도 되네."

"그럼 잘 부탁드립니다."

사전 설명을 끝내고 내시경 검사를 진행했다.

"고생하셨습니다."

"아, 고마워. 지금까지 받은 검사 중에 가장 편했어."

"선생님께 그런 말씀을 들으니 영광입니다."

나이로만 따지면 조교수가 아니라 이미 정년을 맞을 연배였지만, 그분은 내 장난에 마지막까지 맞춰주셨다.

학생 때는 과외 아르바이트를 했기 때문에, 교사에게 필요한 능력도 있을 수 있겠다. 말하자면, '다섯 가지 자질'은 각각 고된 수행과 훈련을 쌓아야만 습득할 수 있는 기술이라는 이야기다.

의사다운 마음가짐에 대한 이야기는 또 있다.

'무릎을 세 번 꺾고 좋은 의사가 되어라.'

자기 무릎을 세 번이나 꺾고 그 고통을 자기 마음에 새겨야 비로소 좋은 의사가 될 수 있다는 뜻이다. 뭐, 어쨌든 늘 하는 이야기지만 의사가 의사 일을 하는 건 당연하다. 더불어 인간적인 매력을 갈고닦아야 한다.

무슨 일이 있어도 환자의 말에 놀라는 표정을 보여서는 안 된다.

일중독에 혹사되는 의사들

오늘은 내가 열이 좀 있어서, 약간 굼뜰 수도 있으니 양해해주길 바란다.

감기에 걸리셨어요? 목소리가 감기에 걸린 것 같은데요.

최근 한 달 동안 쉬지를 못했거든. 주말은 학회와 강연회가 있었고, 출장도 다녀와야 해서 30일 이상 연속 근무를 하다 보니, 역시 견디기가 좀 어렵네. 젊은 시절에는 이 정도는 아무것도 아니었는데 나이를 먹은 탓인가?

의사로서 건강관리에 실패하신 거네요.

어이, 그건 내가 자조적으로 하는 말이지 자네가 할 말은 아니야.

죄송합니다.

뭐 틀린 말은 아니지만.

그렇게 말하는 자네도 쉬지 못하는 건 아니겠지?

휴일에도 회진에 참여하러 오는 건 당연한걸요. 그래도 회진이 끝나면 쉴 수 있으니까 괜찮습니다.

그런가? 이거 눈물이 다 나는군. 하지만 제대로 쉬는 게 좋아. 가끔 여자 친구와 데이트라도 해야지 안 그러면 헤어진다.

그럼, 이번 주말엔 쉬겠습니다.

오케이! 재미있게 놀다 와. 회진은 내가 대신할 테니까.

하지만 그럼 선생님은 주말에도 못 쉬지 않나요?

괜찮다. 회진이 끝나고 쉬면 되니까. 온과 오프를 확실히 하지 않으면 계속 쉬지 못해. 여자 친구에게 안부나 전해주게.

의사는 기본적으로 모두 헌신적이다. 바쁜 업무에 시달리며 초과근무를 하는 경우도 있다. 세간에서는 이런 걸 일중독이라고 하지. 게다가 가장 나쁜 점은 대부분 이를 자각하지 못한다는 사실이다. 당연하다고 생각하기 때문이다.

사실 모교인 지치 의과대학교 졸업생 중에는 과로로 죽은 의사가 꽤 있다. 한 외과 의사는 천식이 있었는데 수술할 때 손이 떨리면 안 되기 때문에 기관지 확장제(크사틴 계열의 약) 복용을 자제했다. 그 결과, 심각한 발작을 일으켜서 질식으로 숨지고 말았다.

B형 간염 환자를 채혈할 때 감염되어 전격성 간염으로 사망한 의사도 있다. 당직 중에 연락되지 않아서 당직실로 찾아가 자물쇠를 열고 들어갔더니 숨져있던 사람도 있었다. 부검해보았더니 출혈성 급성췌염이었다.

그들이 자신의 건강을 돌보지 않은 것은 결코 아니었다. 하지만 자살을 포함해 산재에 가까운 의사의 죽음은 셀 수 없을 정도다.

지치 의과대학교의 졸업생은 벽지에 가서 근무해야 하기 때문에 수련의 기회가 한정된다. 그래서 특히 수련 기간에 지나치게 열심히 하는 경향이 있다. 바로 그럴 때 '사고'가 일어난다. 자네도 밤샌 다음 날은 작은 실수를 하지 않나?

실수는 하지 않는다고 생각합니다.

그건 뭘 모르는 소리 같군. 아마도 본인은 모르는 부분에서 실수가 있었을지도 모른다. 예를 들어, 진료기록 카드에 오자가 있다든가, 채혈을 하려고 생각했는데 잊었다든가. 중대한 실수는 아니어도 자기도 모르게 실수한 일이 있을지도 모른다.

　그렇군요. 그러고 보니….

인간은 완벽하지 않다. 마음으로는 열심히 하겠다고 생각해도 몸이 따라주지 않을 때가 있다. 아무리 초심으로 돌아가려고 해도 힘이 나지 않을 때가 있다. 그래서 제대로 쉴 필요가 있다. 휴가를 얻어서 기운을 회복하고 다시 시작하면, 의욕이 생길 것이다.

　맞습니다.

　다음 주, 자네의 활약을 기대한다!

　네!

의사가 활기차게 일하기 위한 7가지 조건*

1. 수면 시간을 충분히 확보한다. 수면 시간이 6시간 이내인 월급의사는 41%(20대 의사는 30%)에 해당함.
2. 일주일에 하루는 쉰다. 휴일이 한 달에 네 번 이하인 의사는 46%(20대 의사는 75%)에 해당함.
3. 지나치게 열심히 일하지 않는다.
4. '우울 증세'는 남의 일이 아니다.

---

* 출처: 일본 의사회 '월급의사의 건강 지원에 관한 프로젝트' 위원회

5. 몸 상태가 나쁘면 반드시 진료를 받는다. 월급의사의 21%는 본인이 '건강하지 않다'고 생각한다. 몸 상태가 좋지 않을 때 스스로 대처하는 의사는 53%에 그친다.
6. 스트레스를 건강하게 발산하자.
7. 자기 자신과 가족, 파트너를 소중히 여기자.

To err is human, to forgive divine.

이런 말을 들은 적이 있나?

그게 뭔가요?

…아니, 몰라도 괜찮지만 의미는 알겠지?

'실수는 인간이 하고, 용서는 신이 한다.'

최근 의료계에서 중요하게 다뤄지고 있는 이야기이다. 아니, 그보다는 의료계이기 때문에 더욱 위기관리와 함께 생각해볼 말이다.

사실 한 강연회에서 이 말을 들었다. 강연을 맡은 분은 당시 지치의과대학교 교장이던 다카쿠 후미마로였다. 의료계에서 그 말을 들은 건 그때가 처음이라서 아직도 가슴에 남는다.

'실수는 하지 않는다'라는 전제에서 벗어나, '인간은 실수하는 존재'임을 인정하고 빠른 단계에서 실수를 확실히 알아챌 것, 나아가 그 실수가 더 커지지 않도록 시스템을 구축하는 것이 중요하다는 내용이었다.

예를 들어, 비행기 날개에 달린 플랩(부양 장치)은 '전기식 비행

제어 체계$^{fly\ by\ wire}$'로 와이어를 사용해 직접 가동한다. 과거 유압 방식으로 가동하던 시기도 있었지만, 기름 유출로 가동이 멈춘 사고가 있어서 구동 방식을 변경한 것이다.

게다가 와이어를 적어도 두 계통으로 준비한다. 와이어가 하나 잘려도 다른 한쪽의 와이어로 움직이도록 하는 것이다. 이처럼 실수가 있어도 안전을 확보할 수 있도록 하는 방식을 '페일 세이프$^{fail\ safe}$'라고 한다. '실수가 있어도 절대 큰 사고로 번지지 않는다'는 안전 관리 시스템을 구축하기 위한 장치다.

기계도 고장이 난다. 하물며 '인간은 원래 실수를 저지르는 존재'이니 이중, 삼중으로 예방하지 않으면 안 된다. 애초에 '큰 사고'는 한 가지 요인 때문에 벌어지는 것이 아니라고 한다.

사실 실수는 많은 경우, 누군가 알아채고 수습하기 마련이다. '큰 사고'는 착각과 오해가 몇 겹씩 겹쳐서 일어난다. 따라서 두 번, 세 번 확인하는 습관을 들일 필요가 있다.

더불어 개인의 위기관리 의식도 필요하다. 누군가 해줄 것으로 생각하는 직원이 많은 조직은 무르고 약하다. 직원들이 서로 영감을 주고받으며 일할 수 있는 직장은 조직으로서 튼튼한 반석이 된다. 뭘 말하고 싶은지 알겠나?

네?

동기를 확실히 가져야 한다는 말이다! 지금 자네에게 무엇이 가능한지, 무엇을 해야 하는지, 목적의식과 위기관리 의식을 제대로 자각하라는 말이다.

생각해본 적은 없지만, 생각할 필요가 있다는 말씀이네요!

그렇다.

> 일반적으로 환자가 의사를 원망하는 경우는 처음 실수했을 때가 아니라, 실수를 거듭할 때다.

최근에는 의료 안전에 관한 사고방식이 국제적으로 바뀌고 있다. '사람이 실수하는 건 어쩔 수 없다. 그렇다면 이후 실수를 예방하고 개선하기 위해 조직은 어떻게 해야 할까?'의 문제로 집중하고 있다. 세계보건기구WHO는 이에 관해 의견을 내놓았다.

이런 제언이 자신과 상관없다고 생각하면 안 된다. 물론 이걸 모두 외울 필요는 없다. 하지만 의료 행위는 늘 안전성이 확보되어야 하는 일이다. 그걸 병원이라는 조직에서 시스템화해야 한다. 의사나 스태프 개인에게 책임을 전가해서는 안 되고, 조직으로 의식해나갈 필요가 있다.

유해 사례의 보고와 학습 시스템에 대한
WHO 지침 초안*

2005년에 만들어진 초안에서 유해 사례 보고 시스템의 성공을 위한
7가지 조건이 다음과 같이 제시되었다.

1. 벌할 수 없다non-punitive: 보고한 사람이 복수를 당하거나 다른 사람에
   게 벌칙이 돌아갈 걱정을 할 필요가 없다.
2. 비밀이 보장된다confidential: 환자의 정보, 보고자의 정보, 조직의 정보가
   결코 누설되지 않는다.
3. 독립성이 확보된다independent: 보고 시스템은 보고자나 조직을 처벌하
   는 어떤 기관으로부터도 독립적이다.
4. 전문적인 분석이 이루어진다expert analysis: 보고서는 임상 상황을 이해하
   고 시스템에 잠재하는 원인을 인식할 수 있도록 훈련된 전문가에 의
   해 평가된다.
5. 시의 적절한 조치를 한다timely: 보고서는 신속하게 분석되며, 특히 중
   대한 사건이 일어났을 때 제언이 필요한 사람들에게 신속하게 전달
   한다.
6. 시스템 지향적이다systems-oriented: 개인 행위에 초점을 맞추지 않고, 시
   스템의 개선, 프로세스, 제품에 착안한 의견을 내놓는다.
7. 정보 교환을 한다responsive: 보고서를 수리하는 기관이 의견을 내놓고
   가능할 때는 가입 조직이 그 의견 실행에 관여할 수 있다.

---

* 출처: 세계보건기구, 환자 안전을 위한 세계 동맹, 2005.

진짜 '신의 손'을 만나다

이건 보통 사람이 할 수 있는 일이 아니다. 그 의사라서 가능했다. 이럴 때 존경의 뜻을 담아 하는 말이 '신의 손'이다. 내가 정말 놀라서, 지금까지 기억하고 있는 '신의 손'은 두 명. 보편적인 평가는 아니고 어디까지나 내 개인적인 감상이지만 말이다.

우리 병원에도 '신의 손'을 가졌다는 말을 듣는 의사가 있는데, 뇌신경외과 쪽은 잘 모르기 때문에 생략하겠다.

한 사람은 이미 고인이 된, 지치 의과대학교의 초대 학장이었던 나카오 기쿠 선생님이다. 직접 진료하는 모습을 본 적은 없지만, 내가 학생 때 들었던 이야기를 해주겠다.

한 교수가 수련의였던 시절, 나카오 선생님의 진찰을 보고 탄성이 나왔다고 한다. 그 당시 나카오 선생님은 도쿄 대학교의 내과학 교수였다. 수련의는 원인을 알 수 없는 환자의 고열 때문에 진단에 애를 먹고 있었다. 그때, 교수 회진을 돌던 나카오 선생님이 천천히 환자의 배를 진찰하더니, '비종이 있다'라고 말했다.

비장을 확인했더니 결국 ALL(급성 림프구성 백혈병)이었다. 수련의였던 교수는 복부를 진찰할 생각을 하지 못한 것이 부끄러웠다고 했다.

당시는 CT는 물론, 초음파조차 없던 시절이어서 촉진, 청진, 타진의 유용성이 지금보다 몇 배 더 강조되었다.

나카오 선생님은 학장이 되어서도, 해리슨 내과학 책을 신판이 나올 때마다 전부 읽었다고 한다. 내과학에 정통했기에 가능한 진단이었을 것이다. 50년도 더 지난 일이라서, 이 일화는 진단 기기에 의존하지 않고 손으로 직접 진단하는 게 중요했던 시대의 이야기로 내 마음에 남아있다.

의학의 기본이라고 할 수 있는 교과서를 한 권 사라. 최신판이 나올 때마다 살 것. 평생 반복해서 읽어라.

나머지 한 사람은 리시리 섬에서 진료했던 병원 원장인 아베 마사히코 선생님이다. 아베 선생님은 내 대학 선배이기도 하다.

졸업하고 4년째가 되었을 때다. 환자는 여고생. 한낮에 열이 난다며 진료를 받으러 왔다. 내가 진찰했는데, 청진으로는 이상이 없어서 '감기'로 진단하여 감기약을 처방하고 돌려보냈다. 그런데 다음 날 병동을 회진하는데 그 여고생이 입원해 있었다. 원장에게 물으니 상태가 나빠져서 늦은 밤 응급실로 진료받으러 왔다가 입원하게 되었다고 했다.

진단명은 폐렴. 흉부 단순 X선을 보니 분명 폐렴이었다. 한 번 더 청진했지만, 역시 호흡은 정상이었다. 희한하다고 생각해서 어떻게 폐렴이라고 진단할 수 있었는지 원장에게 물었다.

"자네 말대로 호흡 소리는 거의 정상이었어. 하지만 잘 들어보면 아주 살짝 호흡 끝에 염발음crepitation이 들린다. 알아채기는 어렵지만 말이지."

"그것만으로 흉부 단순 X선을 찍은 겁니까?"

"타진한 거야. 좌상 배부 쪽에만 둔탁한 소리^{dull}가 났어."

"타진이요? 폐렴 진단에 타진도 하나요?"

"어느 정도 염증 영역이 있는 경우, 타진할 때 울림이 없어서 둔탁한 소리가 들리는 거야. 이건 옛날에 사용하던 고지식한 방법이지. 최근 젊은이들은 기침만 해도 바로 CT 촬영을 하려고 해. 그야 CT로도 물론 진단할 수 있어. 하지만 그럼 자기 능력으로 진단한 게 아니잖아? 진찰 부위를 하나하나 정성스럽게 살피는 게 내과 의사의 일인 거야."

폐렴을 타진으로 진단한 선배의 손을 보면서 그 손이야말로 바로 '신의 손'이라고 생각했다. 말 그대로 내과 의사의 귀감이라 할 만하다.

'신의 손'은 기술만 뛰어나서는 안 된다고 생각한다. 귀신같은 솜씨와 더불어 부처님 같은 마음^{鬼手仏心}을 지녀야 한다. 사려 깊은 마음과 심안으로 진료할 수 있어야 비로소 신의 손이 구현될 수 있다. 환자를 진료할 때 '어떻게든 낫게 해주고 싶다, 진단해서 치료해주고 싶다'라는 의사의 마음이 뒷받침되어야 하는 것이다.

> 소의^{小醫}는 병을 치유하고, 중의^{中醫}는 사람을 치유하고, 대의^{大醫}는 나라를 치유한다.

신의 손을 가진 의사는 소의이자 중의다. 반드시 대의가 될 필요

좋은 의사입니까?

는 없다. 여러분의 목표는 소의로 충분하다. 많은 평범한 의사는 소의가 되는 것조차 어려워하니까 말이다.

나중에 진찰한 의사가 명의가 되는 현실

어제 응급실에 온 환자는 급성충수염이었다.

네? 그분이요?

오늘 새벽까지 응급실에 있다가, 긴급수술에 들어간 모양이다.

복통이 심하지 않았고, 맥버니 포인트(McBurney's point: 배꼽과 우측 상단 앞의 골반이 튀어나온 부분을 삼등분하여 오른쪽 3분의 1 지점. 배를 만져서 맹장이 존재할 가능성이 큰 부분)에 압통이나 반도통^{反跳痛}도 없었다. 혈액검사도 정상. CT를 봐도 충수는 부어있지 않았다. 충수 안에 변은 보였지만 말이다.

그런데 아침에 내원했을 때 급성복증이었던 모양이다. 안타깝지만, 내과의 한계라고 할 수 있다. 외과에서 보았다면, 처음부터 급성충수염(맹장염)을 의심했을지도 모른다. 어쨌든 '나중에 진찰한 의사가 명의가 된다'는 말처럼 되고 말았다.

아마도 오늘 아침 상태였다면, 자네가 진료해도 맹장염으로 진단할 수 있었을지 모른다. 맹장염은 증상이 서서히 변하기 때문에 시간이 경과함에 따라 증상이 변한다는 사실을 명심해두라.

처음 진찰할 시점에서 괜찮다고 못 박으면 안 되고, 다시 아프면 병원에 오라고 반드시 덧붙여야 한다. 그러면 의사로서 최소한 어리석다는 말은 듣지 않을 수 있을 것이다. 환자도 안심하고 집으로 돌아갈 수 있다.

희생 없이는 해낼 수 없는 천직

'천직'을 영어로 '콜링calling'이라고 한다.

God is calling.

요즘 들어서 나는 의사라는 직업이 천직인 것 같다는 생각이 든다. 아니 오히려 '생각한 대로 되었다'라고 해야 할지도 모르겠다. 사실 이 말은 최근에야 알았지만, 공자가 『논어』(위정편 제2장)에서 '쉰 살이 되어 천명을 알다'라고 했던 것과 일치한다. 내가 그런 나이이기도 하고 말이다.

아침 6시에 출근해서 점심을 먹을 여유도 없다. 물론 쉬지도 못한다. 외래 진료가 3시까지 끊이지 않고, 오십 명에서 육십 명 정도의 환자를 진찰해야 한다. 화장실에 갈 틈도 없다. 외래가 끝난 후에는 바로 검사가 기다리고 있다. 내가 꼭 해야만 하는 검사다. 응급 환자 진료, 긴급한 검사, 회진, 진료기록 카드 작성. 하루 14~15시간 동안 근무하고 일주일 노동 시간이 총 100시간 이상일 때가 허다하다.

토요일, 일요일도 없이 연구회와 학회에서 발표를 한다. 발표 자료 정리와 원고 작성 등 집에 가서도 할 일이 태산이다. 어떤 의미에서 환자를 위해 몸 바쳐 일하는 공무원이라 할 수 있겠다.

개인의 시간이나 이익을 도외시하고, 오로지 환자를 위해 최선을 다한다. 이를 두고 지치 의과대학교 학장이었던 나카오 기쿠 선생님은 "나를 잊고 타인을 이롭게 하라忘己利他"고 말씀하셨다.

의사라는 직업은 자기희생 없이는 지속할 수 없다. 그런 이유로 의사라는 직업의 매력이 줄어든다고 해도 이 일에 사명감을 느껴야 할 가치는 충분하다.

'노블레스 오블리주.'

그렇게 생각하면 즐겁게 일할 수 있다. 감사한 일이다.

임상의학이 싫다면, 지금 당장 임상의를 관둬라.

의사라는 직업은 힘들지만 보람이 있다. 내 평생을 바쳐야 할 직업이라고 생각한다. 자네에게도 언젠가 의사라는 일이 천직으로 느껴지는 날이 오기를 바란다.

네!

깨어있는 시간 동안 일하는 시간의 비중을 '과로 계수'로 계산하면 내 경우는 약 80%. 조금 높을지도 모르겠다. 하지만 누가 시켜서 억지로 하는 게 아니고 즐겁게 일하고 있으니 괜찮다. 이게 내게 주어진 임무일지도 모르겠다.

자네는 그렇게까지 열심히 할 필요는 없어.

물론입니다!

내가 하는 이야기는 좀 집요한 면이 있지?

아니요. 당치도 않습니다!

솔직히 말해도 좋다.

네, 뭐 조금은.

이건 직업병이기도 하고 의도적인 것이기도 하다. 만약 내가 자네에게 질병에 관해 해설하고 치료법을 설명한다고 하자. 자네는 얼마나 이해할 수 있을까?

50%?

잘하면 말이지! 하물며 환자에게 설명한다고 치면 환자는 얼마나 이해할 수 있을까? 의학 지식이 환자에게 얼마만큼 침투할 수 있을까?

전에도 말했지만, 사람은 자기가 읽은 것의 10% 정도, 들은 것의 20% 정도밖에 기억하지 못한다는 연구 결과가 있다. 하지만 보고 듣는 경우에는 50%까지 기억력이 올라간다고 한다.

나는 환자에게 병에 관해 설명할 때 전문용어를 거의 사용하지 않는다. 일상에서 쓰는 말로 바꿔서 설명한다. 예를 들어, 나이 많은 할아버지와 그 가족에게 환자가 앓고 있는 병에 관해 설명한다고 치자. 전문용어를 배제하고 천천히 정성을 다해 설명한다. 환자는 알겠다는 듯 고개를 끄덕이고 귀를 기울인다.

그런데 20분에서 30분 정도 열심히 설명하고 "이해하셨나요? 궁금한 거 있으세요?"라고 물으면 "그런데, 제 병명이 어떻게 됩니

좋은 의사입니까?

까?”라는 질문을 받을 때가 있다.

그러면 기운이 빠지겠지. 하지만 그건 설명 방식이 나빴기 때문이다. 그래서 표현을 바꿔가면서 설명한다. 두 번 설명해서 반 정도 이해시킬 수 있다면 성공했다고 할 수 있겠지.

예를 들어 ‘십이지장’. 이 단어를 모르는 의사는 없다. 하지만 환자 중에는 십이지장이 무엇이고, 어느 부위를 뜻하는지 모르는 사람이 있다. 물론 그건 비난할 일이 아니다. 그래서 위내시경 검사를 할 때 환자에게 이렇게 말한다.

“위의 깊숙한 곳을 봐야 해서, 좀 밀리는 느낌을 받으실 겁니다.”

이만큼 상대방의 이해력을 배려하면서, 다른 표현으로 두 번 반복하여 이야기하는 것이 내 직업병이다. 그러다 보니 말이 장황해진다. 바꿔 말하면, 여러분에게도 환자와 같은 수준으로 이야기하고 있다는 말이다. 한 번 설명해도 이해할 수 있을 만큼 어서 성장해주길 바란다!

오른손이 한 일을 왼손이 모르게 한다

내과 의사와 외과 의사의 차이가 뭐라고 생각하나?

외과 의사는 메스를 사용하고, 내과는 사용하지 않는다?

저기, 그런 시시한 답을 들으려고 자네에게 물은 것 같나?

역시 틀렸나요?

내과, 외과에 따라 우리 의사 이상으로 환자들이 받아들이는 방식은 다르다. 외과 의사는 상처나 종양 등 먹는 약으로 고칠 수 없는 병을 고쳐주고, 내과 의사가 치료할 수 없는 암이나 위독한 병, 증상을 치료한다. 그래서 환자에게 외과 의사는 병을 고치는 구세주로 여겨진다.

예를 들어 암 진단을 생각해보자. 내과에서 이런저런 검사를 통해 '암'이라는 진단에 이르렀다. 그럴 때 환자에게 듣는 말이라고는 '검사만 하다가 지쳤다', '빨리 수술해달라' 같은 불만뿐이다. 오히려 병을 발견해냈다는 이유로 악역을 맡게 된다. 환자 입장에서는 수술해서 병을 낫게 해주는 사람은 외과 의사이니, 내과 의사인 우리에게 고마움을 느끼는 경우가 많지 않다.

그것이 우리의 역할이므로 어쩔 수가 없다. 우리의 임무는 외과 의사가 안전하고 확실하게 수술할 수 있도록 병을 평가하는 일이다. 수술을 위한 설계도를 외과 의사에게 제공하는 것도 우리의 일이다. 이처럼 내과는 환자에게 감사를 바랄 수 있는 과가 아니다. 환자를 낫게 하여 충만한 만족감을 맛볼 수 있는 과도 아니다.

하지만 이런저런 고민과 노력으로 내시경 치료가 가능한 식도암이나 위암, 수술 가능한 췌장암을 진단했을 때는 내과 의사이기에 이 질환을 발견했다는 자기만족에 도취할 때가 있다. 물론, 내가 진단했다고 공치사를 할 생각은 없지만 말이다.

어쨌든 나는 병을 발견한 것에 기쁨과 만족을 느낀다. 어떤 의미에서 내과 의사이기 때문에 진단에 성공해 기쁨을 느낄 수 있는 것인지도 모른다.

이건 우리 내과 의사만의 일이라고 생각했는데, 응급실 담당의도 비슷한 이야기를 했다.

예를 들어, 의식 불명으로 구급차에 실려 온 환자의 심폐 소생을 한 후에 복부대동맥류로 판명되어 심장혈관외과 의사에게 넘긴다. 그러나 수술이 무사히 끝나고 퇴원할 때, 응급실에 들러 "지난번에 응급실에 실려 왔을 때 신세가 많았습니다. 덕분에 건강해져서 돌아갑니다"라고 인사하러 오는 환자는 한 사람도 없다.

실제로 환자는 실려 올 당시 의식이 없으므로 어디에 이송되어 누구에게 처치를 받았는지 모른다. 의식이 돌아왔을 때, 주치의는 심장혈관외과 의사다. 의식 불명 상태에서 응급실 의사에게 처치 받은 일을 기억할 리가 없다. 하지만 응급실 의사는 그들의 노고를 치하하는 말을 요구하지 않는다.

'응급실을 지키는 것이 우리의 임무.'

그때 실려 왔던 환자가 건강하게 퇴원했다는 이야기를 들으면, 그걸로 위안이 된다.

병원에는 수많은 의사가 있다. 외과는 어떤 의미에서 화려한 에이스다. 내과 의사나 응급실 의사는 결국 그늘 밑에 숨은 조력자라고나 할까? 하지만 저마다 맡은 역할이 다를 뿐이다. 서로 부족한 부분을 채워주면서 병원이 제 기능을 하는 것이다.

우리는 '그늘 밑에 숨은 조력자'이기는 하지만, 마음으로는 '병원의 기둥'이라고 생각하며 일하고 있다.

뇌 속의 마약에 잔뜩 취한다

'뇌 속의 마약'이라는 말 들어본 적 있나?

그 마약은 한 번 맛보면 두 번 다시 돌이킬 수 없을 것이다. 애초에 인간의 몸에 있는 물질이므로 맛본다고 해서 범죄는 아니다.

그것은 다른 이름으로 엔도르핀endolphine, 엔케팔린enkephalin이라고 불린다. 성공의 경험이 있어야 비로소 얻게 되는 기쁨이 그것이다. 자기 자신에게 주는 상이라고나 할까?

자네도 경험한 적이 있을 것이다. 대학 입학시험이나 의사 국가고시에 합격했을 때의 기쁨. 분명 '뇌 속의 마약'으로 가득 찼겠지.

의사로서 기쁠 때는 언제일까? 당연히 환자가 기뻐할 때다. 그 밖에 어려운 검사가 잘 풀렸을 때, 까다로운 병이라서 좀처럼 진단하기 어려웠지만, 열심히 조사해서 결론이 났을 때도 기분이 좋다.

전에 감동의 기대치에 관해 이야기한 적이 있는데, '뇌 속의 마약'도 점점 기대치가 올라간다. 처음에는 응급실에서 상복부 통증으로 내원한 환자에게 심전도 검사를 하고 심근경색이라는 진단만 내려도, CT를 찍어 급성충수염을 진단해낼 때만 해도 충분히 자신에게 흐뭇해진다.

하지만 그건 누구라도 할 수 있는 진단이다. 그러므로 해를 거듭할수록 그런 성취가 당연한 일이 되고 기쁨의 수위도 점점 내려가게 된다.

만약 내시경 검사라면, 하이비전 내시경으로 10밀리미터 크기의 조기 암을 발견하는 것은 당연한 것! 더 중요한 것은 검사로 인한 고통을 줄여주는 일이다. 그래서 나는 세경 내시경으로 5분 안에 환자가 편하게 검사받을 수 있도록 하면서 동시에 10밀리미터 크기의 조기 위암을 진단하지 못하면 만족할 수 없다.

지금 여러분은 내시경으로 진행 암을 발견하기만 해도 만족하겠지? 이 시기가 지나가기 전에 '뇌 속의 마약'에 잔뜩 취해보는 것이 좋다. 그러면 거기에 중독되어 일을 더 잘할 수 있게 된다. 일이 조금 고되더라도 힘들다는 생각이 들지 않을 것이다. '뇌 속의 마약'에는 그런 감각을 마비시키는 작용도 있다.

선생님, 전 '뇌 속의 마약' 필요 없습니다.

하지만 쾌감이 있어!

그럼, 조금은 힘을 내보겠습니다.

한 번 맛보면 중독될 거야!

환자의 모든 신호에 응답한다

선생님은 어떻게 이것저것 아는 게 많으세요?

이것저것 흥미를 느끼고 보면 세상을 보는 방식이 달라진다. 안테나를 세우고 있으면 이런저런 일에 신경을 쓰게 된다. 내 안테나는 높고 커다랗다. 나는 특별한 재능은 없지만, 이것저것 다양한 것에 흥미가 많다. 어쩌면 어린아이 같은 마음일지도 모르겠다.

이를테면 학회 참석 등으로 어딘가 출장을 가게 되면, 꼭 건물을 보려고 한다. 건축가 안토니 가우디^{Antoni Gaudi}의 작품만큼 기발한 작품은 아니지만, 직선과 곡선의 융합 방식이라든가 공간을 활용한 방식은 보고 있는 것만으로도 꽤 재미있다.

학회에서 시카고에 갔을 때도 '건축의 도시'라는 명성에 걸맞게 건축물을 감상하는 것만으로도 즐거웠다. 원래 건물은 형태가 조금 바뀌어도 그 기능은 달라지지 않는다. 극단적으로 말하면, 같은 설계도로 같은 모양의 건물을 만들어버리면 그만이지 않냐고 생각할 수도 있다. 안에서 일하는 사람으로서는 사용하는 데 문제없다면 외관이야 어찌 됐든 상관없기 때문이다.

그런데 어째서 이렇게 다양한 형태의 건물이 있는 걸까? 나는 신기하다고 생각하지만, 자네는 생각해본 적 없겠지?

생각해봤을 리 없잖아요. 전혀 흥미가 없는데.

그야 나한테도 상관없는 일이기는 마찬가지다. 하지만 세상에는 아주 많은 건축가가 존재하고, 대학에는 건축학과도 있다. 건축가는 다른 사람과 차별화된 건축물을 만들고 싶어 한다. 그들에게 건축은 개성이고 기능을 갖춘 일종의 예술 작품이다.

그렇게 생각하며 건물을 보면, 낯선 거리의 예술 작품을 보는 것 같은 기분이 든다. 굳이 미술관이나 박물관에 가지 않아도 전차의 창문 너머로 작품을 감상할 수 있다.

무언가를 즐기려는 마음은 사실 일할 때도 꽤 중요하다고 생각한다. 내가 진행하는 복부 단순 X선 판독 방법에 대한 강의는 잡학의 집대성 같지 않나?

듣고 보니 그렇네요.

환자의 사소한 행동, 말투, 목소리, 고민…. 이런 요소들 안에 새로운 질환에 대한 진단의 실마리가 감춰있을 때도 있다. 증상은 사소해도 바로 치료해야 하는 질환이 있을지도 모른다. 학문이나 지식만으로 그걸 알아채는 것은 불가능하다.

3분 정도 환자를 진찰하고 "오늘도 괜찮으시네요"라며 바로 돌려보내는 의사도 있겠지만, 내 안테나는 그걸 허락하지 않는다. 사소한 것이라도 신경 쓰이는 것이 있으면 괜찮은지 확인하고, 더욱 살펴봐야 할 필요가 있는 환자는 절대 돌려보내지 않는다. 이런 내 방침을 환자들도 알고 있어서, 내 진료실은 온갖 고민을 풀어주는 상담소가 되어버린다. 예를 들어 이런 식이다.

"선생님, 여기 다리가 빨개졌는데 좀 봐주실래요?"

그 환자의 다리는 만지면 아픈 상태였고, 심부정맥 혈전증이 의심되어 혈관외과로 보냈다. 이후 MRI 검사로 진단을 확정하고 치료를 받았다.

"선생님과는 상관없을지 모르겠는데, 요즘 허리가 아파요."

혈액검사 결과 빈혈이 있었고, 다발성 골수종 진단이 나왔다.

"어제 식사를 하는데 젓가락을 떨어트렸지 뭐예요. 근데 오늘은 괜찮았어요."

사지 마비는 없다. 하지만 좀 신경이 쓰였기 때문에 CT를 찍었더니, 아니나 다를까 머리에 심각한 침윤이 보이는 악성 림프종이 있었다.

별것 아닌 것처럼 보여도, 집요하게 파고들면 새로운 것을 발견하게 된다. 그러려면 환자의 '상관없는' 이야기를 들을 수 있는 따뜻한 마음이 있어야 한다.

환자는 고압적인 태도를 보이는 의사를 멀리한다. 그런 의사에게 환자는 상담하지 않을 것이다. 환자가 가장 친밀하게 상담할 수 있는 가정의가 되기 위해 노력해야 한다.

가정의는 개업의만의 전매특허가 아니다. 월급의사도 가정의라는 마음으로 환자를 대할 수 있다. 물론 환자들의 의문에 진단이라는 해답을 제공해야 하지만.

따라서 의사는 많이 공부할수록 환자에게 더 많은 도움을 줄 수 있다. 공부는 의사 자신을 위한 것이기도 하고, 환자를 위한 것이기도 하다. 의학이라는 것은 그런 학문이다. 의학의 대상은 인간이며 마음이 있는 환자라는 사실을 충분히 이해해야 한다.

의학 공부도 중요하지만, 사람을 좋아하지 않으면 이 일을 할 수 없다. 이것저것 다양한 분야에 흥미를 가지고 인간적인 매력을 기르기 위해 노력할 것!

네!

시간을 추월하는 법을 배운다

나는 빨리 걷는다.

좋은 의사입니까?

네, 따라가는 게 벅찹니다.

우리 병원은 꽤 넓다. 도쿄는 땅값이 비싸기 때문에 좁은 토지에 높은 건물을 짓는다. 후쿠시마는 땅값이 상대적으로 싸기 때문에 옆으로 넓게 짓는다. 그래서 병원 터가 하나의 마을처럼 느껴진다.

내시경실부터 양자선 센터까지 가려면 10분 이상 걸린다. 클리닉이나 북쪽 병동까지도 5분에서 10분은 걸릴 것이다. 나는 이동 시간이 아깝다. 빠른 걸음으로 3분 안에 도착한다면 2분에서 7분은 단축할 수 있다. 그 거리를 온종일 몇 번이고 왕복하면 30분 정도를 아낄 수 있다. 그야말로 티끌 모아 태산이다.

당연한 이야기이지만, 시간은 누구에게나 평등하다. 천천히 걷는 것보다 빨리 걷는 편이 시간 활용에 효과적이지 않을까? 그 시간 안에 수많은 일을 할 수 있다. 그래서 나는 빨리 걷는다. 하지만 실제로는 시간이 남으면 다른 일이 또 떨어지기 때문에 득을 보는 건 없다.

천천히 걷는 사람은 찰나 같은 인생을 사는 사람.

빨리 걷는 사람은 먼 미래를 내다보며 사는 사람.

어느 쪽이 옳다고 따질 생각은 없지만, 돈으로도 살 수 없는 시간을 알차게 쓰고 싶다. 물론 건강도 돈으로 살 수 없지.

예를 들어, 출장 때문에 도쿄에서 교토까지 간다고 하자. 옛날에는 에도부터 교토까지 평균 12일 정도 걸렸다. 지금은 신칸센 노조미를 타면 2시간 16분밖에 안 걸린다. 400년 동안 과학이 진보하여 벌어들인 시간을 유용하게 쓸 수 있게 되었다.

옛날 사람들이 이동할 때는 시간뿐만 아니라, 상당한 노동과 비용이 들었을 테지만 우리는 그런 고생도, 그만한 지출도 할 필요가 없다. 그러니까 옛날보다 살기 좋아졌다고 생각하면 그것으로 끝일까? 과학과 문명의 혜택을 받아가며 그 이상 노력하면서 뭔가 새로운 것을 창조할 수는 없을까?

과거는 이미 실현된 미래. 미래는 아직 실현되지 않은 과거. 과거에 대해 후회하지 않나? 과거는 바꿀 수 없지만, 앞날을 의식하며 현재를 살아간다면 자신의 의지로 원하는 미래를 만들 수 있다. 사람이 시간을 지배할 수는 없겠지만, 적어도 내 의도대로 미래를 향해 나아가고 싶다.

> 과거에서 배우고, 지금을 위해 살고, 미래에 희망을 품어라. -알베르트 아인슈타인

1엔을 비웃는 자는 1엔 때문에 눈물을 흘릴 것이다. 1분을 낭비한 사람은 1분 때문에 고생하게 될 것이다. 후회하지 않으려면 지금을 열심히 살아야 한다. 시간을 소중히 여기며 살아가려면 빨리 걸을 것!

시간에 끌려가는 것이 아니라, 시간을 잘 나누어 쓰면 보이는 풍경도 달라진다. 완행열차와 신칸센을 탔을 때 보이는 풍경이 다른 것처럼. 물론 완행열차는 완행열차 나름대로의 풍경과 운치가 있어서 좋지만 말이다.

좋은 의사입니까?

세이루카 국제병원 이사장인 히노하라 시게아키 선생님이 건강하게 장수하는 비법을 현대적으로 풀어쓴, '10가지 건강 비법'에도 빨리 걷기에 관한 내용이 있다. 젊은이들은 장수 비결에 별로 관심이 없을지 모르겠지만, 알아둬서 손해 볼 일은 없다. (이하 인용)*

1. 소식: 나이가 들수록 기초대사량이 떨어지기 때문에 그것에 맞게 섭취량을 줄인다.
2. 올리브유 등 식물성 기름을 섭취한다.
3. 계단은 두 계단씩 오른다. 에스컬레이터와 경쟁한다.
4. 경보: 등을 쭉 펴고 큰 걸음으로 가볍게 걷는다.
5. 언제나 웃는 얼굴: 웃는 얼굴은 젊어 보인다. 표정 근육은 사용하지 않으면 굳는다. 자연스레 웃으려면 언제나 방긋방긋 웃어 표정 근육이 잘 기능하도록 한다.
6. 고개 돌리기: 뒤를 돌아볼 때, 고개만 돌리면 발랄해 보인다.
7. 숨을 완전히 내뱉기: 복식호흡으로 탄산가스를 내보낸 후 신선한 공기를 마신다.
8. 집중하기: 시간을 유용하게 사용하기 위해

---

* 히노하라 시게아키(日野原重明), 「100세까지 현역, 10가지 건강을 위한 조건(百歳で現役 '健康心得' 10カ条)」, 「최고의 의료(最高の医療)」, 『문예춘추』 2007년 10월호 특집 (문예춘추사)

집중해서 일할 것.

    9. 옷은 스스로 사기: 자기가 좋아하는 옷을 입으면 웃는 얼굴로 가슴을 펴고 당당하게 걸을 수 있다.

    10. 체중, 체온, 혈압 재기: 건강관리를 철저히 할 것.

이를 내가 실천하고 있는 것에 대입해보면 이렇다.

1. 소식: 1일 1식.
2. 식물성 기름 섭취: 간식은 땅콩 종류.
3. 계단은 두 계단씩 오르기: 서른까지는 세 계단씩 올랐다. 그 탓에 허리를 다쳐서 올라갈 때는 엘리베이터를 탄다. 하지만 내려올 때는 두 계단씩 내려온다.
4. 경보: 앞에서 소개한 내용과 동일.
5. 언제나 웃는 얼굴: 환자 앞에서는 그렇다! 립 서비스를 포함해서. 직원한테까지는 힘들지만.
6. 고개 돌리기: 바빠서 고개는 돌리지 못한다.
7. 숨을 완전히 내뱉기: 내시경 오리엔테이션 중에 환자에게 설명하느라 하루에도 몇 번씩 심호흡을 하고 있다.
8. 집중하기: 일주일에 10건 정도 ERCP 검사를 하면

서 충분히 집중하고 있다.

9. 옷은 스스로 사기: 초등학교 6학년 때부터
   지금까지 양복, 넥타이, 속옷, 양말 모두 내가
   고르고 사고 있다.

10. 체중, 체온, 혈압 재기: 체중은 고등학교 때와
    거의 비슷하다. 복부 지방이 늘어서 허리둘레는
    조금 늘었지만. 지방을 연소하기 위해 빨리
    걷는다.

물론 여러분에게 내가 하는 대로 하라고 권유할 수는 없다. 권한
다면, 앞에서 말한 히노하라 선생님이 제시한 10가지 조건이 나을
것이다.

덧붙여 취미를 가질 것을 권하고 싶다.

선생님의 취미는 뭔가요?

영화 감상, 음악 감상, 독서, 이탈리아 탐방, 르네상스 공부, 미술
관과 박물관 감상, 여행, (인터넷으로) 세계유산 순방, 맛있는 음식
먹기, 자동차 구경하기, 원고·논문 쓰기, 강연하기, 학회 발표, 의사
로서 일하기.

언제 그걸 다 하나요? 일도 취미인가요?

지금 열거한 것들에는 내가 하고 있는 것뿐만 아니라, 흥미가 있
는 것, 하고 싶은 것도 포함된다. 이 나이가 되면 일도 생활의 일부
가 되지.

의사는 바쁘다. 하지만 그걸 변명으로 삼아서는 안 돼. 시간에 끌려가지 말고, 시간을 앞지르려는 마음을 가져야지. 그리고 언제나 우선순위를 만들어 생각해두는 습관을 기르는 것이 좋다. 그것이 현명한 시간 사용법이다.

내게 다양성과 다문화 수용 능력의 원천은 호기심인지도 모르겠다. 월트 디즈니에 따르면 꿈을 이루는 4가지 C는 호기심^{curiosity}, 자신감^{confidence}, 용기^{courage}, 끈기^{constancy}.

꿈을 실현하는 비결을 아는 사람에게 넘지 못할 벽은 없다고 생각한다. - 월트 디즈니

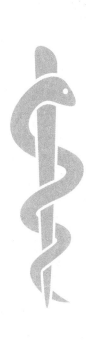

Chapter_10

병원, 의료의
근원적인 이야기

진짜 병원 분위기를 알고 싶다면 병원 대기실에 있는 환자 수나 직원들의
모습을 보면 된다. 환자가 선택한 병원. 내가 안심하고 다니고 싶은 병원.
그런 곳이 좋은 병원이다.

병원은 크나큰 미지의 생물이다. 그리고 그 역할이나 기능은 병원마다 제각각이다. 사람도 저마다 다르지 않은가! 병원은 그곳에서 근무하는 의사나 간호사에 따라서 달라진다. 설립자의 의도에 따라서도 달라진다. 아마도 여러분이 생각하는 병원과 앞으로 일하게 될 병원은 분명 다를 것이다.

병원의 안내자, 소화기내과

소화기내과라고는 해도 이런저런 다양한 환자가 진찰받으러 오지?

네, 깜짝 놀랐습니다.

외래 진료에서 소화기내과는 '병원의 현관'이나 마찬가지다. 그래서 우리는 안내자concierge 역할을 맡는다.

방금 환자는 '배가 아프다'며 병원을 찾았다. 그리고 결국은 난소낭종이어서 긴급수술을 받았다. 어디가 안 좋은지도 모른 상태에서 '배가 아프다'라는 증세로 산부인과에 초진을 받으러 간다는 건 어딘가 부자연스럽지? 역시 처음에는 소화기내과를 방문하는 것이 자연스럽다.

환자는 자신의 병에 대해 이해한 상태에서 진료를 받으러 오는게 아니다. 그저 막연하게 '몸이 안 좋다'라는 생각으로 병원에 오는 것이므로 정확히 어디가 안 좋은지, 어느 과를 가야 하는지 모르는 경우가 있다. 그래서 어디서 초진을 받아야 할지 망설여질 때, 우선 소화기내과를 찾아오게 되는 것이다. 술자리에서 첫 메뉴를 고를 때, 일단 맥주를 시키는 것과 비슷한 느낌? 그건 조금 다른가?

선생님, 그거 아저씨 개그예요.

…어쨌든, '우리는 소화기내과라서 진료할 수 없습니다'라며 넘어갈 수는 없다. 어떤 증상이라 하더라도 우선 제대로 진찰하고 어느 정도 진단이 나오면, 질병에 맞는 진료과를 소개하는 일 역시 우리의 임무다. 즉, 소화기내과는 일반 내과를 겸해야 한다. 그 점이 힘든 부분이다.

나한테 진료받으러 오는 환자만 봐도 이해하겠지? 소화기 질환 환자는 전체 환자의 3분의 2. 나머지는 고혈압, 지질 대사 이상, 당뇨병 등의 환자다. 사실 다른 과에 가서 진료를 받는 게 더 나을 것 같은 환자도 꽤 있다. 하지만 환자는 처음 진료한 의사에게 계속 오

좋은 의사입니까?

게 된다. 그런 경우가 많다. 그러다 보면 환자 수가 늘어난다.

외래 진료에서는 소화기 질환 환자가 제일 많으므로, 우리 소화기내과는 한층 더 열심히 해야 한다. 예를 들어, '암'이라는 질환을 생각해도 대장, 위, 췌장, 담관·담낭, 간장, 식도 등 소화기 암이 전체 암의 약 절반을 차지한다. 거기에 난소나 복수의 주요 증상으로 진료받는 암 환자를 포함하면 전체 암 환자의 3분의 2 정도가 소화기내과에서 진료를 받는다.

따라서 소화기내과는 맞춤형^{on demand}으로 진료해야 하며 스크리닝*을 겸한 적극적인 진료를 해나갈 필요가 있다. 좀 더 이른 시기에 암을 진단하려면, 다른 진료과의 통원 환자라도 1년에 한 번 채혈, 위내시경, 초음파 검사를 하고, 더불어 복부 CT, 대장내시경 검사를 통해 지속해서 관리해야 한다. 병원은 소화기내과의 수준에 따라 신뢰도가 크게 달라진다.

소화기내과가 종합진료를 겸하는 덕분에 병원의 질이 높아질 수 있다. 물론 모든 소화기내과 의사가 그렇게 생각한다고 단정 지을 수는 없지만 말이다.

환자는 큰 병원이나 대학병원에 다니면, 단일 진료과의 진료를 받을 뿐인데도 전체적인 진료를 받는다고 느낀다. 그래서 뇌신경외과에 다니던 환자가 위암으로 수술해야 했을 때, 의사에게 왜 좀 더 빨리 발견하지 못했느냐고 따졌다고 한다. 의사 입장에서는 조금 억울할지도 모르겠지만, 어떻게 보면 일리 있는 말일지도 모른다.

---

* 질병의 원인을 찾는 검사. -역주

일하고 싶고, 치료받고 싶은 병원

자네는 어째서 수련할 곳으로 이 병원을 택했나?

　병원이 생긴 지 얼마 안 됐고, 설비도 잘 갖춰져서 수련하기 딱 좋겠다고 생각했습니다.

　틀린 말은 아니지만, 임상수련 체계가 잘 갖춰진 유명한 병원은 예외로 하고 대다수의 병원이 질적으로 별 차이가 없을 텐데. 이 병원도 예외는 아니다. 그렇다면 수련의가 보기에 장점이 많은 병원은 어떤 병원일까?

　수련의에게 가장 큰 혜택은 증례 경험이다. 훌륭한 지도의사가 아무리 많다고 하더라도, 경험할 수 있는 증례 수가 적어서야 수련이 불가능하다. 증례 수가 많아도 수련의가 너무 많으면 마찬가지로 경험할 수 있는 증례가 적어진다. 따라서 증례 수가 많으면서 확실히 그 증례를 경험할 수 있는 병원을 골라야 한다.

　어떻게 하면 그걸 알 수 있습니까?

　음. 객관적인 수치로 알 수 있다면 좋겠지. 뭘 보고 알 수 있다고 생각하나?

　…글쎄요?

　외래 진료를 받는 환자 수를 보면 알 수 있다. 연도별 환자 수.

　우리 병원은 매년 10% 정도로 진료 환자가 늘고 있다. 환자는 병원의 대응, 즉 진단과 치료에 민감하다. 만족스러운 치료를 받을 수 있다면, 다시 진료를 받으러 온다.

하지만 신뢰할 수 없다면 다른 병원으로 가겠지? 안심하고 진료받을 수 있다면, 지인에게도 이 병원을 추천할 것이다. 따라서 환자에게 인정받는 병원은 해를 거듭할수록 환자 수가 증가한다. 환자의 신뢰와 환자 수는 정비례한다.

예를 들어, 최근에 사회 문제로도 떠오르고 있는데, 일본에서는 의사들이 잇달아 퇴직하고 있다. 그 결과 만족스러운 진료를 받을 수 없는 병원에는 환자의 발길이 멀어진다. 따라서 환자 수의 연차 추이를 보면 병원의 지역 인지도와 신뢰도를 한눈에 알 수 있다.

수련의 모집 설명회에 간 적이 있지? 멋진 포스터를 붙이고 팸플릿을 주며 친절하게 맞아주는 병원의 이야기를 듣다 보면, 좋은 병원이라는 생각이 들지도 모르겠다.

하지만 실제로 그 병원에 가보면 분위기가 전혀 다르다는 걸 알 수 있다. 따라서 진짜 병원 분위기를 알고 싶다면 병원 대기실에 있는 환자 수나 직원들의 모습을 보면 된다. 환자가 선택한 병원, 내가 안심하고 다니고 싶은 병원. 그런 곳이 좋은 병원이다.

간호사가 일하기 편하고 일하고 싶어 하는 병원을 미국에서는 '마그넷 호스피탈(magnet hospital: 자석처럼 끌리는 병원)'이라고 하는 모양이다. 물론 의사에게도 일하기 편한 환경이라면 더욱 좋다.

사람을 끌어당기는 병원은 어떤 병원일까?

급여가 높은 곳?

자네는 그런 곳에서 일하고 싶나?

아니, 그렇다기보다는….

의료 붕괴 현상으로 지역 병원이 의사 부족에 시달리고 있다. 그런 현상은 특히 외딴 지역에서 두드러진다. 그런 곳이라면 지금 받는 급여의 몇 배 정도는 받을 수 있을 것이다. 내가 있던 홋카이도에서도, 산간벽지의 지역 병원에서 터무니없이 많은 급여를 받은 적이 있다.

하지만 의사의 마음은 결국 돈으로 움직이는 것이 아니다. 돈에 이끌려 근무한다면 오래가지 못한다. 아마 3개월도 버티지 못할 것이다.

돈으로 의사를 데려가려는 병원은 '마그넷 호스피탈'이라고 하지 않는다. 나도 지역의료에 오랫동안 몸담았지만, 어정쩡한 자세로는 버틸 수 없다. 지역에서 일하고 싶다면, 그 지역을 좋아해야 하고, 그곳에서 일하는 의의를 이해해야 한다. 동기가 확실하지 않으면 일할 수 없다.

간호사를 끌어들이는 병원은 '스태프를 소중하게 생각하고 배려심이 깊은 곳', '사회적 지위가 보장되고, 그 병원의 일원이 되는 것에 기쁨을 느낄 수 있는 병원'이 아닐까? 복리후생이 잘 갖춰지고 휴가를 쉽게 얻을 수 있으며, 보육시설이 정비되었다면 더욱 좋다. 물론 의료 관계자뿐만 아니라, 환자도 많이 모여든다면 좋은 병원이라는 증거다.

일본에서는 역시 가메다 종합병원을 꼽을 수 있다. 한 번 방문한 적이 있는데, 시설도 스태프도 콘셉트(구상)도 모두 대단해 보였다. 거기에 비하면 우리 병원은 상대가 안 된다. 하지만 언젠가 대등한

라이벌이 되기를 바라고 있다. 그렇게 되기 위해서는 다 함께 힘을 모아 좋은 병원으로 만들어가야 할 것이다. 그리고 여러분을 어엿한 의사로 길러내야 한다.

왠지 불타오르는걸.

선생님, 그렇게까지 불타오를 필요는 없는데요.

그럼, 가보자!

월급의사의 건강을 위해
병원이 지켜야 할 7가지 조건*

1. 의사를 위해서도, 환자를 위해서도 의사의 휴식이 중요하다고 생각한다.
2. 인사도 감사도 웃는 얼굴로 소리 내어 말한다.
3. 폭력이나 부당한 클레임을 예방하고 조직적으로 대응한다.
4. 의료 과실에 조직적으로 대응한다.
5. 의사가 진료에 전념할 수 있도록 배려한다.
6. 자녀 양육과 간호를 병행하면서 일할 수 있도록 지원한다.
7. 더욱 쾌적한 환경을 만들기 위해 고민한다.

---

* 출처: 일본 의사회 '월급의사의 건강 지원에 관한 프로젝트' 위원회

의사의 '마음' 교육이 부족한 대학 커리큘럼

민간병원에는 있고 대학병원에는 없는 게 뭘까? 우리가 할 수 있는 일의 차이점은?

증례 수의 차이일까요?

증례 수뿐만이 아니야.

대학병원의 우위성을 찾기란 어렵지 않다. 대학병원은 커리큘럼을 비교적 제대로 갖추고 있고, 논문을 지도해주는 사람도 있다. 하지만 나는 대학병원에도 부족한 점이 있다고 생각한다. 의사로서의 '마음가짐'이나 '태도'를 배우는 일이 그렇다. 그건 학문이 아니기 때문이다. 사실 의사의 마음가짐이나 태도를 커리큘럼에 포함하기도 어렵다.

대학에서는 '학문'으로서의 '의학'을 가르친다. 높은 수준의 의료를 가르치고 그걸 경험할 수 있도록 한다. 하지만 그 이상으로 '윤리관'이나 '의사로서의 바람직한 모습'을 가르치는 일도 무척 중요하다. 지금까지는 그걸 누군가에게 배우는 것이 아니었기 때문에 스스로 공부할 수밖에 없었다. 하지만 모든 의사가 자기 혼자 힘으로 표준적인 의사가 지녀야 할 자세를 몸에 익힐 수 있을까?

어렵씀다.

그런 말투 안 쓰면 안 되겠나? 뭐 어쩌겠냐만, 고치는 편이 좋다.

죄송합니다.

나는 '마음'을 전달하는 일도 훌륭한 '교육'이라고 생각한다. 그렇기에 더욱 이렇게 여러분을 가르치는 데 시간을 투자하고 있는 것이다. 내가 하는 이런 정서 교육과 지도를 누가 높게 평가해주는 것도 아니고, 보수를 더 주는 것도 아니다. 이건 어떤 의미에서 이타적인 행위이자 봉사다. 임상수련 병원으로서 해야 할 일이기는 하지만, 그런 지도를 행동으로 옮기는 사람은 어디까지나 '지도의사'라고 불리는 일개 '임상의'이다. 그래도 나는 여러분에게 내가 믿는 것을 전달해야 한다고 생각한다.

'일기일회'

의사와 환자의 만남도 일기일회다. '다른 의사에게 진찰받았다면 이런 진단은 받지 못했을 것이다', '다른 의사였다면 수술할 수 없었을 것이다', '그 의사에게 진료받아서 나을 수 있었다' 등등의 말이 환자에게서 나올 수 있다. 만약 다른 만남이었다면, 다른 결과가 나왔을지도 모른다는 말이다. 이런 일들은 종종 있다.

기왕 나와 만났으니 여러분은 좋은 의사로 성장해주기를 바란다. 그러므로 여러분의 문제는 여러분만의 문제가 아니라 나 자신의 문제이기도 하다. 애초에 '교육'이나 '지도'라는 것은 일차함수적인 성장 과정을 밑에서부터 지지하는 것이 아니라, 그걸 이차함수나 지수함수로 발전시켜 나가는 것이다. 우리 지도의사의 역할은 그 발전 동기를 제공해주는 것^{initiator, promotor}이라고 생각한다.

대학병원은 대학병원만의 좋은 점이 있고, 민간병원도 민간병원만의 개성이 있다. 따라서 수련의는 장단점을 비교하여 임상수련 병원을 고르면 된다.

판에 박힌 진료에 빠진 의사들

최근 수련의 교육을 맡으면서 드는 생각이 있다.

어떤 생각인가요?

아무래도 여러분은 '교육을 받는 입장'이라는 수동적인 자세에 익숙해진 듯하다. 자기 노력으로 열심히 해야겠다는 동기부여나 헝그리 정신이 많지 않은 것 같다.

자네는 자신을 어떻게 생각하나?

글쎄요.

예의 바르고 대답도 잘하지만, 떠먹여 주는 데 익숙해져서 언뜻 보기에만 우등생 같은 수련의가 많다는 느낌이 드는 건 나뿐일까? 어떤 의미에서 여러분은 몰개성적이고 판에 박힌 듯한 모습을 하는 것 같다. 내가 수련의였을 때는 지금보다는 헝그리 정신이 많았다.

여러분이 몇 년 후에 진료받으러 온 환자에게 이렇게 말한다면 어떨까?

"환자분의 상태는 가이드라인에 들어맞으므로 5년 후 합병증 발병률은 75%입니다. 이를 예방하는 치료법이 세 가지 있고 그중 이 치료법이 환자분에게 가장 타당할 것 같습니다. 다른 선택지도 있습니다만, 어떤 게 괜찮으시겠습니까?"

이런 식으로 진찰하는 의사는 인간미가 너무 없지? 의료는 컴퓨터처럼 환자의 증상을 입력하면 저절로 약이 튀어나오는 시스템이 아니다.

물론 기본적인 증상에 대해서는 누가 진찰해도 같은 치료를 해야겠지만, 환자와의 대화까지 자로 잰 듯하면 안 될 것이다. 또한 개성도 잘 키워나갔으면 좋겠다. 자기가 가진 매력을 살려서 멋진 의사로서 성장해나갔으면 한다. 그저 기본만 하면 된다고 생각하면 안 된다.

가이드라인이란 원래 거의 모든 환자에게 들어맞는 표준 치료를 상정한 것이다. 바꿔 말하면, 가이드라인에 들어맞지 않는 환자가 있다는 사실도 잊지 말아야 한다. 가이드라인에 의존하지 않고 개별적인 치료를 해야 하는 증례도 있다.

지식이나 근거에만 연연해서 가이드라인을 절대 법칙처럼 생각하는 의사는 되지 말아주었으면 한다. 눈앞에 괴로워하는 환자가 있다면, 함께 무엇을 할 수 있을지 고민하는 의사가 되기를 바란다.

예를 들어, 내게 진료받으러 오는 환자는 췌장암, 담관암인 경우가 많다. 2차 소견을 받으러 왔다가 그대로 우리 병원에 눌러앉는 환자가 대부분이다. 그중에는 치료법이 없다는 선고를 들은, '암 난민'으로 불리는 환자도 있고, 대학병원에서 치료할 수 없다고 해서 마지막 희망을 품고 날 찾아온 환자도 있다.

나는 그런 환자에게 병마와 싸울 의지만 있다면, 최선의 지지 치료BSC 이외의 치료 옵션도 소개한다.

항암제인 제무잘(GEM: gemcitabin)과 TS-1의 병용. 여기에 방사선 치료와 온열요법의 병행 치료도 소개하고 있다. 덧붙여 원하는 환자에게는 보험 적용은 안 되지만 면역요법도 소개한다. 더욱이 관심이 있는 사람, 경제적으로 여유가 있는 환자에게는 양자선 치료도 소개한다.

가이드라인에는 항암제를 하나만 선택하게 되어있지만, 이는 꽤 오래된 데이터를 바탕으로 하는 지침이다. 게다가 그 시절 그런 항암제는 다른 약품에 비해 효과가 좋다는 평가를 받았을 뿐이다.

하지만 실제로 수많은 환자를 치료하다 보면, 항암제 하나만으로는 종양을 억제하지 못한다는 사실을 알 수 있다. 이는 여러 의사가 경험한 일이다. 가이드라인에는 항암제를 섞어서 사용하라는 내용은 없지만, 많은 시설에서 섞어서 쓰는 방식을 시행하고 있다.

왜 그럴까? 그런 의사들은 치료될 수 있다는 가능성을 믿고, 기존의 치료법만으로 타협하고 싶지 않기 때문이다. 췌장암은 어차피 치료할 수 없으니까 포기해야겠다는 생각은 하지 않는다. 만약 자기 부모가 췌장암에 걸렸다면, 가이드라인만을 따라 치료를 선택하겠는가? 나 역시 다양한 가능성을 따져보고 그중 몇 가지를 선택할 것이다.

대학병원에서는 가이드라인에 따라 치료법을 제시하는 경우가 많으므로 환자들은 다른 치료법이 없을까, 하고 나를 찾아온다. 따라서 우리는 가이드라인에 속박되지 말고 다양한 치료 가능성을 추구해야 한다.

이건 나만의 생각이 아니다. 우리 병원의 양자선 치료와 방사선 치료를 담당하는 후와 노브카즈 선생님을 필두로, 방사선과의 모든 의사들 생각도 이와 같다. 온열치료와 면역치료를 하는 데루누마

히로시 선생님도 같은 생각이다.

실제로 축적된 경험 증례에서 지금까지 보고되지 않은 좋은 성과가 보고되고 있고, 학회 논문으로도 발표되고 있다. 우리 병원에는 이처럼 '치료를 포기하지 않는 의사'가 많다. 그러므로 우리 병원의 종합 치료 능력은 가이드라인에 의한 성과를 능가할 것이다. 그러기를 바란다.

환자가 우리 병원에 온 이상, 다른 병원에서는 불가능했던 치료를 제공하고 병을 낫게 해주고 싶다. 그와 마찬가지로, 여러분은 우리 병원에서 수련하게 된 이상 '동급생 중에 누구에게도 지지 않는 의사가 되겠다'라는 마음가짐으로 수련에 임했으면 한다.

편하게 일하는 건 나중에라도 가능하다. 마흔, 쉰이 넘었을 때부터 말이다. 하지만 서른을 넘겨 그때 열심히 하려고 해봐야 무리만 될 뿐이다.

우리 때는 임상수련제도 같은 것은 없었다. 의사의 상하관계는 수련의와 지도의사 사이가 아니라, 후배와 선배 사이였다. 무서운 선배도 있었지만 나는 선배들에게 귀찮게 굴면서 가르쳐달라며 따라다녔다. 가르침을 받는 대신 잡다한 일은 모두 내가 했다.

그중에는 가르쳐달라고 해도 "싫어"라든가 "배우고 싶으면 훔쳐!"라며 딱 잘라 거절한 선배도 있었다. 그게 당시의 교육 방식이었는지도 모르겠다.

지금은 수련제도가 생겨서 어설픈 실력의 '지도의사'가 늘어났다. 또한, 일일이 가르쳐주는 지도의사와 그 친절한 가르침에 만족하는 수련의도 많아진 것 같다.

사실은 티칭보다는 코칭이 이상적이지만, 가르치는 데 시간이 오래 걸리기 때문에 지도의사 입장에서는 코칭이 별로 내키지 않는다. 그러나 티칭만으로는 수련의가 지식을 얼마만큼 습득했는지 알 수 없다.

바쁜 일과에 지쳐서 느지막이 귀가하면 교과서를 펼칠 기력도 없다. 맥주를 마시고 목욕을 한 후에는 쓰러져 잔다. 이른 아침에 일어나야 하니 콘퍼런스에서는 졸음이 쏟아진다. 수련이라고 해봐야 남들 뒤꽁무니를 졸졸 쫓아다니는 '금붕어 똥'처럼 될 뿐이다.

개인적인 공부 시간은 하루 중 대체 얼마인가? 경험만으로 질 높은 수련이 가능하다고 생각하는가? 삼십 분, 한 시간이라도 좋으니 꾸준히 공부하는 습관을 지녔으면 좋겠다. 그렇게 몇 년이 지나면 습관이 될 것이고, 그렇게 공부하여 많이 배웠다는 사실을 실감하게 될 것이다.

중요한 것은 순간적인 이해로 그치는 게 아니라, 지식을 피와 살에 꾸준히 흡수시키는 일이다. 물론 단번에 지식을 이해하고 빨아들이거나 기술을 체득할 수는 없다. 반복적으로 공부해야 한다.

어떤가?

헉!

수련의 여러분, 헝그리 정신으로 수련에 임하기를!

좋은 의사입니까?

3시간 대기, 3분 진료

오늘도 환자가 많아서 힘들었다.

수고하셨습니다.

하지만 3분 진료는 하지 않았다는 건 알겠지?

네.

우리가 수련의였던 시절에도 3분 진료라는 말이 있었다. '일단 3분은 이야기를 들을 것'이라고 배웠다. 실천하기 쉽지 않았지만 말이다.

외래 진료에서는 환자가 내 진찰을 받으려고 기다려준 것에 보답한다는 마음으로 진찰에 임한다. 진료기록 카드에서 과거 병력을 검색하고, 최종 검사는 언제 했는지 확인한다. 채혈, 위내시경 검사, 복부 초음파 검사, 대장내시경 검사, 복부 CT 검사 등을 각각 확인하는 것이다.

가끔은 관련 진료과에 진료를 의뢰할 때도 있다. 예를 들어, 당뇨병 환자의 망막증 유무를 확인하기 위해 안과에 검사를 의뢰하거나, 순환기내과에서 진료받도록 하는 등 적절한 진료를 받을 수 있도록 신경 쓰고 있다.

내가 만약 병에 걸렸다면 의사가 천천히 내 이야기를 들어주고 꼼꼼하게 진찰해주면 좋겠다는 생각이 당연히 들겠지. 자기가 받고 싶은 진료를 환자에게 해주는 것이 의사의 양심 아닐까?

혹시 '바쁘다'는 글자의 원래 의미를 알고 있나?

그야, 대충.

한자로 마음 심心 변에 잊을 망亡 자를 붙인다. 즉 마음을 잊어버렸다고 쓴다. 바빠지면 자기가 의료에 종사하고 있다는 마음을 잊어버리게 된다는 의미다.

바쁘더라도 절대 대충 해서는 안 된다. 환자를 볼 때는 한 사람 한 사람 진심으로 대하고, 정성을 다해 이야기를 들어주는 것이 중요하다. 그런 마음은 좋든 싫든 환자에게 전달되는 법이다.

오후까지 기다리다 보면 환자는 지친다. 우리도 지치는 시간이지만 말이다. 그래도 우리가 정성스럽게 진료를 보면 환자는 만족해서 감사의 인사를 하며 돌아간다.

불교에서는 '고맙다'라는 말이 '있기 어렵다'*라는 말에서 유래한다고 가르친다. 바꿔 말하면, "It is impossible. It is miracle." 즉 '있을 수 없는 일'에 부처님이 자비를 베풀어주었다는 뜻이다. 그 자비에 대해 '있기 어렵다', 즉 '고맙다'라고 인사하는 것이다. 그렇게 감사의 마음을 담으면 사고방식도 행동도 바뀐다.

다양한 병원에서 일하다 보면, 다양한 의사와 만나게 된다. 물론 실력이 뛰어난 의사도 많다. 때로는, 일은 어느 정도 하지만 같이 일하고 싶지 않은 의사도 있다. 특히 외래 진료를 하다 보면 아주 잘 알게 된다. 대충 시간만 때우며 진료하는지 아닌지.

나는 진찰을 빨리하는 편이라서 환자를 많이 보게 된다. 간호사가 "선생님은 진찰을 빨리하시니까 이 환자분도 부탁할게요"라며

---

* 일본어로 '고맙다(有難う)'를 한자 그대로 해석하면 '있기 어렵다'라는 의미다. -역주

좋은 의사입니까?

진료기록 카드를 가져오다 보면 어느새 진료 카드가 잔뜩 쌓인다. 그걸 이용하는 의사도 있다. 천천히 진찰해도 그 많은 진료기록 카드를 누군가 가져가서 처리해주겠지 하고 일부러 뺀질거리는 것이다. 결국 주변 사람들이 그 사실을 다 알아채서 신뢰를 잃게 되기는 하지만 말이다. 나는 대충한다는 게 불가능한 사람이라서, 그런 의사와는 체질적으로 맞지 않는다.

그래서 난 택시를 싫어한다.

어째서요?

택시 기사는 조금이라도 요금을 많이 받고 싶어서, 다음 신호에서 멈출 것을 계산하고 액셀을 살짝 밟으려고 하거든. 요령을 피우는 거지. 그렇다고 속도위반을 해주길 바라는 건 아니지만, 평범하게 밟으면 넘길 수 있는 신호인데 액셀에서 발을 떼고 노란 신호에 맞춰 멈출 때는 나도 모르게 혀를 차게 된단 말이지.

나는 서둘러야 할 때 택시를 이용한다. 하지만 운전기사는 매상을 늘리는 게 목적. 내 희망과 운전기사의 사심이 충돌하는 것이다. 그래서 나는 택시를 탈 때 속이 터지는 걸 방지하기 위해서 꼭 바쁘다고 말한 후에 행선지를 말한다. 그런 압박을 가하면 적어도 '상식적인 속도'로 달리니까 말이다.

선생님, 그 논리는 조금 억지 같은데요.

그런가?

적어도 우리 병원에는 대충하는 의사가 없다. 그런 의사는 발붙일 수 없기 때문에 금방 그만두고 마는지도 모르지만.

일본 의료는 기다리는 건 3시간, 진료는 3분이라는 말을 듣는다. 그러나 3분 진료는 어디까지나 재진 환자일 경우에 해당한다. 상태가 안정적이고, 혈액검사 결과를 기다리거나 평소와 같은 처방을 하면 되는 환자는 3분 진료가 가능하다. 오히려 나는 그런 환자들이 오래 기다리지 않도록 진료하고 있다.

초진 환자는 문진부터 진찰, 검사를 하고 그 결과에 관해 설명해야 한다. 그러면 진찰만 삼십 분 걸리고, 결과가 나올 때까지 한두 시간은 족히 기다려야 한다.

방금 내가 대충 진료를 본다고 말한 의사들은 재진 환자의 진료에도 필요 이상으로 시간을 들인다. 그러니까 초진 환자는 볼 수가 없게 되는 것이다. 그들은 변명도 아주 잘한다. 그런 의사한테 진료받고 싶지는 않겠지? 그런 의사 밑에서 배우고 싶지도 않고 말이야.

수련의에게는 지도의사를 꿰뚫어 볼 줄 아는 능력도 필요하다.

여의사와 의사 부족의 상관관계

한 강연회에 참석했는데, 어떤 여성 의사가 '여의사와 의사 부족'에 관한 데이터를 발표했다.

2010년 일본 후생노동성의 「의사 · 치과의사 · 약사 조사」에 의하면, 전체 의사 중 여의사의 비율은 20%에 조금 못 미치며, 그중 29세 이하의 여의사가 35.8%, 한창 일할 때인 40세 이하에서는 전체 의사의 30%가 여성이었다. 여의사가 증가한 것과 의사 부족이 관련 있다고 생각하나?

선생님 그건 성차별 발언입니다.

하지만 이건 여의사가 직접 여의사에 관해 조사한 결과이지, 내가 말한 게 아니야.

관련이 있을까? 결론은 '있다'였다.

왜냐하면 여의사는 임신, 출산, 육아를 위해 공백기를 가지거나 시간적 제약에 부딪히는 핸디캡이 있기 때문이다. 그것도 그것이지만, 출산 후에 직장으로 돌아가지 않는 여의사가 10% 이상이라고 한다.

『닛케이 메디컬』 2010년 1월호* 특집 설문조사에서도 '여성 의사의 증가가 의료 붕괴의 한 요인이라고 생각하는가?'라는 질문에 남성 의사의 45.6%, 여성 의사의 33.5%가 '그렇다'라고 대답했다.

일본 순환기 학회의 설문조사**에서도 성 차이에서 비롯된 문제가 제기되고 있다. '의사로서 남녀에 따라 유리한 점과 불리한 점이 있다'라고 느끼는 여성 의사는 72%라는 높은 비율을 보였다. 또한 여성 의사 70%는 '순환기 의사를 지속하는 데 어려움이 있다'라고 응답했다.

고등학교를 졸업하고 30년 만에 동창회에 참석했을 때 나도 같은 고민을 했다. 내가 다니던 고등학교는 진학을 주목적으로 하는

---

* 특집 「여자 의사는 의료를 구할 수 있을까?(女医は医療を救えるか?)」, 『닛케이 메디컬(日経メディカル)』 2010년 1월호(日経BP)
** 제76회 일본 순환기 학회(JCS 2012).

학교였는데, 동급생 중 의학부에 진학한 학생이 오십 명 이상이었다. 그날 만난 한 친구는 언제나 전교 10위 안에 들 정도로 성적이 우수했다. 그녀는 홋카이도 대학교 의학부에 합격해서 의사가 되었지만, 지금은 주부가 되어 행복하게 살고 있다고 한다.

개인적으로는 좋은 일이나, 우수한 의사를 한 명 잃었다는 점에서 정말 안타까운 일이다. 육아가 어느 정도 안정되면, 꼭 직장에 복귀해달라고 하자 그건 생각해보겠다고 한다.

물론 육아가 일단락되면 직장에 복귀하는 여성 의사도 있다. 아이를 안심하고 맡길 수 있는 24시간 체제의 보육소가 설치된 병원도 늘고 있다. 하지만 일하기 쉬운 환경이 마련되어도 본인이 일하고 싶지 않다고 하면 어쩔 수 없다.

기본적으로 의사들은 당직 다음 날에도 평소와 다름없이 업무를 수행해야 하고, 36시간 연속 근무는 당연시된다. 확실히 여성에게는 체력적으로 쉽지 않은 일이다. 외과라면 더욱 그렇다. 최근 외과를 선택하는 의사가 줄어드는 것도 상대적으로 여성 의사가 늘어난 영향이라는 말이 있다.

실제로 우리 병원에도 외과에 지망하던 여성 수련의가 최종적으로는 소아과를 선택한 일이 있었다. 그게 나쁘다는 말을 하려는 게 아니다. 다만, 산부인과나 소아과, 심료내과* 등에서만 여성 의사가 안심하고 진료할 수 있다는 말이 있다.

진료과를 선택하는 것 자체가 문제는 아니다. 또한 외과는 남성

---

* 심리적 작용으로 내과 질환을 취급하는 것을 전문으로 하는 진료과. -역주

좋은 의사입니까?

에게도 힘든 분야인 만큼 여성 의사가 선택하기를 바라는 건 현실적이지 않다.

현재 일본의 대다수 의대에서 합격자의 약 반수가 여자라고 한다. 2013년 일본 의사 국가고시 합격자의 3분의 1은 여성이었다. 어쩌면 여학생이 더 우수하고 성실할지도 모르겠다. 성적만 보면 여학생이 반수를 넘기 때문에 최근 면접에서는 남학생을 우대하여 남녀 비율을 조절하는 대학교도 있다고 한다.

그렇다면 어떻게 하면 좋을까?

여의사가 일하기 쉽게 당직을 빼주거나, 아니면 당직 다음 날 귀가하게 하면 해결될까? 여의사에게는 입원 환자를 빼고 외래 진료만 보게 할 필요가 있다고 주장하는 사람도 있다.

하지만 여성 의사가 일하기 쉬운 환경을 정비하기만 하면 해결되는 문제가 아니다. 다른 의사에게 남은 일이 돌아가기 때문이다.

이 문제를 해결하기 위해서는 당연히 의사 수를 늘려야 한다. 그러나 여성 의사를 늘리면 달라질 게 없다. 남성 의사 수를 늘리지 않으면 근본적인 개선은 이루어지지 않을 것이다.

자네도 언젠가 결혼해서 아이를 낳는 날이 오겠지.

지금의 가치관과 초심을 잃지 않으려고 해도 가치관이라는 것은 시기, 경험, 상황에 따라 끊임없이 변하는 법이다. 인생이 흘러가는 대로 몸을 맡기는 것도 하나의 선택지다. 답이 늘 준비되어있는 것은 아니다. 스스로 답을 낼 수도 있고 특정 가치관을 따르는 것도 좋다.

사명감에 묶일 필요는 없다. 자기를 희생하면서까지 의료에 최선을 다할 필요도 없다. 의사 부족 문제는 자네 한 사람이 해결할 수 있는 일이 아니기 때문이다.

의료는 삶과 공존해야 한다. 따라서 출산이나 양육 후에도 자네 마음속에 의료에 대한 열정이 살아있다면 언젠가 다시 이곳으로 돌아오면 된다.

선생님, 무슨 말씀이세요. 전 아직 결혼도 하지 않았어요.

그래도 여성은 결혼, 임신, 출산이 가능한 시기가 한정되어있다. 초조해 할 필요는 없지만, 결혼 시기를 고려한다면, 배우자를 빨리 만날수록 좋겠지.

괜찮습니다. 그런 얘기는 부모님에게 많이 들었거든요.

그랬군. 내가 쓸데없는 참견을 했나 보군.

강연회에서 절대 졸지 않는 법

의학 교육에서 가르쳐야 할 것은 많지만, 지금부터 하는 이야기도 꼭 배워야 할 내용이라고 생각한다. 의학의 '총론'이라고 해도 좋을 것이다. 개별 진료의 연장선에서는 생각할 수 없는 내용이다. 사실은 이런 내용도 커리큘럼에 들어가야 한다고 생각한다. 그럼, '내 멋대로 교육 강좌'를 시작하겠다.

오늘 강연 내용은 어땠나? 공부가 되었나?

네, 뭐.

그게 뭔가! 영혼 없는 대답이군. 사실대로 말해도 괜찮다. 후반은 졸렸지? 뒤를 보니 꾸벅꾸벅 졸고 있는 게 보였다.

죄송합니다.

좋은 걸 가르쳐주지!

'강연회에서 절대 졸지 않는 방법'이 뭔지 알고 있나?

…아니요.

꼭 마지막에 질문하겠노라 결심하고 강의를 듣는 것이다. 그렇게 다짐하면 내가 무엇을 알고, 무엇을 모르는지 생각하며 들을 수 있다. 무슨 질문을 해야 하는지도 알게 된다. 처음에는 수많은 청중 앞에서 질문하는 것이 긴장될 수 있다. 하지만 실제 의료계에 종사하는 것 자체가 긴장의 연속이다. 그런 긴장감에 익숙해지지 못하면 의료계에서 살아남지 못할 것이다.

처음에는 질문하는 방식을 잘 모를 수 있으니까, 공부가 부족하니 가르쳐달라는 자세로 질문한다. 몇 번 질문하면서 익숙해지면 다른 청강생은 무엇을 묻고 싶을까 고민하게 된다. 다른 사람의 대변자가 되어 대표로 질문하게 된다. 그러면서 사명감도 생긴다. 희한하게도 말이다.

그리고 또 한 가지! 앉을 자리를 고를 때는 오늘처럼 뒤쪽이 아니라 앞쪽에 앉아서 강연을 들을 것! 내 지정 좌석은 앞에서 네 번째 줄의 왼쪽 통로 자리다. 앞쪽에 앉으면 마이크를 통한 목소리가 아니라, 강연자의 생생한 목소리를 가까이에서 들을 수 있어서 현장감이 올라간다.

만약 콘서트에 간다면 맨 앞에서 듣고 싶겠지? 되도록 가장 가까운 곳에서 가수 얼굴을 보고 싶겠지? 공연하는 사람을 손바닥에 올릴 수 있기라도 할 것처럼 작게 보이는 뒤쪽에 앉으면 현장감은 별로 느끼지 못하지 않겠나. 결국 라디오를 듣는 것과 다를 바가 없다. 졸린 것도 당연하다.

그러니까 앞에 앉아 보기를 바란다. 시야 안으로 강연자의 모습과 제목이 적힌 현수막이 묵직한 존재감으로 다가올 것이다. 그때 기분 좋은 긴장감이 생기면서 신기하게도 졸음이 달아난다. 그렇게 했는데도 졸리면, 그건 강연 내용이 시원찮아서일 것이다.

만사를 수동적이 아니라, 능동적으로 생각하는 것이 중요하다. 시간의 흐름에 떠밀리지 말고, 시간을 잘 활용해서 앞서 나가는 자세를 지닐 것! 시간은 모두에게 평등한 법이다. 그런 시간을 얼마나 효율적으로 소중히 쓰는가, 얼마나 밀도 있게 쓰는가에 따라 그 사람의 가치가 바뀌는 것이 아닐까?

모처럼 공부할 수 있는 자리에서 잠들어버린다면 좋은 의사가 될 수 없다. 다음에는 꼭 일어나서 가장 먼저 질문하도록! 알겠나?

네!

기운은 넘치는군. 그 대답 잊지 않겠다!

잊으셔도 됩니다.

컥!

학회의 비디오 워크숍에 내 강연 주제가 통과되었다.

축하합니다! …그런데, 그게 대단한 일인가요?

학회에서는 포스터 발표의 경우 응모하기만 하면 무조건 통과되지만, 심포지엄이나 패널 토론, 비디오 워크숍 등은 응모한 주제 중에 골라서 통과시키기 때문에 나름 장벽이 높다.

사실 이번에는 솔직히 포기하고 있었다. 요즘 일이 조금 바빴거든. 점심도 먹지 못하고, 쉬는 시간도 없이 주 90에서 100시간 동안 꼼짝없이 병원에 묶여있었다. 근무 시간에 학회를 준비할 수는 없는 노릇이니 결국 일이 끝난 뒤 집에 돌아가, 혹은 주말을 활용해 데이터를 모았다.

업무가 끝났다고는 해도 밤 9시, 10시에 집에 도착해서 밥 먹고, 씻고 나면 녹초가 된다. 가끔은 씻을 기력조차 없을 때가 있다. 그때부터 자료를 찾으려면 보통 노력으로는 힘들다. 이번에 준비한 강연 주제는 환자 천오백 명 정도의 자료를 모아야 하는 것이기 때문에 한 번은 마감을 지키지 못해서 제출을 포기했다.

그런데 다행히 마감이 연장되었다. 학회에서는 자주 있는 일이지만. 그래서 다시 한 번 자료를 모았다. 어떻게든 완성할 수 있겠다고 생각했는데, 역시 마감 기한까지 아슬아슬했다. 마감 당일 새벽세 시까지 병원에 남아서 열심히 자료를 모았지만, 그래도 앞으로백 명의 자료를 진료 기록과 대조해야 하는 상태였다.

다음 날 근무에 영향을 미치기 때문에 밤을 새울 수는 없어서 포기하고 집에 돌아가 잠을 잤는데, 눈을 뜨니까 오전 다섯 시였다.

신이 내 마음의 알람을 울려주었다고 믿었다. '어서 일어나 자료를 모아라'라고. 병원에 출근해 자료를 정리한 뒤 마감 한 시간 전에 겨우 초록을 완성해서 제출했다. 그 논문이 이번에 통과된 것이다. 그렇게까지 노력한 결과라서 솔직히 기뻤다. 신이 내 등을 밀어준 기분이 들었다.

이번 강연 주제의 내용을 많은 사람에게 알려주고 싶었던 만큼 감개무량했다. 게다가 내 내연기관은 아직 녹슬지 않은 것 같아서 마음이 놓였다.

경험과 통계 사이의 균형

EBM(evidence-based medicine: 근거 중심 의학)이라는 말은 들어본 적이 있을 테지?

네! 영어 논문을 읽으라는 말이죠?

음, 일리가 있는 말인지도 모르겠군. 임상적인 선택에서 헷갈리는 문제를 만났을 때, 경험에만 의존하지 말고 질 높은 RCT(randomized controlled trail: 무작위 비교 시험)를 통해 의사결정을 하자는 말이다. 하지만 그게 전부가 아니라는 사실도, 그다음이 있다는 사실도 알아두어야 한다.

EBM은 다음 다섯 단계를 거친다.

1. 의문의 정식화: 임상적인 의문을 갖는다.
2. 정보 수집: 교과서나 논문을 찾아본다.
3. 정보의 비판적 수용: 논문을 비판적으로 읽고 정보의 타당성을 검토한다.
4. 환자에게 정보 적용: 수집한 정보를 대상 환자에게 맞춰 진료에 활용한다.
5. 1~4의 피드백: 결과를 검토하고, 상기 내용을 재평가한다.

무엇보다 중요한 점은 논문을 읽는 행위가 아니라 임상적으로 타당한지를 따지는 것이다. 모든 의료 행위가 객관성을 지니고 있지는 않다. 틀에 박힌 이론으로 판단할 수 없는 것도 있다. 같은 병이라도 사람마다 병세는 다르다. 합병증 여부부터 경제적 사정까지 고려해야 한다. EBM은 꼭 필요한 전략이기는 하지만, 거기에 휘둘리거나 사로잡혀서는 안 된다.

뛰어난 임상 판단에 필요한 네 가지 기본 요소는
지성, 지식, 경험, 결과에 대한 지속적·비판적 분석!

EBM은 치료의 선택과 객관성 면에서 분명 중요하지만, 환자가 한 명만 있을 때는 그다지 도움이 되지 못한다. 그래서 요즘은 환자와 대화하는 과정에서 병을 하나의 이야기로 인식하고, 그 이야기를 흡수하고 해석함으로써 환자가 자연스레 마음을 열고 결국 행동하게 되는 '이야기 능력'을 활용한 의료가 중요해지고 있다. 그것이 바로 이야기 치료narrative medicine다.

환자가 말하는 '증세', '경과', '원인'을 듣고 '증세에 대해 어떻게 생각하는가'를 이야기하면서 환자가 안고 있는 문제를 전인적으로 파악한다. 몸의 상태뿐만 아니라 정신이나 심리 상태, 사회적인 위치 등을 고려하여 치료 방법을 고민해나간다. 환자와 의료 종사자가 대화를 통해 좋은 관계를 만들고, 쌍방이 만족할 수 있는 치료를 하는 것이 이야기 치료의 목적이다.

FISH! 철학, 즐겁게, 활기차게

이 자료를 정리해서 다음 학회 때 발표해주겠나?

…네, 알겠습니다.

싫은가?

네? 아니요. 그런 건 아닙니다.

얼굴에 싫다고 쓰였는데? 지우개로 지워줄까?

죄송합니다. …들켰나요?

싫으면 하지 않아도 좋다. 어른이라면 확실히 의사 표현을 할 줄도 알아야 하니까. 하지만 자네에게 발표를 부탁하는 건 내가 편하자고 하는 게 아니야. 이런 자료를 정리하고 나면 언젠가 반드시 자네에게 도움이 되리라 생각했기 때문이다.

의사의 임무는 환자를 진찰하는 것만이 다가 아니다. 의사가 알아야 할 내용을 학회에서 발표하거나 논문으로 작성하는 일 역시 우리의 중요한 사명이다. 지금 이렇게 자료 정리나 발표 방법에 대해 배워두면 반드시 자네에게 도움이 될 것이다.

어쩔 수 없이 억지로 하는 게 좋을까? 아니면 자신을 고무시키는 일이라고 생각해서 능동적으로 하는 게 좋을까?

그야 능동적으로 하는 게 좋죠.

그렇지?

이왕 해야 할 일이라면, 즐겁게 하는 게 좋다. 그러니까 자네가 고민해야 할 것은 그 일을 하느냐 마느냐뿐이다. 하기로 정했다면 즐기면서 열심히 하면 된다. 이런 일을 맡게 된 것을 감사히 여기면서 말이다.

나는 자네에게 이 일은 분명 의학 발전에 도움이 될 것이라는 말로 자네의 의지를 불태우고 있지만, 그 말을 믿고, 안 믿고는 자네에게 달렸다. 어쩌면 내가 틀렸을지도 모르니까 말이지.

어떤 일은 성질 자체가 변하지 않음에도, 사람의 생각이나 받아들이는 방식에 따라 다르게 보이는 법이다. 그러므로 부정적으로 생각하기보다는 긍정적으로 생각하는 편이 좋지 않을까? 눈앞에서 벌어진 일을 피해 가도 좋고, 극복해도 좋다. 하지만 만약 극복한다면, 지금까지 불가능했던 일을 가능하게 만들 수 있다.

눈앞에 큰 산이 있다고 하자. 아무래도 오르지 못할 것 같다는 생각이 들지만, 다 올라간 후에 뒤를 돌아보면 저 아래 기슭에 서 있는, 멀어져서 작아진 내 모습이 보일지도 모른다. 그 정도로 극단적이지는 않아도, 적어도 한 계단은 올라 설 수 있다.

계단을 오를까, 언덕을 오를까, 아니면 평지를 걸을까? 답은 각자의 인생에 대해 생각하기 나름이다. 바꿔 말하면, 서른이나 마흔 즈음에 예전의 모습에서 별로 변하지 않은 자신을 발견했을 때 스스로 만족할 수 있겠느냐는 문제다.

그럼 자네는 이 자료를 받아서 정리할 텐가?

네, 하겠습니다.

이런 일들은 언제 어디서든 일어날 수 있다.

'FISH! 철학'이라고 알고 있나? 어쩐 일인지 요즘 간호의 세계에서 이 개념이 활용되고 있는 모양이다. 원래는 시애틀의 어시장에서 일하는 사람들이 즐겁게 일하는 덕분에 그곳에 쇼핑하러 온 사람도 덩달아 활기를 얻는다는 이야기에서 힌트를 얻은 개념이다. 즉, 누가 시켜서 일하는 게 아니라 스스로 즐겁게 일하면 좋은 결과를 얻는다는, 적극성의 중요성을 말하고 있다. 요약하면 이렇다.

1. 일을 즐긴다: 여유로운 마음으로 즐겁게 일하자.
2. 타인을 기쁘게 한다: 타인의 만족을 얻기 위해서는 우선 타인을 기쁘게 하자.
3. 주의를 기울인다: 지금 눈앞에 있는 일에 마음을 집중하자.

4. 태도를 고른다: 힘든 일도 스스로 결정하여 보람을
   얻자.

당연한 이야기지만, 어시장이나 간호 업무만이 아니라 의사의 업
무에도 적용할 수 있다!
네! 맞습니다.

MR과의 파트너십

의사의 일은 환자를 만나는 것이 전부가 아니다. 병원 내의 간호사,
의료기사 등의 의료 관계자와 사무직원과도 연계할 필요가 있다.
그 밖에도 의사는 MR에게서 약의 부작용에 대해 보고받고, 반대로
MR에게 새로운 정보를 알리기도 해야 한다.

때로는 내시경이나 방사선 기계 회사 등과 기계 구매에 관해 합
의도 해야 한다. 따라서 그들과 좋은 관계를 유지해야 한다. 의사가
다른 직종과 접점을 찾는 일은 그리 쉬운 일이 아니다.

MR이 뭔지 알고 있나?

네, 항상 진료실 밖에서 기다리는 분들이죠.

MR(medical representative: 제약회사 전문가)은 주로 약의 적정한
사용 정보를 의사에게 제공하거나 반대로 의사에게서 정보를 수집
하는 일을 한다. 의사와 만나기 위해 언제 끝날지도 모르는 외래 병

동에서 최대한 눈에 띄지 않도록 환자 뒤에 앉아 계속 기다린다. 물론 졸아서는 안 되겠지. 독서도 안 된다. 오로지 의사의 일이 끝나기만을 기다릴 뿐이다. 그런 다음 정보를 제공한다.

의사에 따라서 다르지만, MR과 이야기를 나누는 시간은 3분에서 5분 정도. 그래서 나는 외래 진료를 볼 때 MR과 절대 만나지 않는다. 내 진료가 끝나려면 서너 시쯤 된다. 그들은 성실하고 예의 바르게 기다리고 있다. 의사와 만나려고 점심 전부터 계속 기다리는 것이다. 나는 그렇게 기다리는 시간이 아까워서 다른 일에 시간을 쓰라고 이야기한다.

게다가 내가 피곤한 상태에서 만나봐야, MR 입장에서도 좋을 게 없다. 나도 휴식을 취하고 기분을 전환한 뒤에, 다른 장소에서 따로 만나는 편이 시간도 아끼고 좋다. 서로에게 그러는 편이 좋겠지?

MR에게서 얻은 약품 정보나 부작용 정보는 진료할 때 도움이 된다. 그렇다면 그들도 의료팀의 일원이라고 생각해도 되지 않을까? 환자를 낫게 하고 싶은 마음은 그들도 우리와 마찬가지다. 서로 아이디어를 주고받으면서 배울 필요가 있다. 물론 그들에게 부족한 부분이 있다면 가르쳐주면 된다.

나는 수련의를 가르치듯 그들 또한 가르치고 있다고 생각한다. 그래서 어쩌면 수련의뿐만 아니라, MR에게도 조금 강경하게 보일지 모르겠다.

그럼 어떤 MR이 좋으세요?

좋은 질문이다. 바로 분위기 파악을 잘하는 MR이다.

의사가 바빠 보이면, 인사만 하고 "다음에 시간 괜찮으실 때 만나 뵙겠습니다"라고 말하며 조심스럽게 소통을 시도한다든가, 꼭 전해야 할 중요한 용건, 예를 들어 최신 약품의 부작용 정보가 있다면 나를 붙잡아서라도 반드시 전달하는 MR. 이렇게 눈치 빠른 MR이 최고의 프로다. 지금까지 만난 MR 중에서 내가 신뢰할 만한 사람은 별로 없었지만 말이다.

사실 나는 개인 홈페이지에 기억에 남는 MR을 '지금 당장이라도 만나고 싶은 MR'이라는 제목으로 소개하고 있다. 그중에는 이미 은퇴한 분도 있다.

반대로 신뢰할 수 없는 MR은 자기밖에 모르는 사람이다. 예를 들어, 이번 달 회사 결산이라서 약을 많이 팔아달라는 MR과는 두 번 다시 말을 섞지 않는다. 나는 그들의 회사를 위해 약을 쓰는 게 아니다. 환자를 치료하기 위해서 약품을 선택한다. 약은 상품이 아니라, 환자를 살리기 위한 수단이라는 생각을 공유할 수 있어야 좋은 MR이다.

의료 행위 안에서 약이 차지하는 몫은 매우 크다. 따라서 MR은 이런 사실을 숙지한 후에 병원이나 의사와 좋은 관계를 유지하기를 바란다.

나는 가끔 이런 말로 MR을 시험해본다.

"그다지 기대되지 않습니다."

이 말은 역설이라고 할 수 있다. "당신의 역량을 충분히 발휘해주기를 바랍니다"라는 암시인 것이다. 나도 젊은 시절에는 몇 번이나 선배 의사에게 그런 말을 들었다. 언제부턴가 이렇게 말하는 법을 배운 뒤로 나도 다른 사람들에게 사용하게 되었다.

(이렇게 말하면 실례일지 모르겠지만) 그들의 반응은 재밌다. 말 그대로 받아들이는 사람이 있는가 하면, 전혀 개의치 않는 사람도 있다. 그중에는 압박을 받는 것에 약한 사람도 있으므로, 초면일 때는 당연히 그런 말을 하지 않는다. 그런 말을 해도 괜찮을 사람과 그렇지 않은 사람을 구분할 연륜은 된다.

하지만 가끔은 큰 변화를 보이는 젊은이가 있다. 그 말을 듣고 얼굴에는 드러나지 않지만, '해보자는 건가'라는 마음으로 '정면 승부'를 걸어오는 MR이 있다. 이런 젊은이는 '키우는 보람'이 있다.

결코 괴롭히는 것이 아니다. 처음부터 엘리트로 성장할 '싹'을 가지고 있는 사람이라서 나는 그 싹을 자극할 뿐이다. 그런 요구에 기대 이상으로 성과를 내줄 때만큼 기쁠 때가 없다.

기본적으로 의사와 MR은 이해관계로 얽혀서는 안 된다고 생각한다. 그래서 업무상 그들에게 다소 압박을 가하는 것은 허용할 수 있지 않을까? 물론 할 수 없는 일도 있을 것이다. 무리라면 어쩔 수 없다.

고난은 극복할 수 있는 사람에게만 찾아온다.

MR과는 사이좋게 지내는 게 좋다. 도움이 되는 다양한 정보를 제공해주는 경우가 많기 때문이다.

좋은 의사입니까?

저는 인사만 하는 정도예요.

그야 자네가 그런 태도로 대하고 있기 때문이다. 언젠가는 제대로 '이야기를 들어주겠다'라는 자세로 대하면 상대방도 적극적으로 정보를 제공해주고, 괜찮은 논문을 소개해주기도 한다.

사실 그들과는 접점이 그다지 없어서요. 하지만 다음부터는 도전해보겠습니다.

나는 지금까지 아마도 백 명이 넘는 MR과 만나왔지만, 실력이 있거나 의사로서 경력을 쌓는 데 도움이 될 만한 사람은 그리 많지 않았다. 이왕 같은 업계에서 일한다면 즐거운, 그리고 서로 영감을 줄 수 있는 관계라면 더 좋겠지?

저는 어떻습니까?

좋은 질문이다. 그렇게 물을 수 있다는 건 자기반성이 가능하다는 말이다. 그러니까 자네는 분명 좋은 의사가 되겠지. 아직은 멀었지만. 몇 년 후에는 나를 놀라게 할 만큼 변화되기를 바란다!

그럴 수 있을까요?

그럼!

비즈니스맨을 통해 돌아본 의료의 근본

어쩌면 의사는 비즈니스 세계에서 우습게 여겨지는지도 모르겠다.

의사는 전문성이 높은 직업이라서 존경받을 것으로 생각할지 모르겠지만, 뜻밖에 세상 물정에는 어둡다. 그래서 상대방이 의사라면 조종하기 쉬울 것으로 판단할 수도 있다. 그러나 한번 신뢰를 잃으면 되돌리기가 쉽지 않은 법! 그건 비즈니스 세계에서만이 아니라, 의료계에서도 마찬가지다.

전국 규모의 한 학회 강연회에서 성능이 좋아 보이는 의료 기기가 소개된 적이 있다. 나는 설문조사에서 그 의료 기기 '구매를 검토하고 싶으니, 시범으로 사용해볼 수 있도록 부탁합니다'라고 써서 냈다.

하지만 일주일이 지나고 보름이 지나도 해당 회사에서 아무런 연락이 없었다. 기다리다 지쳐서 결국 내가 그쪽으로 연락했더니, 본사에서는 모르는 일이고 현장 담당자가 전부 맡아서 하고 있다고 했다.

보통 사백에서 오백 명이 참가하는 대규모 강연회의 경우, 참가자에게 설문조사 작성을 부탁해도 기껏해야 동그라미만 그리는 사람이 많다. 심지어 동그라미조차 그리지 않는 참가자는 더 많다. 게다가 의견을 적는 사람은 한정된다.

나는 설문지에 '구매를 검토하고 싶다'라고 썼고, 설사 구매를 희망하는 사람이 몇 명 있다고 해도 금방 연락이 올 것으로 기대했다. 거기에 아무런 대응도 하지 않는다는 것은 업무 태만이며, 팔고 싶은 마음이 없다고밖에 생각되지 않았다.

나중에 담당자한테 물어보니, 설문지를 작성해준 사람은 스물에서 서른 명 정도고, 그중에 구매를 검토하겠다고 쓴 사람은 나밖에 없었다고 한다.

만약 내가 그 회사의 책임자라면 학회 다음 날 직접 전화해서 바로 약속을 잡았을 것이다. 발매 전 상품이니, 우선은 한 대라도 판매 실적을 올리고 싶은 게 비즈니스맨의 기본 자세 아닌가? 그런데 회사 책임자는 현장 영업자에게 다 맡겨버렸다. 자사 제품에 자신감이 있고 팔고 싶다고 생각한다면 어떻게 해야 할까? 그 제품의 기획 책임자는 책임자로서 실격이다.

제품을 파는 게 업무인 영업팀은 개발과 제조의 고충을 충분히 이해한 상태에서 제품을 판매하여 실적을 올려야 한다. 그런데 그 회사의 영업팀은 그걸 이해하지 못하고 있다. 개발팀과 영업팀이 손발이 서로 맞지 않는 회사가 꽤 많다.

어떻게 그걸 잘 아세요?

비즈니스 서적 같은 데 자주 등장하는 문제거든.

내 연락을 받고 담당자와 책임자가 사과하러 왔다. 꼭 시범 사용을 해달라는 부탁도 잊지 않았다. 전국에서 최초로 시범 사용을 하는 거라며 그걸 성의로 받아달라고 했다.

그렇게까지 말하는데 거절할 수 없었다.

시범으로 사용해보니, 기기 성능이 확실히 훌륭하다는 사실을 알 수 있었다. 구매를 조건으로 검토한 것이기에, 회사가 가격 면에서 성의를 보여주었으면 좋겠다고 부탁했다.

연말 무렵 담당자가 다음 날 인사하러 찾아뵙고 싶다는 내용의 이메일을 보냈다. 하지만 그날은 출장 때문에 자리를 비워야 해서 만난다면 새해가 괜찮을 것 같다고 답했다.

바로 전날에 약속을 잡아야 할 정도로 바빴던 것일까? 보통은 상대방에게 가능한 날짜를 묻고, 답을 확인한 후에 방문하는 게 상식인데 말이다. 그런 생각을 하면서 낮에 받은 상대방의 이메일에 오후 3시에 답을 보냈다. 저녁 8시가 되어도 회신이 오지 않아서 나는 내 뜻이 전달되었다고 생각했다.

그런데 다음 날 출장 갔다가 병원에 돌아오니 내가 도착하기 직전까지 담당자가 기다렸다는 말을 듣고 놀랐다. 그렇다면 내 메일을 확인하지 않았다는 이야기가 된다. 비즈니스를 하는 사람에게 메일은 전화와 마찬가지로 중요한 의사전달 수단이라고 생각한다. 하루에 몇 번씩 확인하는 것이 당연한데, 그날 저녁까지 확인하지 않을 줄은 몰랐다.

애초에 담당자가 어떻게든 다음 날 만나고 싶었다면 전화로 연락해서 상대방의 의향을 확인했어야 한다. 의사전달 수단을 어떻게 선택해야 하는지 아예 이해하지 못한 것이다.

나는 담당자에게 "메일을 보냈는데 내용이 전달되지 못해서 유감입니다"라고 은연중에 배려가 부족한 점을 질책하며 의도적으로 짧은 메일을 보냈다. 세상일의 근본을 어떻게 생각하고 있는지를 시험하는 의미이기도 했다. 거기에 대한 답을 글쎄 다시 메일로 보내 왔다. "죄송합니다"라고 말이다.

물론 나는 직접 전화로 연락하리라고 기대하고 있었다. 그 담당자에 대한 내 신뢰는 완전히 무너졌다. 되돌릴 수 없을 정도였다.

다음 메일에서 비즈니스맨으로서 메일과 전화를 어떻게 사용해야 하는지에 대한 내 생각을 전하고, 그에 대해 다시 잘 생각해보라고 말했다. 그때 처음으로 담당자는 전화를 주었다. 너무 늦기는 했지만 말이다.

이렇게밖에 대응하지 못하는 회사의 의료 기기를 샀다가는, 급하게 연락해야 할 때 과연 성실하게 대응해줄지 걱정이 되었다. 의료 기기는 구매도 구매이지만, 그걸 어떤 식으로 사용하고 유지하는지도 큰 문제다. 모처럼 신제품을 샀는데, 금방 고장이 나버린다면 무용지물이다. 게다가 수리나 유지, 보수 때문에 연락했는데 연락이 제대로 안 되면 곤란해질 게 뻔하다.

비즈니스맨은 판매 계약을 하기 전에 고객에게 확고한 신뢰를 보여주어야 한다. 신뢰를 깨는 일을 두 번이나 당하면서까지 굳이 신흥 회사의 신제품을 사는 위험을 떠안을 필요는 없었다. 이후 나는 그 의료 기기의 구매를 단념했다.

해가 바뀌어 다시 기업 책임자와 담당자가 나를 만나러 왔다. 나는 구매를 단념했다는 말과 그 이유를 전했다. 회사에서는 결코 포기할 수 없는 일이라서 처음부터 다시 협상하자고 했지만, 한번 잃어버린 신뢰를 회복하는 것은 말도 안 된다는 사실을 그들도 충분히 알고 있을 터였다. 그 이후로 그들은 다시 찾아오지 않았다.

정말 근성이 있는 사람이고 진심으로 포기할 수 없었다면, 몇 번이고 방문했을 것이다. 끈질기게 성의를 보여주었다면 내 마음도 풀어졌을 텐데.

물론 모든 비즈니스맨이 그렇다고 생각하지는 않지만, 자기 전문 분야밖에 모르는 의사한테 그런 지적을 당하면 부끄럽게 생각해야 한다.

　국내뿐만이 아니라 전 세계로 시야를 넓히고 세계적인 경쟁력을 갖추고 싶다면 어떤 분야에서 일하든 적어도 지금보다는 더욱 바짝 긴장하여 일했으면 한다.

　그렇게 생각하지 않나?

　선생님, 왜 그렇게까지 열을 내고 계세요?

　…자네는 의사가 되어서 참 다행이다.

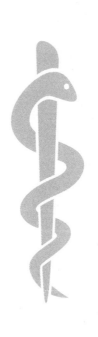

Chapter_11

의사들이여,
이것만은 잊지 말라

용기와 위험을 등에 지고 포기하지 말고 행동할 것. 용기를 가질 뿐만
아니라, 행동하는 게 중요하다. 법률을 바꿀 수 없어서 앞으로 나아갈 수
없을 때, 가장 빠른 길은 법을 어기는 것. 그런 용기도 필요하다.

— 히노하라 시게아키

도심 병원에서 일하는 것과 산간벽지에서 일하는 것은 언뜻 비슷해 보이지만 다른 구석이 있다. 도심 병원에서는 시간에 쫓기면서도 질과 양 모두 신경 써야 한다. 그리고 병원 내의 의료 연계가 일상적으로 요구된다.

한편 지역의료에서는 비교적 시간 여유가 있는 만큼 환자와 깊고 넓은 관계 형성이 가능해진다. 어떤 의미로는 의료의 본질을 인식할 좋은 기회일지도 모르겠다.

수련의 여러분도 나처럼 젊었을 때 지역에서 일정 기간 일해보면 의료에 대한 사고방식이 바뀔지도 모르겠다.

이제는 종합진료의 시대

진료소 수련은 어땠나?

개업의 선생님이 다양한 질환의 환자를 폭넓게 진찰하는 모습을 보고 감동받았습니다.

좋은 공부를 하고 왔군. 과거 수련의 교육은 대학에서의 수련이 중심이었고 특히 전문의를 지향하는 경향이 있었다. 하지만 현재의 임상수련제도가 생긴 후로는 응급 의학을 포함해 다양한 진료과에서 폭넓은 수련을 추진하고 있지. 진료소 수련은 그 성과라고 할 수 있겠다.

나도 홋카이도의 리시리 섬에서 햇수로 4년 반 정도 벽지 의료를 담당하며 '닥터 고토'*처럼 일했다. 지금 내가 가지고 있는 의사의 소양은 모두 그곳에서 배웠다. 아니, 그곳 환자들이 나를 가르치고 길러주었다고 해야 더 정확할지 모르겠다.

지역의료에 종사한다는 것은 단순히 산간벽지에 부임한다는 의미가 아니다. 나와 내 가족이 그 지역 주민이 된다는 의미이기도 하다. 마음을 붙이지 못하고 어중간하게 한 발 걸치고 있으면 제대로 일할 수 없다. 도망갈 길을 만들어서야 무슨 일을 할 수 있겠는가? 그런 각오가 없으면 진정한 의미의 지역의료를 실천하지 못한다.

물론 벽지 의료에만 한정된 이야기는 아니다. 일을 하려면 어디서든 그런 마음을 가질 필요가 있다. 평소 진찰하던 환자에게 "당신

---

* 오키나와 현에 있는 '시키나지마'라는 가공의 섬을 배경으로 한 의학 드라마의 주인공. -역주

좋은 의사입니까?

은 감기에 걸렸으니 호흡기내과로 가시오"라고 해서는 안 될 일이니 말이다.

내 외래에서도 소화기암 환자뿐만 아니라, 염증성 위궤양, 과민성 장 증후군, SOD(sphincter of odi dysfunciton: 유두괄약근 부전증) 등 다양한 환자를 만난다. 그 밖에도 고혈압, 지질 대사장애, 당뇨병, 뇌경색 후유증, 심부정맥 혈전증 등 응급처치가 필요한 질환을 포함하여 다양한 환자가 진료를 받으러 온다.

거기에 대응하려면 끊임없이 지식을 흡수해야 한다. 개업의만 힘들다고 할 수는 없다. 열심히 진료하는 의사라면 누구나 바빠질 수밖에 없다. 그러니까 마음을 어떻게 먹느냐에 달린 문제다.

종합진료를 할 것인가, 전문성을 특화할 것인가? 선을 그을 것인가, 오는 사람은 거부하지 않고 모두 진료할 것인가? 아니, 애초에 모두 진료할 능력은 있는가?

Up to you!

앞으로 일본에서는 질 높은 가정의를 육성해나가기 위해 종합진료라는 전문의 자격이 신설될 것이다. 명칭으로 모든 게 규정되는 것은 아니지만, "제 전문이 아니기 때문에 진료할 수 없습니다"라고 말하기보다는, 일단은 진찰한 후에 "이 과에서 진료받는 편이 좋습니다"라고 안내해줄 수 있는 의사가 늘어나면 좋겠다.

우리 병원 같은 대형 병원에도 종합진료 의사general physician가 필요하다. 환자가 증상을 호소하는 원인이 어디에 있는지를 다양한 예후와 검사 소견으로 판단할 능력이 필요하기 때문이다. 종합적인 시각을 확보하는 일은 환자를 살리는 일이기도 하고, 자기 능력을 높이는 일이기도 하다.

내 전공 분야의 질환을 진단하는 일은 어렵지 않다. 진단하기 어려운 증상이 있는 환자가 내원했을 때, 어떻게 대처하느냐로 의사의 역량은 시험대에 오른다. 그 환자를 진단하고 치료할 수 있는 의사를 기르는 것은 우리의 사명이자, 병원의 종합적인 능력을 판가름하는 잣대이기도 하다.

따라서 응급실을 포함해 수많은 환자가 찾아오는 병원일수록 종합진료 의사의 존재감과 역할이 크다고 할 수 있다.

지역의료야말로 진정한 프라이머리 케어

우리가 생각하는 프라이머리 케어와 비슷한 개념으로 지역의료가 있다. 의사에 따라서는 대학의 '종합진료 부서'를 프라이머리 케어라고 부르는 경우도 있다. '초기 진료'라 번역해도 물론 틀린 말은 아니겠지만, 우리 생각으로는 지역의료야말로 진정한 프라이머리 케어다.

다음은 지역의료를 잘 설명해주는 특성이다. 지역의료에는 다음 모든 사항이 해당하지만, 대형 병원의 종합진료 부서에서도 그중 몇 가지는 갖추고 있다.

1. 근접성accessibility: 시간, 지리, 정신, 경제 면에서
   가까움.
2. 포괄성comprehensiveness: 모든 연령대와 성별을
   포함하고 모든 과를 포함한 전인적 의료를 제공함.
   예방 활동, 재가 의료 포함.
3. 협조성coordination: 전문의 및 다른 의료 종사자와
   연계함. 행정, 주민과 연계함.
4. 연속성continuity: 평생 건강 정보를 기록하고, 가족
   단위 보건을 기록함. 팀 의료.
5. 책임제accountability: 환자와 가족에게 충분히 설명함.
   감사 시스템을 가동하고, 의료 종사자의
   생애 교육을 담당함. 경영 효율을 꾀함.

나가노 현 사쿠 시에서 농촌 의학을 추진했던 와카츠키 도시카
즈 선생님은 그 이념을 다음과 같이 생각했다.* 이것도 지역의료와
일맥상통한다. 지역의료의 본질이라고 해도 좋다.

1. 늘 농촌 현장에서 연구 주제를 찾는다.
2. 질병의 예방에 중점을 둔다.
3. 주민에게 쉬운 말로 알기 쉽게 설명한다.

---

* 마츠시마 쇼스이(松島松翠), 「와카츠키 도시카즈와 농촌 의학: 그 이념과 방법을 어떻게 이어갈 것
인가(若月俊一と農村医学 - その理念と方法をどう受けついでいくか)」, 『농촌 의료의 원점 V: 지역의료의
미래를 위해(農村医療の原点 V - 地域医療の未来に向けて)』(2008)

4. 항상 사회적 관점을 잃지 않는다.

5. 연구 중에 항상 사회운동 정신이 있어야 한다.

모든 의사가 이런 요소를 생각하면서 일하는 것은 아니지만, 여러분의 커리큘럼에 포함된 지역의료는 아주 일부분에 불과하다는 점을 알겠지? 기간이 짧더라도 지역에 뿌리내린 의료를 실천하는 것이 의사로서 인간성을 형성하는 데도 유용하다고 생각한다.

언젠가 저도 프라이머리 케어를 하겠습니다.

부디 할아버지가 되기 전에 그러기를!

네!

용기와 위험을 등에 지고 행동하라

스스로 해결하지 못하는 큰 문제가 발생했다고 하자. 그때 자네는 어떻게 하나?

항복합니다.

포기하면 거기서 끝이야.

Difficulties only come to those who can overcome them.

해석해봐.

고난은 극복할 수 있는 사람에게만 찾아온다.

정답!

곤란한 문제를 포기한다는 것은 그걸 곤란한 일이라고 인식하지 못한다는 의미다. 그러니까 자네에게 곤란한 일은 찾아오지 않을 거야. 다행이다.

하지만 어쩐 일인지 나는 곤란한 문제를 가득 안고 있다. 포기하거나 도망치는 건 내 특기가 아니거든. 곤란한 문제에 맞닥뜨리면 내 답은 단순하다.

'어떻게 하면 좋을지를 고민해야지, 해결할 수 있을까를 고민해서는 안 된다.'

'시행착오'라고 말해도 좋을지 모르지.

내가 리시리 섬 국보 중앙병원에서 원장으로 재직하던 때의 일이다. 그때 내 나이 겨우 서른이었다.

당시 외딴 섬의 큰 문제 중 하나가 응급 이송 시 헬리콥터를 순조롭게 이용할 수 없다는 점이었다. 내 전임자를 포함해 10년 전부터 응급 이송 체제를 개선해달라고 지속해서 요구했지만, 아무것도 변한 게 없었다.

일본 헌법 제13조에는 '모든 국민은 개인으로서 존중된다. 생명, 자유 및 행복 추구에 관한 국민의 권리에 대해서는 공공복지에 반하지 않는 한 입법과 그 밖의 국정을 바탕으로 최대한 존중되어야 한다'라고 되어있다.

외딴 섬 주민의 응급 이송은 생명에 직결된다. 응급 이송 체제를 개선하고자 하는 바람은 헌법에 정의된 국민의 권리라고 나는 생각했다. 그래서 '어떻게 하면 체제를 개선할 수 있을까'를 고민했다.

과거의 이송 실적을 조사해보니까, 시간별로 '의뢰', '삿뽀로 출발', '리시리 도착', '리시리 출발', '삿뽀로 도착'이라는 내용뿐이었다. 기후나 이송 담당의 변경에 관한 다른 데이터는 거의 없었다.

나는 원장으로 부임한 이후 응급 이송 시에 사무직원을 한 명 붙여서 1분 단위로 시간 경과를 기록하도록 했다. 스무 명 정도의 환자 이송 실적을 분석하여 그 문제점과 과제를 학회에 발표했고, 신문사에서 그 내용을 기사로 다뤄주었다.

야간 운행, 악천후 시의 이송, 이송 담당의 변경(통상, 홋카이도 경찰 → 육상 자위대 → 해상 보안청 → 항공 자위대 순서로 의뢰를 변경해갔다) 이유와 소요 시간을 분석했다.

1995년의 한신 대지진 때, 나는 재해 그 자체에도 놀랐지만 아침 7시 뉴스에서 몇십 대의 헬리콥터가 하늘을 완전히 뒤덮은 장면을 보고는 깜짝 놀랐다. 나중에 그 헬리콥터로 환자를 이송할 수 없었다는 이야기를 듣고는 더욱 놀랐다. 그리고 생각했다. 응급 이송 시에는 날지 못하던 헬리콥터가 사건을 취재할 때는 어떻게 날 수 있는지 말이다. 즉, 마음만 먹으면 날 수 있다는 말이 아닐까?

응급 이송 체제를 개선하기를 바란다는 캠페인을 시작하고, 그런 캠페인을 10년간 지속하면 응급 이송 체제가 바뀌지 않을까, 하는 기대가 있었다.

그때까지는 감정에 호소하여 개선을 요구해왔다. 하지만 아무것도 바뀌지 않았다. 그래서 나는 객관적인 근거를 들이대며 행정기관에 개선을 요구했다. 언론에서도 지원사격을 해주었다. 그리고 바뀌었다. '굳게 먹은 마음은 바위도 뚫는다'라고 하던가!

진정 뱃속 깊은 곳에서 우러나온 것이 아니라면,
사람은 결코 진심으로 움직이지 않는다.
–괴테 (『파우스트』 제1부 밤)

결국 홋카이도는 응급 이송 담당인 방재 항공실을 공항 내에 설치하여 핫라인을 만들었다. 그리고 도 예산으로 6억 엔을 투입하여 헬리콥터를 마련할 수 있게 되었다. 이후 전화 한 통이면 이송 의뢰가 가능해졌다. 당시로써는 획기적인 일이었다. 그렇게 기회가 무르익었다.

여섯 시간을 기다려도 오지 않던 헬리콥터가 새로운 체제로 바뀐 뒤로는 이송을 의뢰하면 삼십 분 만에 이륙하여 두 시간 안에 정확히 리시리 섬에 도착하게 되었다. 지금은 홋카이도 전역에서 헬리콥터 긴급 이송이 활용되고 있으며, 한 대로는 모자라 세 대로 늘리려고 검토 중이다.

내 이름이 남는 건 아니지만, 그 일을 제일 앞장서서 추진한 사람이 바로 나다. 물론 그렇다고 그 일로 어떤 이득을 바라거나 내가 눈에 띄기를 바란 것은 아니다. 외딴 섬의 주민을 위해 필요한 일을 했을 뿐이다. 누군가는 해야 했던 일이다. 만약 헬리콥터 이송 체제가 순조롭게 운용된다면, 리시리 섬 주민뿐만 아니라 홋카이도의 도민 모두에게 좋은 일이다. 일본 내 시험 연구^{pilot study}로서 모범 사례가 될지도 모른다고 생각했다. 그렇기에 더욱 성공해야 했고, 그래서 행정기관에 개선을 요구하게 되었다.

지역의료에 몸을 담갔다면 지역의료의 문제점에 정면으로 맞서지 않으면 안 된다. 그 말인즉슨, 정치 및 행정에도 관여해야 한다는 뜻이다. 그런 의미에서 나는 의사이자 정치가라 할 수 있다. 말하자면 까다로운 협상가 말이다.

할 수 있을까 고민만 한다면, 아마도 할 수 없는 일이 될 것이다. 어떻게 해야 할까를 고민하면서 이런저런 수단을 써보는 노력을 지속하는 게 중요하다.

히노하라 시게아키 선생님이 언젠가 이런 말을 한 적이 있다.

"용기와 위험을 등에 지고 포기하지 말고 행동할 것. 용기를 가질 뿐만 아니라, 행동하는 게 중요하다." "법률을 바꿀 수 없어서 앞으로 나아갈 수 없을 때, 가장 빠른 길은 법을 어기는 것. 그런 용기도 필요하다."

눈앞에 산처럼 쌓인 문제를 발견하는 것만으로는 아무런 결과도 내지 못한다. 시행과 착오를 되풀이해보라! 바로 그 순간 돌파구가 보일지 모른다.

보기 전에 뛰어라.* 뛰지 못할 때는?

그건 그때 생각하면 된다.

---

* '돌다리도 두드려보고 건너라'를 뒤집은 표현. -역주

좋은 의사입니까?

하늘은 스스로 돕는 자를 돕는다

20여 년 전, 그러니까 내가 아직 수련의가 되기도 전 의학도였을 때의 이야기다. 그 경험 역시 의사로서 인격을 형성하는 데 큰 영향을 미쳤다. 별것 아닌 사소한 말 한마디가 내 성장을 위해 등을 떠밀어 줄 때도 있는 것이다. 여러분은 그런 경험이 있나?

학생 시절 지도의사 선생님에게 들었던 말이 내게는 지금도 금언처럼 마음에 남았다.

"국가고시에 합격하고 의사가 되는 건 당연한 일이다. 시험에는 반드시 합격해야 해. 그러니까 시험 때문에 고민할 필요는 없어. 의사가 되어 너를 기다리는 환자가 있다고 생각해봐. 시험이 어렵다는 생각은 할 필요가 없어질 거야."

의과대학 6년째는 다음 해에 치를 국가고시 준비를 해야 하는 때다. 나는 5학년에서 최종 학년으로 진급했을 때 방대한 의학 지식을 습득했다는 자신감 같은 건 조금도 없었다. 1년 후에 국가시험에 합격할 수 있다는 자신감도 전혀 들지 않았다. 그런 무기력한 시기에 지도의사의 그 이야기는 내게 따뜻한 격려가 되었다.

그렇다. 의과대학에 들어온 이유는 의사가 되기 위해서다. 의사가 되어 병에 시달리는 환자를 돕기 위해서이지, 국가고시에 합격하기 위해서가 아니다. 나는 그때 시험에 붙을까 떨어질까를 고민할 때가 아니었다. 시험에 통과하는 건 당연한 일이었다. 나를 기다리고 있는 환자들을 위해서!

지금 내가 하는 말이 얼마나 여러분 마음에 와 닿을지는 모른다. 하지만 20년, 30년이 지난 후에 누군가에게 들었는지는 잊어버리더라도 언젠가 후배에게 여러분 각자의 언어로 이 이야기를 전해주기를 바란다.

대학생 시절, 당시 순환기내과 교수이자 내가 존경하던 호소다 사이치 선생님에게서 받은 가르침.

일은 누군가를 위해 하는 것이 아니라 환자를 위해서, 그리고 자기 자신을 위해서 하는 것이다. 하지만 열심히 일하면 누군가가 인정해줄 것이다. '하늘은 스스로 돕는 자를 돕는다'라고 하지 않던가!

물론 누군가에게 인정받기 위해서 일하는 건 아니다. 자기 자신에게 거짓말하지 않고 매사에 진심으로 열심히 노력해야 한다. 세상일은 참 희한해서 열심히 일하다 보면, 누군가 그걸 좋게 평가해준다. 따라서 의지가 꺾이려고 할 때도 노력을 멈추어서는 안 된다.

"벽지 의료에 힘쓰다 보면 속상한 일도 있겠지. 그러나 자기가 해야 할 일을 믿고 계속 노력해주길 바란다. 그럼 누군가는 반드시 알아줄 것이다."

나는 그 말을 믿고 열심히 일했다. 하지만 현실에서는 열심히 일하는 것만으로는 부족하다는 사실을 알게 되었다. 지금 생각해보면, 아마도 선생님은 그 점도 계산에 넣었을 것이다.

열심히 노력하는 사람은 당연히 학회에 나가 발표를 하거나, 논문을 쓰는 식으로 결과물을 낸다. 그리고 그 결과물을 본 사람은 나

좋은 의사입니까?

름대로 평가해준다. 이는 당연한 이치다. 따라서 '열심히 노력한 성과를 눈에 보이는 형태로 만드는 일'은 굳이 말로 표현하지 않아도 저절로 이루어진다. 언젠가는 이해할 수 있으니, 일단은 열심히 노력하라는 말이다.

누군가가 봐주기를 기대하는 게 아니라, 누군가에게 보여도 부끄럽지 않은 일을 하는 게 중요하다. 그리고 동시에 그걸 누군가 알아줄 때까지 노력해야 한다.

생체검사는 진단의 근본이다

대학 수업에서 배운 내용 중 기억나는 것은 거의 없지만, 몇 가지는 아직 기억하고 있다.

'환자에게서 얻을 수 있는 검체는 모두 제출할 것.'

이건 병리과 의사에게서 배웠을 것이다. 소변과 혈액은 물론 가래, 변, 위액, 담즙, 복수 등 모든 검체를 제출한다. 검체 항목은 소변, 소변 침전물, 혈액, 생화학, 혈액 배양, 가래 세포진, 가래 배양, 위액 배양, 위산 농도, 담즙 세포진, 담즙 배양, 복수 세포진, 설사 배양 등 생각할 수 있는 모든 것이 해당한다.

예를 들어, 천자로 복수를 뺄 때는 생화학 검사는 물론이고, 세포진 검사 결과도 제출할 것! 그래야 그 복수가 암성복막염의 증상인지 판단할 수 있다.

ERCP 검사를 할 때는 반드시 담즙 세포진 검사를 시행할 것! 지난번 증례도 총담관결석증의 치료가 목적이었지만, 세포진 검사 결과 그룹 5(암이 의심됨)라는 진단이 나오지 않았나! 결국 조기 담낭암이었다.

만약 세포진 검사를 시행하지 않았다면 1년 후에 황달 증세로 진찰받아야 했을지 모른다. 그리고 그때는 이미 손을 쓸 수 없을 정도로 암이 진행되었을 것이다. 검체를 제출함으로써 예상하지 못했던 진단을 얻을 수도 있다. 따라서 검체 제출은 당연히 환자를 위한 일이다.

외과 의사라면, 담석이나 맹장 등의 수술을 할 때도 반드시 병리 검체를 제출해야 한다. 어쩌면 그것으로 조기 암을 진단할 수도 있기 때문이다. 따라서 양성 질환이라고 짐작해도 수술 표본은 모두 병리 표본으로 제출할 필요가 있다.

이처럼 생체검사는 당연히 해야 하는 일이지만, 실제로는 실천하지 않을 때가 종종 있다. 빠트리지 말고 철저하게 시행하도록! 모두 환자의 진단을 위한 것이니까 말이다. 그 노력을 게을리해서는 안 된다고 배웠다.

조금 전에 환자의 가래는 배양 검사실에 제출했나?

죄송합니다….

어쩔 수 없지. 다음번에 가래가 나오면 반드시 제출하도록!

네.

온 사방으로 안테나를 뻗지 않으면, 다양한 정보를 얻을 수 없다.

예를 들어, 그 가래 검사에서 암세포가 나온다면 폐렴이 아니라 폐암이다. 물론 치료 방법도 완전히 달라진다는 사실은 알고 있겠지? 암이 아니라도 그 원인균에 따라 선택할 항균 약은 달라진다.

엠피릭 치료^{empiric therapy}라는 말을 들어본 적 있나?

나이, 증상, 복부 X선이나 혈액검사 소견에서 원인을 추정하여 항생제를 선택하는 치료를 말한다. 물론 원인균을 파악하기 위해 배양 검사를 하지만, 결과가 나올 때까지 시간이 걸리기 때문에 결과가 나올 동안 임상 경험을 바탕으로 앞에서 나열한 정보를 가지고 치료하는 방법이다.

참고로 영어권에서는 엠피릭을 '돌팔이 의사'라는 뜻으로도 사용하므로 주의하라.

아무튼 앞에서 이야기했듯이 앞으로는 환자로부터 얻은 검체는 모두 제출하도록!

네!

어제 만성 설사 때문에 진료 의뢰가 들어온 환자가 있었지? 뇌경색 후유증으로 신경내과에 입원한 76세 남성. 신경내과 의사에게 의뢰가 들어온 환자였다.

네.

약 사흘 동안 하루 여섯 번 정도 물 같은 변이 나왔고, 37도 정도의 미열이 지속되었다. 설사 때문에 뱃속이 거의 텅텅 빈 상태라 배가 홀쭉하고 부드러웠다. 탈수를 막으려고 수액을 처방했다. 통증은 없는 것 같았다. (실어 상태라서 본인이 증세에 대해 말하지 못했다.)

감염이 우려되어 혈액검사 및 혈액 배양과 변 배양이 필요했다. 배양 결과는 바로 나오지 않기 때문에 일단 미리 경구 항생제를 받아놓았다. 그런데 설사 검체를 검사실에 보냈더니, 다음 날 저녁에 연락이 왔다.

"아무래도 람블편모충인 것 같습니다"라고 말이다.

람보르기니라면 알지만, 그 이름은 좀 낯설었다.

저도 모릅니다.

암, 좀처럼 보기 힘든 병이지. 하지만 지금은 인터넷이 있어서 편리하다. 아이패드로 검색하니까 바로 나왔다. 지아르디아증_{giardiasis}. 람블편모충이 원인인 기생충 질환으로 사람과 동물에 공통적으로 감염된다.

늘 자리를 보전하고 있던 환자라서 감염 경로는 알 수 없지만, 진단이 나오면 치료 방침이 정해진다. 신경내과 의사에게 바로 결과를 전달하고 치료 내용을 바꿔달라고 요청했다.

그런데 생각해보기를 바란다.

만약 이 증례에서 처음에 변 배양을 하지 않고, 바로 정장제나 항생제만 투여했다면 어떻게 되었을까? 당연히 제대로 된 진단은 나오지 않았을 테고 치료도 불가능했을 것이다. 변 배양을 한 덕분에 진단하고 치료할 수 있었다. 이 정도로 생체검사는 중요하다.

알겠습니다.

현재는 생체검사만이 아니라 사후 검사도 한다.

Ai(autopsy imaging: 영상 부검)를 알고 있나?

아니요.

나도 몰랐었다. 내가 모르는 곳에서도 다양한 움직임이 있었다.

2012년에 사인 규명 등의 추진에 관한 법률안이 통과되면서 사후 화상 검사^{死後画像検}*가 추진되고 있다. 우리 병원에서는 2013년 9월부터 정식으로 Ai 센터를 설립하여 진단하기 시작했다. 6개월 동안 151건의 검사를 시행했다고 한다. 나이 대상은 28세부터 101세까지. 사망 원인이 뇌혈관 질환이나 대혈관 질환으로 추정되는 경우가 73%로 나타났다. 그 결과는 지난번 병원 내 콘퍼런스에서 보고했는데, 참가했나?

아니요.

그렇군. 출석한다고 해도 조는 사람이 많으니까. 아침에 하는 콘퍼런스는 수련의에게 필요한 내용을 다루니까 제대로 참석하도록!

네.

다음 콘퍼런스에서 졸고 있으면 전화해서 깨울 것이다!

안 그러셔도 됩니다.

환자가 심어준 마음을 고이 간직해라

항상 그렇지는 않지만, '환자의 마음'에 대해 생각할 때가 있다. 아니, 그렇다기보다는 마음속에서 환자의 존재감이 커질 때가 있다.

---

* CT나 MRI로 사체를 찍어서 사인을 규명하는 방식. -역주

자네는 그런 적이 있나?

　아니요, 아직 그럴 여유가 없어서요.

　하지만 뭔가를 계기로 환자와 공감해보는 것도 좋다. 계기가 없으면 그런 생각을 못 할지도 모르지. 생각하지 않는 의사는 결코 좋은 의사가 될 수 없다.

　내가 학생 시절 BST(bed side teaching, 임상 병동 수련)를 받을 때의 이야기를 하겠다. 지금은 BSL^{bed side learning}이라고 하던가?

　학생 시절 백혈병 환자를 담당했던 적이 있다. 그녀는 간호과 학생이기도 했다. 치료가 길어지자 학교를 쉬고 있었지만. 침상에는 항상 간호학 교과서가 놓여있었다. 나는 지금까지도 그녀의 이름을 기억하고 있다. 유키요. 간호과 학생이라서 더욱 그랬지만, 나와 동기들은 실습할 때마다 교대로 그녀를 보러 갔다.

　당시에는 '병명에 대한 고지'가 그다지 보편화되지 않았던 것 같다. 주치의이자, 당시 수련의였던 나를 지도한 의사는 환자에게 병명을 알리지 말라고 했다. 항암제 치료를 이제 막 시작해야 하는 시기였음에도 말이다. 하지만 그녀는 자신의 병명을 알고 있었다. 혈액내과에 입원해 치료를 받았으니 어쩌면 당연한 일이었겠지.

　어느 날 밤, 병동에 갔더니 누군가 구석진 곳에 앉아 비상구가 내뿜는 불빛에 책을 읽고 있었다. 신경이 쓰여서 주의를 주려고 다가갔다. 그런데 바로 그녀, 백혈병에 걸린 간호과 학생이었다.

　소등 시간이 이미 지났지만 잠이 오지 않는지 흐릿한 불빛 아래 앉아 책을 읽고 있었다. 책 제목은 『엄마, 나는 백혈병이야?』였다. 그걸 보고 나는 아무 말도 건넬 수가 없었다. 말하지 않았다는 것은 그 물음에 긍정한다는 뜻이 된다.

다음 날부터 조금 분위기가 어색해졌지만, 그녀는 개의치 않는 듯 보였다. 그녀 쪽에서 내게 신경을 써주었는지도 모른다. 이후에 사과의 의미로 그녀를 위해 뭔가를 해주고 싶었다.

어느 날, 고양이를 좋아하는 그녀가 〈새끼 고양이 이야기〉라는 영화를 보고 싶다고 말했다. 나는 지도의사에게 외출 허가를 받아 그녀와 영화를 보러 가기로 했다. 나도 마침 여름방학이어서, 그녀가 항암제 투여를 쉬는 기간으로 계획을 세웠다. 딱히 그녀에게 연애 감정을 느낀 것은 아니었지만, 의학도로서 무엇을 해주어야 하는지, 무엇을 해줄 수 있는지에 대한 나름의 해답이라고 생각했다.

여름이라서 무척 더웠지만, 그녀는 생명의 분신을 하나라도 남기겠다는 듯이 스카프를 걸치고 외출했다. 영화를 보고, 식사하고, 피곤하지 않도록 이른 저녁에 돌아왔다. 무슨 이야기를 나누었는지는 기억나지 않지만, 그녀가 무척 기뻐한 것만은 확실하다. 그녀가 기뻐한 것으로 용서받았다는 생각에 자기만족이었을지는 모르겠으나 그때 나는 어떤 충만함을 느꼈다.

결코 위선은 아니었다. 나 자신에게 납득할 수 있는 일을 했을 뿐이다. '아무것도 하지 않는다면, 분명 언젠가 후회한다.' 그런 생각 때문에 무슨 일이든 해야 했다.

그 후, 2학기부터는 시험 기간이 시작되었다. 주 2회 시험을 보고 시험이 없는 날에는 병동으로 가서 혈액검사 결과를 확인했다. 그리고 5분 정도 그녀와 이야기를 나눈 뒤 돌아왔다. 그녀는 새해가 밝으면 성인식에 참가할 생각에 들떠 보였다. 아버지가 일찍 돌아가시고 어머니와 단둘이 보내온 세월이 그리 순탄하지만은 않았을 터였다. 어쨌든 그녀의 어머니는 그녀가 성인식 때 입을 옷을 준비해둔 모양이었다. 얼마 전에 기모노를 골랐다고 말하며 기뻐했다.

"사실 가발은 쓰고 싶지 않은데, 항암제 치료를 시작했으니, 이대로는 좀 곤란하겠죠? 엄마한테 가발도 준비해달라고 해야겠어요."

그녀는 침대에 걸터앉아 힘겹게 미소를 지으며 말했다.

크리스마스 즈음에 병동에 갔더니 그녀는 무균실 비닐 장막 안에 있었고 피곤했던 모양인지 깊이 잠들어있었다. 깨울 수 없어서 그대로 병실을 나왔다. 그녀는 성인식에 참석할 수 없을 것 같았다. '깨어나서 성인식 얘기를 꺼내면 어떡하지?' 그런 생각을 하니 오히려 마음 한구석으로는 조금 안심이 되었다.

그때 나는 뭘 하고 있었느냐 하면, 봄에 있을 의사 국가고시를 준비하며 기숙사에서 새해를 맞이하고 있었다. 성인식이 가까워져 오자 그녀가 참석하지 못한다는 사실이 안타까웠지만, 적어도 축하 선물은 보내줘야지 싶어서 어른들의 세계에 입성한 걸 축하한다는 의미로 귀고리를 사두었다.

성인식 당일, 선물을 들고 병동을 방문했다. 그런데 그녀는 그곳에 없었다. '그녀의 침대'에 다른 환자가 누워있었다. 주치의를 찾아가 사정을 물었다.

"그저께 사망했어. 자네한테도 연락했으면 좋았을 텐데. 어머님께 양해를 구하고 부검도 마쳤어. 병이 상당히 진행되어서 몸을 갉아먹고 있었지. 십이지장궤양 때문에 천공이 생겼더군. 분명 며칠 전부터 배가 아프다고 하긴 했는데. 적어도 십이지장궤양이라도 치료해주었으면 좋았을걸. 너무 안됐어."

나는 그때까지 가까운 사람의 죽음을 경험해본 적이 없었다. 그래서인지 가족은 아니었지만 '죽음'이라는 현실을 받아들일 수 없어서 급격히 침울해졌다. 실의와 낙담에서 좀처럼 빠져나오지 못했다. 그때 함께 스터디를 하던 동료의 말에 구원을 얻었다.

"네 기분을 모르지 않아. 하지만 나는 어머니를 잃었어. 네가 느끼는 슬픔과는 비교도 안 될 정도로 슬퍼. 가족을 잃은 슬픔은 네가 느끼는 슬픔 이상으로 괴로운 일이야. 우울한 건 알겠지만, 마음을 잘 추스르길 바란다."

아버지를 잃은 동료도 비슷한 말로 위로해주었다. 의료의 세계에는 인간의 기쁨, 슬픔, 고통 등 떨쳐낼 수 없는 감정을 느끼는 순간이 있다. 그 세계에는 상냥함이 있고, 그 상냥함에 사람은 구원받는다는 사실을 나는 동료들에게서 배웠다. 동료 앞에서 우는 건 부끄럽다는 생각이 들었지만, 그들은 그냥 눈감아주었다. 의료는 지식만으로 성립하지 않는다는 것을 다시 한 번 배운 것 같았다.

다음 날, 주치의의 허가를 받아 진료기록 카드에서 주소와 연락처를 확인하고 그녀의 어머니에게 전화해 영전에 향을 피우게 해달라고 부탁했다. 동료들이 격려해준 덕분에, 이제 마음을 정리하고 앞으로 나아가야겠다고 생각했기 때문이다.

갑자기 찾아간 것에 양해를 구하고 의학도로서 그녀의 진료에 일정 부분 참여했다는 사실을 설명했다. 이미 그녀는 작은 상자 안에 잠들어있었다. 영정 앞에 그녀를 위해 준비했던 귀고리를 올렸다. 성인식을 위해 준비한 기모노는 결국 한 번 입어보지도 못한 채 관에 넣어져 그녀와 함께 화장되었다. 성인식에 참가하지 못한 애석함과 간호사가 되지 못한 원통함을 안고 그녀는 머나먼 여행을 떠났다.

그녀의 어머니는 유품을 하나 가져가라고 말했지만, 그런 경험도 없거니와 그녀와 절친한 친구 사이도 아니어서 거절했다. 하지만 어머님이 꼭 받아주기를 원했기 때문에 책장에서 히라이 가즈마사의 『환마대전幻魔大戰』을 한 권 받아 들고 왔다.

나는 그녀와 만나는 동안 의료의 본질이라고 할 수 있는 공감 능력을 배운 것 같다. 의사, 간호사, 환자의 마음이 같은 방향을 향하지 않으면 치료가 불가능하다는 사실을 깨달았다.

지금까지 그녀의 이름이 내 마음속에 남아있는 것도 그녀가 가리켜서 알려준 방향성 덕분이라고 생각한다. 그녀 자신이 간호사가 되어 활약할 수는 없지만, 그 마음이 조금이나마 내게 계승된 것 같다는 기분이 든다. 아니, 잊어서는 안 된다고, 계속 내가 그 마음을 이어나가지 않으면 안 된다고 생각했는지도 모른다.

여러분에게는 그런 경험이 아직 없거나 앞으로도 없을지 모르겠지만, 젊은 시절 순수한 마음을 간직할 때 의료가 추구해야 할 방향성을 모색해보는 것은 중요한 일이다.

이 세상에 '우연'이라는 것은 존재하지 않는다. 모든 일에는 필연성이 있다. 그렇다면 '일기일회'는 어쩌다 생기는 만남이 아니라는 이야기가 된다. 단 한 번뿐인 만남일지 모르지만, 만나야 했기 때문에 만난 것이다.

자기가 만난 사람, 만날 사람과의 만날 확률을 생각하라는 의미에서 말하는 것이 아니다. 그 만남을 받아들이는 마음의 준비가 필요하다는 이야기를 하고 있다.

거리에서 스쳐 지나는 사람들 이야기가 아니다. 우리가 흰 가운을 입고 만나는 환자 한 명, 한 명, 그 만남 안에 새로운 발전과 가능성이 숨겨져 있음을 생각해보기를 바란다.

나오는 말

'좋은 의사의 길'을
걷기를 바라며

의사는 결코 성인군자가 아니지만, 성인군자가 되라는 요구를 받는다.
따라서 늘 반듯한 모습이어야 한다. 의학을 학문으로서만이 아니라 생활의
연장으로 생각하고 예절을 몸에 익힐 수 있도록 노력하라.

지금까지 2년간 나는 '지도의사'라기보다는 여러분의 '시난방指南役' 역할을 맡았다는 생각이 든다. 시난방의 의미를 알고 있나? 자신을 낮추는 표현이라는 건 알고 있지?

　네, 대충은요.

　시난방이란 높으신 분을 가르치기 위해 고용되는 사람이다. 이를 테면, 양갓집 아드님의 교육을 맡고, 혹은 전국시대 영주의 상속자에게 제왕의 식견을 가르치는 사람이지. 그럼 내가 왜 시난방인지 알겠나?

　왜 시난방이신 건가요?

　수련의가 높은 사람이기 때문이다. '수련의님'이지.

　그 의미는 언젠가 알게 될 날이 올 것이다. 어쨌든 여러분을 지도하는 동안 즐거웠다.

저희도 선생님을 만나서 다행이라고 생각합니다.

그야 그럴 것이다. 하나 마나 한 총론으로는 여러분의 마음을 움직일 수 없었을 테니까. 언제나 전력으로 환자와 마주하는 의사의 모습을 보여주고 싶었다.

이상론이나 총론을 반대하는 건 아니지만, 그것을 실천하기란 결코 쉽지 않다. 그래서 허심탄회하게 이야기를 나누었고, 직접 실천하는 내 모습을 보여주었다. 어쩌면 당연한 일이라고 생각할지도 모르겠지만, 모든 의사가 실천할 수 있는 일은 아니다.

맞습니다. 각 진료과 선생님도 모두 좋은 분들이었지만, 니시노 선생님 같은 분은 없었어요.

우리 때는 수련의를 노이헤렌$^{neu\ herrn}$(독일어로 새로 온 사람, 신입을 가리킴)이라 부르고 심부름꾼에 수습 직원쯤으로 취급했다. 여자한테도 노이헤렌이라고 불렀는데 사실은 '노이다멘$^{neu\ damen}$(독일어로 새로 온 여성을 의미함)'이 맞는 표현이지. 이것도 일본식 독일어일지 모르겠지만 말이다.

따라서 지금 여러분을 보고 있으면, 에도 막부 시대의 '장군님'처럼 떠받들어야 할 것 같은 생각이 든다. 조심스럽다고나 할까? 의사 부족 현상이 그런 분위기를 만들었다고 생각한다.

대학을 갓 졸업한 수련의가 갑자기 높은 급여를 받으며 '선생님'이라는 소리를 듣고 주변에서 떠받들어 주는 경험을 한다. 의사로서는 할 수 있는 게 아무것도 없으니 지도의사가 하나하나 가르쳐준다. 우리 지도의사들이 과거에 경험했던 것과는 사뭇 다르다. 이에 위화감을 느끼지 않는 의사는 없을 것이다. 어쩌면 우리 이상으로 병원 직원들이 느끼는 위화감은 더욱 클지도 모르겠다. 그 위화감은 여러분이 지도의사가 되었을 때 비로소 실감할 수 있으리라고 생각한다.

'유토리 세대'*인 여러분이 사회인이 되어도 자립하지 못하고 미래를 맞을 것을 생각하면 나는 일말의 불안을 느끼지 않을 수가 없다. 여러분이 이런 나를 싫어하든 깐깐하다고 생각하든 그게 현실이다.

하지만 한편으로, 다른 지도의사보다 더 많은 시간을 들여 여러분에게 애정을 가지고 열정적으로 지도한 것도 사실이다. 마음이 있다면 여러분도 실감했으리라고 생각하는데, 어떤가?

물론입니다!

이제 여러분은 2년간의 초기 수련을 끝냈지만, 그렇더라도 이제 막 '의도醫道'의 궤도에 오르기 시작했을 뿐이다. 내가 여러분에게 보여준 것은 가장 기본적인 의사로서의 마음가짐이다. 지금 여러분의 마음은 아직 순수하기 때문에 내 말을 있는 그대로 받아들일 테지. 같은 말을 5년 차나 10년 차 의사에게 한다면, 순수하게 들어주지 않을 것이다. 그 정도 경험이 있으면 이미 자기 생각이나 스타일이 완성되었을 게 분명하니까 말이다.

지금이기에 더욱, 지나친 간섭이라는 사실을 알면서도 여러분에

---

* 유토리란 주입식 교육을 지양하고 사고력, 표현력, 배려심을 중시하는 일본의 교육 방식. 이런 교육을 받고 자란 세대를 유토리 세대라고 하며 대개 1987년 4월 2일생 이후부터 99년생까지의 세대를 가리킨다. -역주

게 이런 이야기를 하는 것이다. 수면자 효과(sleeper effect: 신뢰도가 낮은 사람의 설득이 시간이 지날수록 효과가 높아지는 현상)를 기대하고 말이지.

선생님, 그동안 감사했습니다. 그런데 선생님, 새삼스럽지만 '의도醫道'가 무슨 의미입니까?

말하지 않았던가? 그건 내가 만든 단어다. 다시 발음해보겠나?

의도.

아니, '이노미치'*다. 즉 의사의 길. 다시 발음해봐.

이노미치.

한 번 더!

음, 이노미치.

이노치命**라고 들리지 않나? 의학, 의술, 인술, 의료 그리고 사회인으로서 삶의 모든 분야와 관련된 의료의 세계에서 살아가는 길, 그리고 우리가 지켜나가야 할 소중한 생명. 그 모든 것을 포함해 이노미치라고 한다.

그런 거였군요.

또 여쭤볼 게 있습니다.

그래, 뭔가?

선생님은 늘 상냥하게 말씀하시지만, 뭔가 함축해서 말한다고 할까, 말에 뼈가 있는데요. 혹시 영향을 받은 사람이 있습니까?

---

* 이노미치는 '의도(醫道)'의 일본어식 훈독이다. -역주

** 생명이라는 뜻. -역주

좋은 의사입니까?

음, 나는 영향을 받기 쉬운 사람이라서 여러 사람에게 영향을 받았지. 군이 예를 들자면, 멘토인 아베 선생님과 한 사람 더 들자면, '사다 마사시' 정도?

그게 누군가요?

여러분 세대는 잘 모를 수도 있겠군. 포크송 가수라고나 할까? 작곡가 겸 가수인데 나는 고등학교 때 자주 그 가수의 노래를 들었다. 가사가 좋고 말투는 섬세하고 표현이 신선했다. 그대로 따라 할 수는 없겠지만, 한때는 그 가수를 흉내 내보려고 했다. 사다 마사시의 발끝에도 미치지 못했지만 말이다. 하지만 그녀의 노래에 담긴 상냥함과 애정만큼은 나도 지지 않는다고 생각한다.

지금까지 각론에 대해서는 일부러 이야기하지 않았다. 각론은 앞으로 후기 수련 중에 여러분이 선택한 진료과에서 배우고 익히기를 바란다!

그렇다면, 왜 각론은 다루지 않았을까? 각론은 커리큘럼으로 어느 정도 보충할 수 있기 때문이다. 개인적으로 공부하고 경험을 쌓다 보면 자기가 원하는 목표에 도달할 수 있을 것이다. 하지만 의사로서의 마음가짐이나 태도는 커리큘럼에 포함되지 않는다. 설령 커리큘럼에 포함된다 하더라도 구체화할 수는 없다. 내가 의사의 마음가짐과 태도를 가르치려고 고집했던 것은 그 때문이다.

물론 소화기내과를 공부하고 싶다면, 이어서 각론편의 지도는 책임지고 해주겠다! 그때는 교과서에 나오지 않는 제법 쓸만한 지식도 전수해주겠다. 지금의 교과서가 모든 걸 담고 있지는 않으니까 말이다.

앞으로도 여러분은 더 많이 공부해야 한다. 의사로서 일하는 한, 좋은 의사가 되려면 열심히 공부하지 않으면 안 된다.

이제 여러분 앞에는 여러 갈래의 길이 있다. 같은 의사라도 직종은 다양하기 때문이다. 임상의 월급의사, 개업의, 기초의학 연구자, 대학 교육자, 보건 행정관, 산업의, 노동위생 컨설턴트, 보건 회사 직원, 국제협력기구^{JICA} 파견, 벤처 기업가, 작가, 평론가, 프리랜서 등등.

어떤 길을 선택해도 상관은 없지만, 의사라는 직업은 그만두지 말았으면 한다. 의사는 전문직이다. 다른 사람이 할 수 없는 일을 할 수 있다. 그런 길을 쉽게 포기하지 말았으면 좋겠다. 자기에게 잠재한 힘을 어떤 형태라도 좋으니 계속 발휘했으면 좋겠다.

때로는 자기 힘으로 길을 만들어야 할 때도 있을 것이다. 그 길 끝에 명예나 영광이 있을지도 모르고, 그냥 평범한 길일 수도 있다. 어떤 길을 고르든 여러분의 자유다. 하지만 선택에는 책임이 따르는 법. 후회 없는 선택을 하길 바란다.

그리고 여러분을 응원해온 내 마음이 조금이라도 여러분 마음에 가닿았다면, 다음은 그 마음을 여러분의 후배에게 전달해주기를 바란다!

여기까지 왔으니, 내가 전하고 싶었던 메시지가 무엇인지 잘 알겠지? 그렇다, 여러분을 지도의사로 만들기 위한 여정이었다. 후배 수련의에게 이제 여러분 나름의 애정을 담아 기술을 전수하고 지도

해주었으면 한다. 나는 여러분을 수련의로 성장할 수 있는 방법을 지도했을 뿐만 아니라, 여러분이 좋은 지도의사가 되기 위한 방법도 가르쳐온 셈이다. 여러분의 뒤를 이을, 아직 만나지 않은 수많은 의학도를 의식하면서 말이다.

여러분은 2년 동안의 수련을 잘 따라와 주었지만, 아직 의사로서는 미숙한 점이 있다. 지도의사 입장에서 보면 아직 햇병아리에 지나지 않는다. 그래서 귀여운 면도 있지만.

하지만 조금씩이라도 괜찮으니 어엿한 모습으로 성장해주길 바란다. 학문, 진료 기술, 학회 발표, 과학자가 지녀야 할 안목, 인간성, 사회인으로서의 일반교양 등 모든 면에서 균형을 맞춰가면서 말이다. 특정 부분에서 뛰어난 것도 좋지만, 그것 때문에 다른 부분을 희생하지 않도록 주의하길 바란다.

의사는 결코 성인군자가 아니지만, 성인군자가 되라는 요구를 받는다. 따라서 늘 반듯한 모습이어야 한다. 의학을 학문으로서만이 아니라 생활의 연장으로 생각하고 예절을 몸에 익힐 수 있도록 노력하라.

내가 여러분에게 보내는 마지막 메시지는 '꾸준함'이다.

이제 막 의사가 된 수련의 시절에는 자기 능력 이상으로 열심히 노력한다. 당직을 서느라 잠을 못 자도 다음 날 아무렇지 않게 다시 열심히 일한다. 그렇게 5년이 지나고 10년이 지나면 할 수 있는 일과 해야 할 일이 많아지면서 뇌가 멈춰버리기도 한다.

뭐든 얼렁뚱땅 넘기는 사람은 요리조리 빠져나가는 요령을 알고 있다. 하지만 의사 중에는 성실한 사람이 더 많다 보니 대부분은 무리해서라도 열심히 노력하고, 자기를 희생하면서까지 계속 일한다. 그렇게 일하다 보면 결국 지친다. '지금'의 내가 '진정'한 내가 맞는지 의문이 생기는 때가 온다. 당연한 얘기지만, 가끔은 어깨에 힘을 빼고 정신적으로나 육체적으로 느긋하게 쉴 필요가 있다.

내가 요즘 알게 된 의사가 있는데, 여기서 잠깐 소개해보려고 한다. 사실 페이스북 말고는 교류가 없는 분이다. 만약 만난다 하더라도, 글로만 소통할 수 있었을 것이다. 이미 오래전에 목소리를 잃었기 때문이다.

그는 한때 로큰롤 가수이자 세련되고 정직한 의사였다. 식도암과 싸우던 그는 마지막까지 지지 않고 자신의 삶을 받아들이면서 먼 곳으로 여행을 떠났다. "암에 걸려서 하늘을 원망해본 적은 없다"라고 그는 당당하게 말했다. 자기 인생을 즐기고, 늘 가족과 함께하며, 환자들에게 사랑받고, 환자들에게 최선을 다했던 의사였다. 오십 대였으니까 너무 젊다고는 할 수 없지만, 충만한 삶을 살았다고 생각한다. "내 생애 조금의 후회도 없다!"라는 말을 남긴 라오우(『북두의권』*의 등장인물)처럼 크고 눈부신 존재였다.

여러분도 의사라는 직업을 즐기면서 '조금의 후회도 없다!'라고 말할 수 있는 인생을 살아갈 수 있기를 바란다.

의사에게 꾸준함이란 좋은 의사가 되고 싶다는 각오로 끊임없이 노력할 수 있느냐를 말한다. 그런 끊임없는 노력을 여러분의 삶과

---

* 1984년 단행본으로 첫 출간된 일본의 하드보일드 액션 만화. -역주

양립해나가야 한다.

내가 '의사의 길'을 강조하는 이유는 내 사고방식을 여러분에게 강요하기 위해서가 아니다. 여러분이 몇 년, 혹은 몇십 년 뒤에 여러분 나름대로 새로운 '의사의 길'을 창조해나가기를 바라는 마음에서 등을 떠밀어 주는 것이다.

내가 전수해준 가르침을 여러분이 후배에게 전달해주었으면 한다. 교과서에서는 배울 수 없는 '좋은 의사의 성품'을 여러분의 언어와 마음으로 전달한다면 의료의 윤리가 향상되고 바람직한 '의사의 길'이 완성되지 않을까?

기대하고 있다. 여러분과 여러분 세대에게.

의료의 현실은 언젠가 분명 바뀔 것이다. 여러분의 마음이 그 동력이 될 것이다. 나는 그것을 꿈꾸고 있다.

자, 초기 수련은 끝났다. 앞으로 후기 수련에서는 진정한 의미에서, 광대하고 헤아릴 수 없을 만큼 깊은 의료의 세계에 발을 들이게 될 것이다.

멋진 여행이 되길 바란다!

그동안 감사했습니다!

이야기와 은유는 훌륭한 교재이다. 환자의 생활과
그 세계에 밀접하게 관여해야 비로소 그런 교재들이
효과를 발휘한다.

에필로그

당신이 선 자리에서
꽃을 피우세요

-나의 기나긴 '3·11'-

2011년 3월 11일.

그날은 연계 병원인 미야기 현 이와누마 시의 소고미나미토호쿠 병원에 진료 지원을 나갔다.

진료를 끝내고 오후 2시 29분에 JR*이와누마 역에서 전차를 탔다. 센다이 역 지하에서 빵을 사고 고리야마로 가야겠다는 생각에, 휴대전화로 가게에 전화를 걸어 '고구마 빵'을 10개 따로 포장해 달라고 부탁했다. 5월에 시카고에서 개최할 소화기 병 관련 학회 (DDW: digestive disease week) 발표에 대비해 전차 안에서 아이팟 으로 영어회화를 듣고 있을 때였다.

오후 2시 46분.

덜커덩, 끼익!

---

* 정식 명칭은 '동일본여객철도주식회사' -역주

센다이 남쪽에 있는 나가마치 역을 출발하고서 얼마 지나지 않았다. 사실 흔들림을 느끼기도 전에 전차가 급정거했기 때문에 전차가 급정거한 이유를 미처 알 수 없었다. 그러나 전차는 급정거를 하고 나서도 '흔들렸다!' 달릴 때의 흔들림과는 확연히 달랐다. 솟아오를 것 같은 진동. 앉아있으면서도 뭔가를 붙잡지 않으면 몸이 흔들렸다.

그때서야 그게 지진이라는 것을 간신히 이해했다. 전차가 고가 선로 위에 있어서 진동이 더 세게 느껴졌던 것인지도 모른다. 하지만 완만한 여진에 이어 단속적으로 다시 솟아오를 듯한 큰 진동이 이어졌다. 진동은 좀처럼 가라앉지 않았다. 강할 뿐 아니라, 지속 시간도 길었다.

전차 왼편에는 신칸센의 고가 선로가 있었는데, 그 기둥이 크게 흔들리고 있었다. 전차의 고가 선로가 상대적으로 낮아서 신칸센의 고가 선로가 전차 쪽으로 쓰러지는 건 아닌지 걱정이 될 정도였다. 한신 대지진 때 고가도로 받침대가 무너졌던 것이 머릿속을 스쳤다. 그러나 JR은 한신 대지진 이후 각 선로의 고가도로를 보강했기 때문에 쓰러질 리가 없다고 스스로를 다독였다.

반대편 창문으로 보이는 거리에서도 전신주와 전선이 흔들리고 있었다. 아파트 창문 유리가 휘어있는 모습이 멀리서도 보였다. 유리는 휘어도 쉽게 깨지지 않는구나, 하고 감탄하면서 바라보았다. 차들은 멈췄고, 사람들은 우왕좌왕하고 있었다.

단속적이고 강력한 진동은 밑에서 솟아오를 듯 계속되었다. 전차를 들어 올려서 고가 아래로 내동댕이치는 건 아닌지 걱정스러웠다. 만약 전차가 뒤집혀 나동그라진다면…, 그럼 선반과 손잡이를 잡고 버텨야겠다고 대응책까지 생각했다. 하지만 그렇더라도 무언가 차체를 짓눌러 버리면 그걸로 끝이었다.

큰 진동이 있을 때마다 전차 승객들은 비명을 질렀다. 승객은 스물에서 서른 명 정도였던 것 같다. 혼자 앉아있는 여성이 흔들릴 때마다 '꺄악!' 하고 소리를 질렀다. 그녀는 결국, 맞은편에 앉은 남자 셋의 옆자리로 갔다. 비즈니스맨처럼 보이는 세 남자는 각자의 스마트폰으로 텔레비전이나 인터넷에서 최신 정보를 찾아 상황을 파악하며 서로 이야기하고 있었다.

그들의 이야기를 듣고 전에 없는 큰 지진이 발생했다는 사실을 알게 되었다. 안타깝게도 내 휴대전화는 구입한 지 4년도 넘어서 전화와 이메일 기능밖에 없었으므로 최신 정보를 입수할 방도가 없었다. 게다가 그날따라 충전도 하지 않았다.

전차 내부는 바로 정전되었기 때문에, 한동안 상황 설명이 없었다. 큰 여진이 이어지는 동안 전차 안에서 사람들은 불안한 기색으로 이야기를 나누었고, 가끔씩 비명이 울려 퍼지기도 했다.

몇 번씩 아내에게 이메일을 보내려고 했지만, 좀처럼 연결되지 않았다. 휴대전화 배터리는 절반 정도 남았다. 평소에는 충전기를 들고 다니므로, 언제든 충전하면 된다고 안심했지만, 전기가 들어오지 않으면 충전도 할 수 없다는 사실은 미처 생각하지 못했다. 가끔 승무원으로부터 현재 본부(?)와 연락을 시도하고 있다는 허탈한 보고가 있었다.

　겨우 전차에서 내리게 된 때는 지진 발생 후 약 1시간이 경과한 오후 3시 50분경이었다. 만약 전차가 해안가를 달리고 있었다면 이미 오래전에 쓰나미에 휩쓸려 떠내려갔을 시간이었다는 사실은 나중에야 알았다.

　역에서 나오자 전기가 끊겼는지 신호등도 멈춰있었다. 그래도 자동차는 적게나마 달리고 있었다. 교통을 정리하는 경찰은 없었지만, 운전자들은 서로 양보하며 천천히 교차로를 달렸다. 나가마치 역에서 센다이까지는 약 3.5킬로미터. 전차로는 7분이면 가지만, 걸으면 제법 먼 거리다.

　낮에는 날씨가 맑았는데 서서히 구름이 끼기 시작했다. 역에서 나와 걷기 시작하자 엄청나게 추워졌다. 어느새 눈이 내리기 시작해 금세 눈보라로 바뀌었다. 눈 깜짝할 사이에 눈보라가 북쪽에서 옆으로 들이치고 있었다. 앞으로 쓰러질 듯이 걸어야 할 정도였다. '이런 날씨는 지진 때문일까?' 센다이 역 방면인 북쪽으로 향하는 내 앞모습은 서리라도 낀 듯이 새하얗게 변했다.

　많은 사람이 퇴근해 집으로 향하는 길인 것 같았다. 도로변에 있는 건물은 창문이 깨지고, 문이 떨어져 나가고, 벽이 무너지거나 금이 가 있었다. 수도관이 파열되어 물이 철철 흐르는 곳도 있었다.

　센다이 역에 가까워지자 건물 벽이 무너져있었고, 그 모습을 많은 사람이 멍하니 올려다보고 있었다. 만약 그 벽 아래를 걸었다면 틀림없이 즉사했을 것이다. 바로 옆에 지붕 딸린 버스 정류소는 벽이 무너져 내려 납작하게 찌그러져 있었다. 두께가 15센티미터 정도인 육중한 콘크리트 벽이었다. 붕괴의 충격이 어느 정도였을지는 짐작도 되지 않는다.

센다이 역에 도착했을 즈음에는 지진 발생 뒤 두 시간 정도 경과한 후였다. 눈은 그쳤지만, 하늘이 두터운 구름에 가려져 오후 5시쯤에 이미 어두워지고 있었다. 거리에 등불은 들어오지 않은 상태였다. 일부 가로등에 불이 들어왔는데 태양열 가로등이었을까?

나는 과연 고리야마로 돌아갈 수 있을까? 이렇게 많은 사람이 교통수단을 이용하지 않고 집까지 돌아갈 수 있을까? 도저히 답이 나오지 않았다.

우선 오늘 밤을 보낼 장소를 물색해야 했다. 그건 그렇고 너무 추웠다. 밖에 있으면 얼어 죽을지도 모를 정도였다. 봄이 가까워지고 있던 터라 고리야마에서 출발할 때 얇은 스웨터와 재킷을 입을까 고민했는데 결국 겨울용 가죽점퍼를 입고 머플러를 두르고 나와서 그나마 다행이었다.

거리는 정전으로 암흑에 휩싸였다. 몸을 덥힐 만한 가게를 찾았지만, 문이란 문은 모조리 닫혀있었다. 적어도 센다이 역 구내에 들어가면 추위는 피할 수 있을 것이라는 기대도 맥없이 무너졌다. 센다이 역은 지진 피해 때문에 폐쇄되었다. 물론 지하상가도 폐쇄되어 빵집도 문을 닫았을 터였다. 예약한 빵을 사지 못해서 미안한 마음에 전화했지만 연결될 리 없었다. 게다가 지금 예약한 빵이 문제가 아닐 것이다. 가게에서 나중에 뭐라고 따질 일도 없을 것이다.

빵은 잊자고 생각했다.

센다이 역 천장이 무너져있었다. 정차했던 신칸센이 탈선했다는 상황은 나중에야 알았다. 그때는 만약 전차를 타지 못하더라도 다른 교통수단으로 센다이에서 고리야마로 돌아갈 수 있지 않을까 기대했지만, 그런 기대 역시 완전히 무너졌다. 역 앞의 주차장에는 버스도 택시도 텅텅 빈 상태였다.

밤은 점점 깊어간다. '이제 어떡하지?'

'장거리 버스는 어떨까?'

버스 회사에 가보았다. 대기실에는 사람들로 북적거렸다. "운행 예정은 아직 없습니다"라는 안내만 반복해서 들릴 뿐이었다. 어쩌면 임시 운행이 있을지도 모른다는, 실낱같은 기대를 품게 하는 말이었다. 하지만 실제로는 고속도로도 피해가 커서 응급조치를 하지 않으면 차가 달릴 수 없는 상황이었다. 나중에 알았지만, 처음부터 고속도로는 폐쇄되었다고 말해주는 편이 좋았을 것이다.

버스 회사 대기실은 발 디딜 틈이 없을 정도로 사람들로 가득했다. 화장실에 가려고 해도 사람들을 헤치고 문 앞까지 가는 데 1분 이상 걸렸다. 건물 1층 입구는 유리문이었는데, 닫았다가는 여진으로 폐쇄될지 몰라서 열어놓고 있었다. 바람은 간신히 피할 수 있었지만, 온도는 밖과 별반 다르지 않았다. 줄곧 서 있어야 했고, 추위 때문에 발끝이 얼어붙을 것 같았다. 선 채로 이코노미클래스 증후군*에 빠지는 것은 아닌지 걱정되었다.

---

* 좁은 이코노미클래스 비행기에서 장시간 비행하다가 혈액 응고로 사망에까지 이른다는 증후군. - 역주

이대로 얼어 죽을지도 모른다. 평소에는 건강하고 젊은 나였지만 이런 상황에서는 '죽음'을 의식하지 않을 수 없었다. 이대로 죽을 수는 없다. 가족을 위해서라도 어떻게든 살아서 돌아가야 한다.

어쨌든 나는 다른 장소에서 하룻밤을 보낼 수 있었지만, 그 대기실에서 하룻밤을 꼬박 지새운 사람도 있을 것이다. 빌딩 옥상에서, 바람을 피할 수 없는 곳에서 하룻밤을 보낸 사람들도 있을 것이다. 쓰나미에 휩쓸려간 사람들, 어떻게든 도망쳤지만 몸이 물에 젖어서 밤새 추위에 떨어야 한 사람도 있을 것이다. 어쩌면 아침을 맞이하지 못한 사람도 있을 것이다.

봄이 가까워 오는 시기였음에도 그날은 얼어붙을 만큼 추운 밤이었다. 추위에 익숙한 도호쿠 출신인 나도 그날의 추위는 견디기 힘들었다.

대기실에서 많은 사람이 이야기하는 것을 듣고 정보를 얻을 수 있었다. '모든 가게가 문을 닫았다', '호텔에서는 사람을 받지 않는다'는 소리가 들려왔다. 어디에도 기댈 곳이 없었다. 어떻게든 내 힘으로 밤을 지새워야만 했다. 하지만 여기는 아니다. 그렇다고 밖에서 노숙자처럼 버틸 수도 없었다. 그랬다가는 목숨이 위험했다.

침대도 욕실도 필요 없다. 다만, 비바람을 피할 장소를 찾아야 했다. 불을 피울 수는 없어도, 추위를 피할 장소를 찾아야 했다. 센다이에 있는 사람에게 전화하려고 했지만, 연하장은 주고받았어도 전화번호를 아는 사람은 거의 없었다.

호텔 방에 묵을 수는 없어도 호텔 로비에서라도 하룻밤을 보낼 수 있지 않을까?

센다이 역에 도착하기 전, 남쪽 부근의 메트로폴리탄 호텔 앞을 지나쳤다. 전기가 끊겨져서 숙박 손님들은 모두 로비와 현관에 나와 대기하고 있었다. 방에서 가지고 나온 이불을 두르고 있는 사람이 많았다. 밖은 이미 캄캄해져 있었고, 실내도 비상용 전원만 들어와서 바깥 상황과 크게 다르지 않았다. 호텔 프런트에 갔더니 숙박 손님이 아니어도 로비에 있어도 된다고 했다. 나는 그곳에 머무르기로 했다. 어쨌든 이렇게 다음 날 아침까지는 추위를 피할 수 있다고 생각했다. 숙박자들은 방에서 이불을 가져다 누웠다. 이때 시간이 저녁 8시경.

여기저기에서 지진 상황을 분석했고 혼자 온 사람들은 서로 자기소개를 하기 시작했다. 내 옆에는 출장 갔다가 돌아온 사람과 도호쿠 대학교의 실험실에서 지진 피해를 당했다는 사람이 있었다.

한 시간도 채 지나지 않아 로비 안이 시끌시끌해졌다. 호텔 직원이 로비에서 나가야 한다고 한 것이다. 물이 새고 있어서 더는 로비에 있을 수 없었다. 여기서 또 어디로 가란 말인가?

메트로폴리탄 호텔은 JR 계열사다. 호텔 쪽은 JR이 관할하는 지하철 상가를 개방하여 그곳에서 밤을 보내면 어떻겠냐고 제안했다. 고령자, 아이, 여성 순으로 지하철로 안내되었다.

지하철에 들어가서 상자 하나를 건네받았다. 요컨대 지하철에서 노숙자처럼 하룻밤을 보내야 한다는 뜻이었다. 나중에 알았지만, 거기는 그래도 꽤 운이 좋은 편이었다. 두 갈래로 나뉜 지하 통로에 적어도 사백에서 오백 명 정도의 사람들이 100미터 정도 가지런히 늘어서서 자리를 잡았다. 수많은 사람이 상자를 펼치고 다다미 절반 정도 되는 공간에 무릎을 안거나 구부리고 누워서 쉬었다.

밤 10시경이 되자 호텔 비상용 식사가 배급되었다. 이렇게나 많은 사람에게 나눠줄 수 있는 배급은 딱 한 번뿐이라고 했다. 빵, 쿠키, 주먹밥, 페트병에 담긴 차를 받았다. 상자를 깔아도 추위가 뼛속까지 파고들었다. 바닥의 냉기가 상자를 뚫고 몸의 체온을 빼앗고 있었다.

남자 화장실은 조금 기다리면 들어갈 수 있었지만 물이 나오지 않았다. 여자 화장실 앞에는 긴 행렬이 생겼다. 이럴 때는 여자들에게도 남자 화장실을 개방해야 하지 않을까, 라고 생각했다. 생명 유지를 위한 물은 '마시기 위해서'뿐만 아니라, '흘려보내기 위해서'도 필요하다는 사실을 새삼 깨달았다.

가족에게 연락하려고 전화했지만 연결되지 않았다. 이메일도 좀처럼 송신되지 않았다. 그래도 몇 차례 반복했더니 겨우 송신이 되었다. 가족들은 피난소인 체육관에 있다는 답장이 왔다. 집 안은 엉망진창이 되어 손을 댈 수 없을 정도라고 했다. 유리와 식기가 깨지고 이리저리 흩어져서 위험한 모양이었다.

'여기서 어떻게든 하룻밤을 보내고 내일 다시 생각하자.'

보통 사람이라면 좀처럼 잠들 수 없는 상황이었지만, 나는 어디서든 누우면 5분 만에 잠드는 사람이다. 그날도 피곤했던지 정신을 차리고 보니 아침이었다.

아침은 조간 호외를 배포하는 소리에 잠에서 깼다. 재난의 '일부분'이 보도되었다. 미나미산리쿠초 마을 전체가 사라져버린 것이나, 2만 명 이상의 피난민이 나올 것 같다는 뉴스를 접했다. 발표된 사망자 수는 확인된 숫자에 불과했고 이후 희생자는 어마어마한 수로 늘어날 것이었다.

아침 7시가 지났을 무렵에 호텔 직원이 비상용 전원에 쓰는 중유가 곧 바닥날 예정이라서 전원이 꺼지기 전에 이곳을 빠져나가야 한다고 말했다. 출구에서 피난 장소의 지도를 건네받았고, 하룻밤 한정이었던 피난소는 해산되었다. 재난 이틀째 아침은 전날과는 다르게 쾌청했다. 하지만 추위는 여전했다. 나는 우선 센다이 역으로 향했다. 운행이 재개될 기미는 아직 보이지 않았다. 장거리 버스도 마찬가지였다. 역 앞의 택시와 버스도 운행하지 않았다.

'그렇다면 어떻게 할까?'

센다이로 전근 온 제약회사 MR에게 전화해보았다. 고리야마에서 근무할 때 성실하고 믿음직한 사람이었고, 나와는 친구 같은 사이였기 때문에 전화번호를 알고 있었다. 몇 번인가 신호음이 울린 뒤 드디어 연결되었다! 그 역시 재난 피해를 입기는 했지만 무사했다. 우선 그가 차를 몰고 나를 데리러 오기로 했다. 그의 아파트도 지진 때문에 피해를 입은 상태였다. 그는 주차장에 세워둔 차 안에서 하룻밤을 보낸 모양이었다.

'이제 어떡하지?'

우선은 고리야마로 돌아가는 게 목표였지만, 신칸센이나 고속도로 모두 폐쇄되어서 돌아가는 게 쉽지 않았다. 나는 전날 지원 나갔던 이와누마의 병원으로 데려다 달라고 부탁했다. 센다이에서 그곳까지 거리는 약 16.5킬로미터. 전차로는 삼십 분 정도 걸린다. 자동차로도 사십 분이면 가는 거리였다. 병원까지 가면 어떻게든 될 것으로 생각했다.

다행히도 이와누마 병원은 지진의 영향을 거의 받지 않은 것 같았다. 다만, 해안에서 비교적 가까운 거리에 있어서 병원 바로 근처까지 쓰나미가 몰려왔다. 쓰나미 때문에 몸이 얼어붙어 저체온 증상을 보이는 환자가 엄청나게 많이 실려 왔다고 했다. 병원 원장에게 고리야마로 돌아가고 싶지만, 당장은 돌아갈 수 없을 것 같으니 얼마간 신세를 져도 되겠느냐고 부탁하자, 곁에 있던 사무장이 이런 말을 했다.

"실은 지금 자동차로 고리야마에 돌아가려는 사람이 있어요. 벌써 출발했으려나?"

알고 보니 전날 고리야마에서 나 말고도 외과 의사 한 명이 지원을 나왔는데 병원차를 빌려 돌아갈 준비를 하고 있었다. 만약 병원에 10분만 늦게 도착했어도 차는 이미 고리야마로 출발했을지 모른다. 천만다행이었다.

차는 10시 반 정도에 이와누마를 출발하여 후쿠시마를 경유하고 고리야마로 향했다. 중간에 병원에 연락해서 무사하다고 보고했고 오늘 토요일 오전 근무지만 출근하지 못할 것 같다고 전했다. 다행히(?) 병원 쪽도 당일은 응급 환자 외의 외래 진료는 쉰다고 했다.

그 말을 듣고 일단 안심했다. 12시 20분경, 고리야마에 무사히 도착했다. 병원에 도착했을 때, 이게 끝이 아니라 이제부터가 시작이라는 사실을 확실히 깨달았다.

당시 나는 죽을지도 모른다고 생각했다. 지진이나 쓰나미 때문이 아니라, 추위 때문에 동사할 것 같았다. 노숙자처럼 지낸 하룻밤은 괴로운 일도 아니었다. 내가 전차 안에서 요동을 느끼고 있던 바로 그때, 거대한 쓰나미가 수많은 사람의 목숨을 빼앗아가고 집이며 재산이며 추억까지 모두 삼켜버렸다. 도호쿠 해안과 그곳에 사는 많은 사람의 마음에 깊은 상처를 남겼다.

힘들어하며 보낸 바로 그 시간에 나보다 더 춥고 더 괴로운 상황을 견뎌내야 했던 많은 사람이 있었다는 사실. 나는 그때 아무 도움도 줄 수 없었다는 사실. 그런 사실이 죄책감처럼 지금도 마음 깊은 곳에 남아 무겁게 나를 짓누르고 있다.

어디 둘 곳 없는 무거운 감정을 계속 품고 있다가 재난을 겪은 사람으로서 어떤 형태로든 기록을 남겨야 한다고 생각했다. 기억을 되짚는 작업은 내가 경험했던 것 이상으로 비참한 상황을 헤매는 일이 되었다. 마음의 짐이 키보드에 손을 올리는 걸 주저하게 만들었다. 하지만 용기 있게 앞으로 나아가기 위해서라도 극복해야 하는 시련이라고 생각해 드디어 1년이 지나고 나서야 마음에 새겨진 주름을 여기에 기록할 수 있게 되었다. 우리에게 그 일은 과거의 경험이 아니다. 그로부터 2년이 넘은 지금*도 현재 진행형이다.

---

* 동일본 대지진은 2011년 3월 11일에 발생했다. -역주

지금 우리는 근거 없는 소문에 노출되어있다.

후쿠시마에서는 수많은 의사가 떠났다. 원래 의사가 부족한 지역이었는데 더욱 심각해졌다. 병원에 의사가 없으면, 큰 병원이 있는 도시에 산다고 한들 산간벽지와 다를 게 없다. 남은 의사들의 일도 두 배, 세 배 늘어난다. 3·11 재난 이후 조금씩 의사가 줄어든 탓에 남은 의사들의 업무량이 늘어나 의사가 한꺼번에 그만두고 있는 상황이다.

우리 진료과 시스템을 생각하면 내가 언제 그만두어도 이상할 게 없다. 하지만 후쿠시마에는 천백만 명의 주민이 살고 있다. 내가 그만두면 누가 이 일을 할까? 지치 대학교를 졸업하고 홋카이도의 외딴 섬에서 소화기내과뿐만 아니라 종합진료 의사로서 이만큼 노력해 온 것은, 그동안 차곡차곡 경험을 쌓아 지금 여기서 발휘하기 위해서가 아닐까?

그렇다. 내가 뼈를 묻을 곳은 여기다. 신은 분명 내가 후쿠시마 사람들을 위해 일하도록 이 모든 것을 생각해두었을 것이다.

> 모든 일은 긍정적으로 생각하면 기회가 되고,
> 부정적으로 생각하면 위기가 된다. 문제가 일어난
> 것이 문제가 아니라, 어떻게 생각하느냐가 진짜
> 문제다. -후쿠시마 마사노부(안토레프레나 센터 대표)

새내기 의사들에게 추천하는 참고 자료

의사들의 필독 도서

도쿠다 도라오(德田虎雄), 『생명만큼은 평등하다(生命だけは平等だ)』

2012년에 노벨 생리학상을 수상한 야마나카 신야 교수는 이 책을 쓴 저자의 삶에 깊은 감명을 받아 의사가 되기로 결심했다고 한다. 의사로서 계속 살아갈 수 있도록 강고한 동기를 심어주는 책이다.

하하키기 호세이(帚木蓬生), 『가자바나 병동(風花病棟)』

눈물 없이는 페이지를 넘길 수 없는 책. 의사의 사명과 삶은 진검승부와 같다는 사실을 보여준다. 의사도 연예인처럼 공과 사 구분이 없다. '의사도 하얀 가운을 벗으면 평범한 사람'이라고 절대 말할 수 없을 것이다. 병원 밖에서도 환자와 마주치는 일이 있다. 따라서 어떤 순간에도 의사는 규범을 지켜야 한다. 성인군자가 되라는 말은 아니지만, 의사가 지녀야 할 바람직한 모습을 완전히 몸에 익히고 실천하려면 10년 정도의 연륜이 필요하다.

클립튼 K. 미도(Clifton K. Meador), 『의사의 규칙(*A Little Book of Doctors' Rules*)』

이 책은 제목 그 자체다. 분량이 적어서 금방 읽을 수 있으니, 1년에 한 번씩 다시 읽으면 좋다. 읽을수록 점점 깊이 있게 다가올 것이다.

사사키 쓰네오(佐々木常夫), 『일하는 그대에게 주는 25가지의 말(働く君に贈る25の言葉)』

수많은 고난과 좌절을 딛고 사회적으로 성공한 저자가 인생의 선배로서 젊은이들에게 응원을 보내는 책이다. 때로는 상냥하게 말을 건네고, 때로는 충고도 해주며 마음이 약해질 것 같은 순간에는 뒤에서 밀어주는 아버지 같은 존재를 떠올리게 한다.

'운명을 받아들이고 사람을 사랑하라. 그것이 자신을 소중히 여기는 일이다.'

마음이 건강하고 의욕이 넘칠 때 읽으면 시시하게 느껴질 수도 있으나, 방황할 때 읽으면 촉촉하게 스며드는 물처럼 메마른 마음을 위로해주는 말들로 가득하다.

다사카 히로시(田坂広志),『계속된 성장을 위한 77가지의 말(成長し続けるための７７の言葉)』

삶에서 '성공'은 보장할 수 없지만, '성장'은 보장된다. '지혜'는 '경험'과 '사람'에게서만 얻을 수 있다. 이 책은 인생의 계몽서 같은 책이다. 마음이 약한 환자에게 용기를 북돋워 주려면 의사 본인이 먼저 의지가 꺾이지 않도록 굳건하게 살아갈 방법을 체득해야 한다. '뛰어난 전문성'은 언제나 '개성적'이다. 의사의 자기계발서로 읽어도 좋다.

와타나베 쇼이치(渡部昇一),『에머슨, 운명을 자기편으로 만드는 인생론(エマソン 運命を味方にする人生論)』

에머슨 관련서는 미국의 오바마 대통령이 즐겨 읽는다는 책 중 하나다. 에머슨은 성공 철학의 원류, 자기계발의 조상으로 불리며 19세기에 활약한 미국인 사상가로 알려졌다. '인생에서 성공하기 위한 비결은 자신을 신뢰하는 것이다.' 이런 사상 안에는 운명을 자기편으로 삼고 주체적으로 살아남기 위한 지혜가 흘러넘친다. 의사는 물론, 사회인으로서 읽어야 할 책이라고 생각한다.

미즈노 게이야(水野敬也),『꿈을 이루어주는 코끼리(夢をかなえるゾウ)』

상업과 학문의 신이 젊은 비즈니스맨에게 성공의 비결을 가르쳐준다는 콘셉트의 실용서. 사회인의 입문서라고도 할 수 있다. 의사로서, 일반 사회인으로서 생각하고 실천할 사항을 많이 담고 있다. 깊고 넓은 의학을 통달하기 위해 공부하고 경험을 쌓는 것은 당연한 일. 더불어 사회인에게 필요한 교양을 몸에 익히는 것이 중요하다.

이와사키 나쓰미(岩崎夏海), 『만약 고교야구 여자 매니저가 피터 드러커를 읽는다면(もし高校野球の女子マネージャーがドラッカーの『マネジメント』を読んだら)』

이 책은 베스트셀러이므로 누구나 제목 정도는 알고 있을 것이다. 기업 경영 및 조직론을 고교야구부에 빗대어 알기 쉽게 해설한 책이다. 이 책에 나오는 문제는 병원의 타 직종 연계나 신뢰 관계 구축 문제와도 일맥상통한다. 의료계나 일반 사회나 전문성을 빼면 큰 차이가 없다.

가시와기 데쓰오(柏木哲夫), 『침대 옆 유머학, 생명을 치료하는 또 하나의 약(ベッドサイドのユーモア学 命を癒すもうひとつのクスリ)』

의료 현장은 긴박하게 돌아가는 아수라장이기도 하지만, 치유가 필요한 공간이기도 하다. 의사로서 환자를 상냥하게 대하는 법을 배울 수 있는 책이다.

리타 샤론(Rita Charon), 『이야기치료(Narrative Medicine: Honoring the Stories of Illness)』
트리샤 그린할 외(Trisha Greenhalgh, Brian Hurwitz) 편저, 『이야기에 근거한 치료(Narrative Based Medicine)』

이야기치료를 다루고 있는 위의 두 책은 의료가 단순히 일방적인 학문이 아니라는 사실을 이해하게 한다. 의료의 중심은 의사가 아니라 환자라는 사실도 깨닫게 해줄 것이다.

인터넷 사이트

니시노 노리유키(저자) 홈페이지:

http://www.tim.hi-ho.ne.jp/nishinon/

Facebook: '세심한 의료(気づきの医療)'

https://ja-jp.facebook.com/KIZUKINOIRYOU

최신 증례의 복부 단순 X선 사진과 함께 화상 진단을 해설한다. 이 페이지에서 문제를 제시하며 추가 화상 자료를 제시하고 논의하는 것은 비공개 그룹 '세심한 의료'에서 행하고 있다. 원하는 사람은 신청 후 등록이 가능하다.

Facebook: '내시경의 여신(内視鏡の女神)'

https://ja-jp.facebook.com/VenusofEndoscopy

조금만 세심하게 살피면 진단할 수 있는 증례를 소개한다.

YouTube: 'Oriented Endoscopy(고통 없는 내시경)'

http://bit.ly/1fvAg6T

좋은 의사입니까?
: 되고 싶은 의사, 만나고 싶은 의사

초판 1쇄 발행 / 2016년 03월 10일

지은이 / 니시노 노리유키
옮긴이 / 김미림
브랜드 / 각광

편집 / 오경희

펴낸이 / 김일희
펴낸곳 / 스포트라잇북
제2014-000086호 (2013년 12월 05일)

주소 / 서울특별시 영등포구 도림로 464, 1-1201 (우)150-768
전화 / 070-4202-9369   팩스 / 031-919-9852
이메일 / spotlightbook@gmail.com
주문처 / 신한전문서적   (T)031-919-9851, (F)031-919-9852

책값은 뒤표지에 있습니다.
잘못된 책은 구입한 곳에서 바꾸어 드립니다.

ISBN 979-11-953133-9-6 03510

이 도서의 국립중앙도서관 출판시도서목록(CIP)은
서지정보유통지원시스템 홈페이지(seoji.nl.go.kr)와
국가자료 공동목록시스템(www.nl.go.kr/kolisnet)
에서 이용하실 수 있습니다.
(CIP제어번호: CIP2016004076)

은 스포트라잇북의
실용 비소설 브랜드입니다.

투고하지 마세요
기획부터 하세요

주목받는 책, 각광받는 책의
저자가 되시렵니까?

힘들게 원고를 만들어
투고하실 필요는 없습니다.

글 쓰는 능력보다 경험과
노하우가 더 중요합니다.

아이디어가 있다면 기획부터
출판사와 함께하세요.

저자가 되고 싶다면

어떤 책을 내고 싶은지
간단히 메일만 보내주세요.

never2go@naver.com